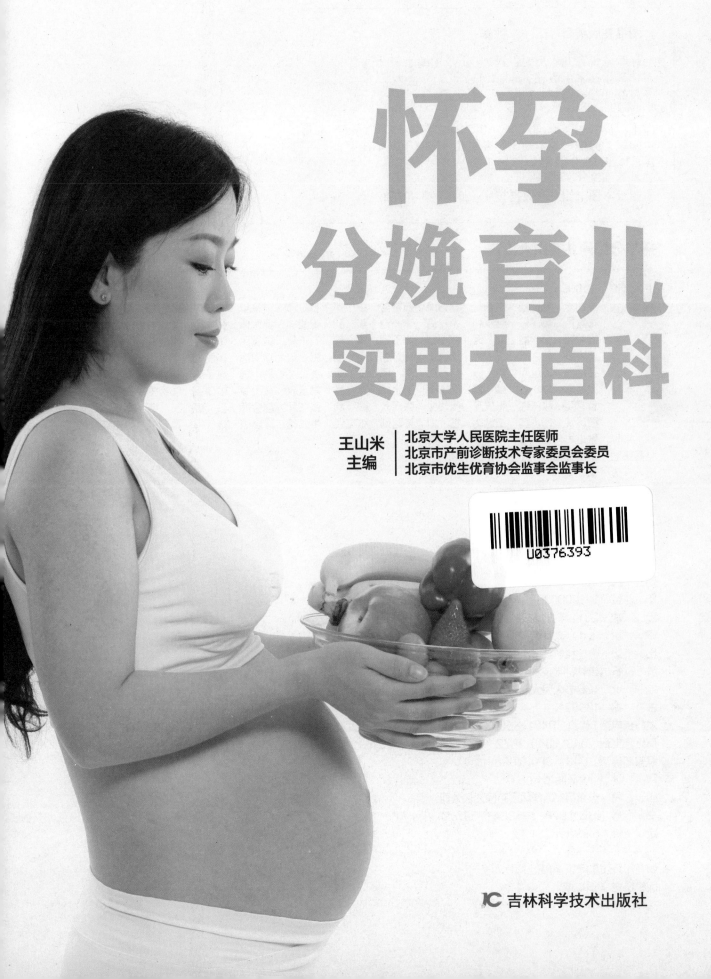

# 怀孕
## 分娩 育儿
## 实用大百科

王山米
主编

北京大学人民医院主任医师
北京市产前诊断技术专家委员会委员
北京市优生优育协会监事会监事长

吉林科学技术出版社

图书在版编目（CIP）数据

怀孕分娩育儿实用大百科 /王山米主编 . —长春：
吉林科学技术出版社，2014.11
ISBN 978-7-5384-7307-0

Ⅰ.①怀… Ⅱ.①王… Ⅲ.①妊娠期－妇幼保健－基
本知识②分娩－基本知识③婴幼儿－哺育－基本知识
Ⅳ.①R715.3②R714.3③R174

中国版本图书馆 CIP 数据核字（2013）第 308522 号

**怀孕分娩育儿实用大百科**

---

| 主　　编 | 王山米 |
| --- | --- |

| 编委会 | 王山米 | 刘红霞 | 牛东升 | 李青凤 | 石艳芳 | 张　伟 | 石　沛 | 张金华 | 葛龙广 | 戴俊益 | 李明杰 |
| --- | --- | --- | --- | --- | --- | --- | --- | --- | --- | --- | --- |
| | 霍春霞 | 高婷婷 | 赵永利 | 余　梅 | 李　迪 | 李　利 | 王能祥 | 费军伟 | 张爱卿 | 常秋井 | 吕亚娜 |
| | 安　鑫 | 普学能 | 刘　涛 | 张玉口 | 张玉旗 | 梅　乐 | 石玉林 | 樊淑民 | 张国良 | 李树兰 | 谢铭超 |
| | 王会静 | 陈　旭 | 王　娟 | 徐开全 | 杨慧勤 | 卢少丽 | 张　瑞 | 李军艳 | 崔丽娟 | 季子华 | 吉新静 |
| | 石艳婷 | 陈进周 | 李　丹 | 逯春辉 | 李　鹏 | 李　军 | 高　杰 | 高　坤 | 高子珺 | 杨　丹 | 李　青 |
| | 梁焕成 | 刘　毅 | 高　赞 | 高志强 | 高金城 | 邓　晔 | 常玉欣 | 黄山章 | 侯建军 | 李春国 | 王　丽 |
| | 袁雪飞 | 张玉红 | 张景泽 | 张俊生 | 张辉芳 | 张　静 | 张　莉 | 赵金萍 | 石　爽 | 王　娜 | 金贵亮 |
| | 程玲玲 | 段小宾 | 王宪明 | 杨　力 | 孙君剑 | 张玉民 | 牛国花 | 许俊杰 | 杨　伟 | 葛占晓 | 徐永红 |
| | 张进彬 | 王　燕 | | | | | | | | | |

| 全案策划 | 悦然文化 |
| --- | --- |
| 出 版 人 | 李　梁 |
| 策划责任编辑 | 许晶刚　赵洪博 |
| 执行责任编辑 | 姜脉松 |
| 封面设计 | 杨　丹 |
| 开　　本 | 880mm×1230mm　1/16 |
| 字　　数 | 320 千字 |
| 印　　张 | 20 |
| 印　　数 | 1-10000 册 |
| 版　　次 | 2014 年 11 月第 1 版 |
| 印　　次 | 2014 年 11 月第 1 次印刷 |
| 出　　版 | 吉林科学技术出版社 |
| 发　　行 | 吉林科学技术出版社 |
| 地　　址 | 长春市人民大街 4646 号 |
| 邮　　编 | 130021 |

发行部电话 / 传真　0431-85677817　85635177　85651759　85651628　85600611　85670016
储运部电话　0431-84612872
编辑部电话　0431-86037698

| 网　　址 | www.jlstp.net |
| --- | --- |
| 印　　刷 | 长春第二新华印刷有限责任公司 |
| 书　　号 | ISBN 978-7-5384-7307-0 |
| 定　　价 | 59.90 元 |

---

高尔基说："世界上的一切光荣和骄傲，都来自母亲。"是的。大自然赋予了每个女人一种神圣的本能——孕育生命，而孕育生命本身就是一种光荣与骄傲。如果作为母亲的你养育了一个小天才宝宝，那就更令人羡慕了。

每个母亲天生就是一位伟大的音乐家，有的比较多产，孕育了两个以上乐章；有的生平只缔造了一部杰作。每个乐章都是母亲心血的凝结，都是母亲十月怀胎的结果。

每个母亲都希望自己亲手完成的乐章成为杰作，你也一定不例外吧。俗话说"种瓜得瓜，种豆得豆"，没错，你的宝宝究竟是一个普通的瓜，还是一颗聪明的精灵豆，其实从你决定怀孕（如果计划外怀孕不算在其中）的那一刻起就开始决定了。本书从备孕到怀孕，从分娩到坐月子、照料新生儿，几乎囊括了养育一个天才宝宝所涉及的方方面面。

完成一个华美的乐章（不包括偶然而成的曲子）之前，首先你得明白最基本的乐理，其次你得有足够的酝酿时间及充足的准备。同理，孕前做好准备是怀孕的基础。如何培育适合胎宝宝成长的优质土壤？什么时候怀孕最好？怎样才能做到优生？……备孕妈妈最好争取在最佳的时机怀孕，让宝宝的孕育占尽天时、地利、人和。

创作乐章的过程是痛并快乐的，同样，孕育生命的40周，孕妈妈和胎宝宝一起经历着成长与变化，孕妈妈尽管身体有诸多不适与不便，但心里却是快乐与幸福的。

随着孕妈妈的分娩，新生命降临人间，一曲新的乐章终于诞生。这是一个新的开始，新妈妈要学会用科学的保健方法增加产后营养，做好产后身体恢复，让身体和精神状态调养至最佳。

面对呱呱坠地的新生儿，乐章即将奏响。一个优秀的音乐演奏家，既要具备娴熟而高超的演奏技巧，又要在演奏过程中投入自己的感情。同样，养育宝宝既需要新妈妈投入很多的爱给宝宝（这是每个母亲的本能，不必细言），还需要新妈妈掌握一些养育宝宝的方法。只有这样，你的宝宝才有机会成为小天才哦。

读完本书，你会发现，原来养育一个天才宝宝并不神秘，你也完全可以。

养育你的小天才宝宝，就先从阅读这本书开始吧。

# 目录
contents

# PART 3 怀孕十月的生活日程

# PART 4　快乐孕妈，优享孕期生活

# PART 5　异常妊娠和妊娠期疾病的防治

# PART 6 翘首以盼的分娩，痛并快乐着

# PART 7  坐好月子，健康一辈子

# PART 8 产后不适的应对措施

# PART 9  小心翼翼照料新生儿

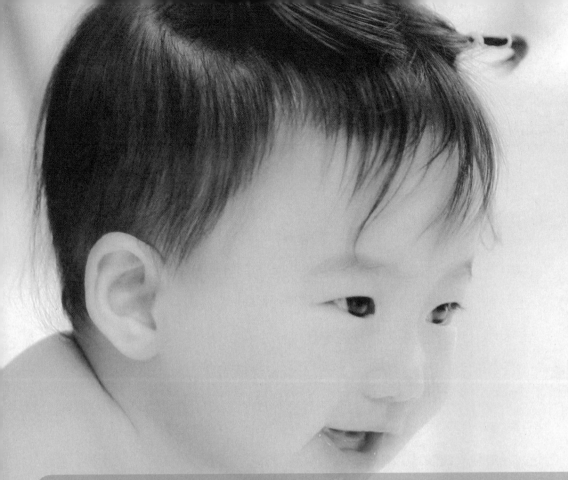

# PART 10　职场女性成功的妊娠育儿百科

# 胎宝宝大事记

| | | | | |
|---|---|---|---|---|
| **孕早期** | **孕1月** | 第1周 | 1天 | 末次月经的第一天 |
| | | | 7天 | 末次月经结束，排卵前期 |
| | | 第2周 | 14天 | 排卵，卵子和精子结合，受精卵形成（月经中期） |
| | | 第3周 | 21天 | 胚泡植入子宫内膜，胚胎形成 |
| | | 第4周 | 28天 | 大脑开始形成 |
| | **孕2月** | 第5周 | 35天 | 眼睛、唇开始生成，心脏开始构建 |
| | | 第6周 | 42天 | 手脚构建，通过B超看到胎心管搏动 |
| | | 第7周 | 49天 | 长耳朵，外生殖器可辨认，牙齿开始发育 |
| | | 第8周 | 56天 | 称为胎儿了 |
| | **孕3月** | 第9周 | 63天 | 胸腹腔分开，眼肌形成，手指和脚趾都发育了，可以看到胎儿在动 |
| | | 第10周 | 70天 | 90%的器官建立 |
| | | 第11周 | 77天 | 胎儿生长速度加快，对外界刺激的反应增强 |
| | | 第12周 | 84天 | 上腭开始生成，胎儿的各器官基本构建好了 |
| **孕中期** | **孕4月** | 第13周 | 91天 | 出现乳牙牙体，声带形成，手指纹和脚趾纹形成 |
| | | 第14周 | 98天 | 宝宝胎心率最快的时期，可以看出性别了 |
| | | 第15周 | 105天 | 骨化速度加快 |
| | | 第16周 | 112天 | 胃内开始产生胃液，肾脏开始产生尿液 |
| | **孕5月** | 第17周 | 119天 | 心脏发育几乎完成，开始出现肘关节，听觉开始发育 |
| | | 第18周 | 126天 | 出现呼吸运动，产生最原始意识 |
| | | 第19周 | 133天 | 消化器官开始有功能 |
| | | 第20周 | 140天 | 孕妈妈能感觉到胎动了 |

| | | | | |
|---|---|---|---|---|
| 孕中期 | 孕6月 | 第21周 | 147天 | 胎儿发育进入最后完成阶段，鼻子、眼睛、眉毛和嘴巴的形状完成，可以用胎儿听诊器在妈妈腹壁上听到胎心音 |
| | | 第22周 | 154天 | 进入胎动期，胎儿肢体活动增加 |
| | | 第23周 | 161天 | 准爸爸把耳朵紧贴妻子腹壁就可以听到胎心搏动 |
| | | 第24周 | 168天 | 胎儿皮肤出现褶皱，皮下附有较多的胎脂，肺血管开始发育 |
| | 孕7月 | 第25周 | 175天 | 胎儿大脑沟回明显增多，对外界刺激更敏感，骨关节开始发育 |
| | | 第26周 | 182天 | 孕妈妈可根据胎动判断胎宝宝在宫内的活动情况 |
| | | 第27周 | 189天 | 有几乎和大人一样的脑沟和脑回，耳朵神经网已经形成 |
| | | 第28周 | 196天 | 胎宝宝会做梦了，眼睛可以自由闭合睁开了 |
| 孕晚期 | 孕8月 | 第29周 | 203天 | 呼吸系统发育基本成熟，宝宝开始有光感了 |
| | | 第30周 | 210天 | 如果是男宝宝，睾丸已经降入阴囊 |
| | | 第31周 | 217天 | 胎宝宝会跟着光线移动他的头部或者伸手去摸光 |
| | | 第32周 | 224天 | 胎位确定了，胎动频率和强度减少了 |
| | 孕9月 | 第33周 | 231天 | 胎儿在不断成长着 |
| | | 第34周 | 238天 | 胎宝宝的头部准备进入孕妈妈的骨盆 |
| | | 第35周 | 245天 | 胎宝宝的头可能已经与孕妈妈的骨盆衔接了 |
| | | 第36周 | 252天 | 孕妈妈感到胃部舒服些了，食量有所增加 |
| | 孕10月 | 第37周 | 259天 | 胎儿为出生做好准备 |
| | | 第38周 | 266天 | 胎儿准备离开孕妈妈的身体了 |
| | | 第39周 | 273天 | 胎宝宝进入预产期 |
| | | 第40周 | 280天 | 临产 |

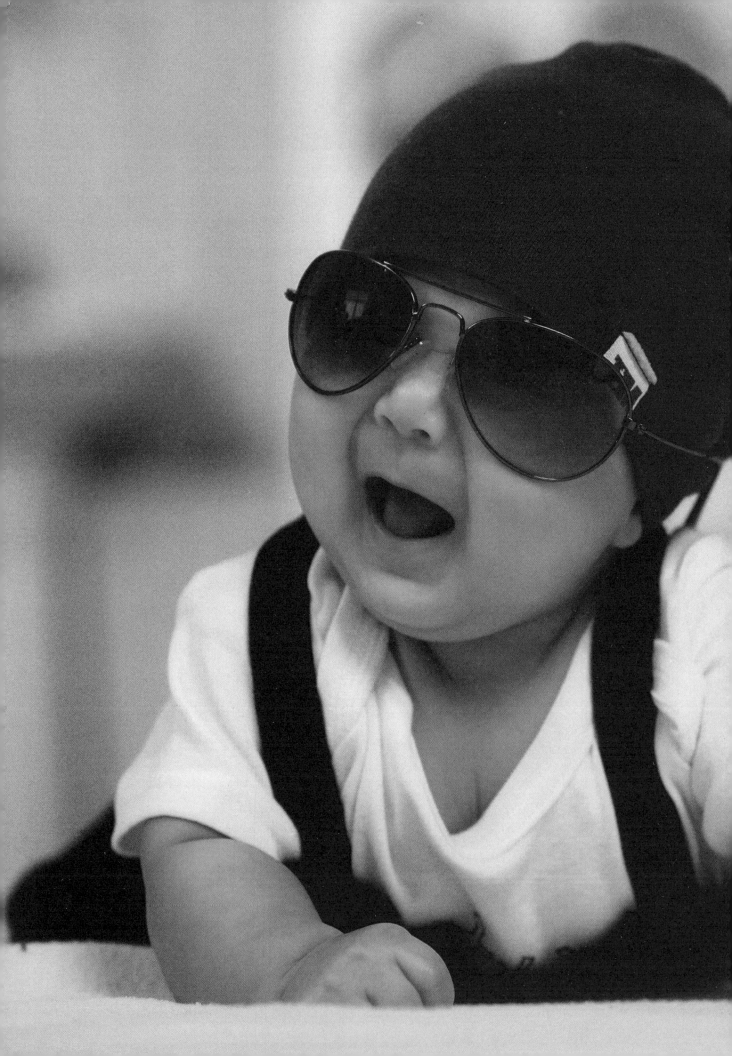

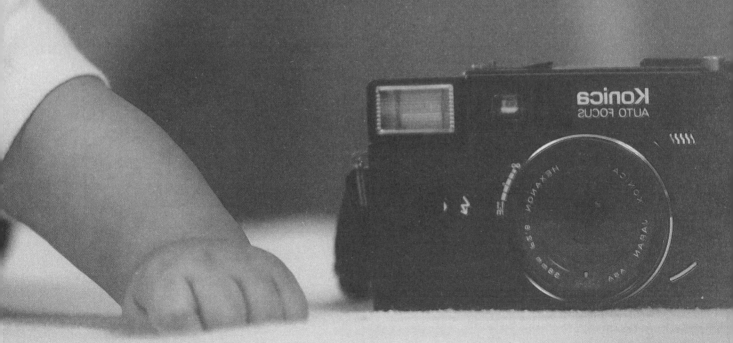

# PART 1

# 修炼你的最佳孕力，
# 备孕时代夫妻总动员

决定要宝宝了，可是不知道怎么备孕，孕前需要做哪些准备，孕前需要做哪些检查，孕前必须治疗哪些疾病，怎样才能提高受孕概率……爸爸妈妈动员起来吧，快来修炼你的最佳孕力！

# 计划怀孕
## 这是幸福怀孕的第一步

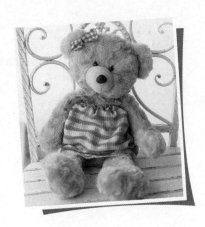

怀孕原本是件水到渠成的事，而现在却变得异常复杂，不孕、难孕的现象逐年增加，费尽心思却不孕，一朝放松就马上怀孕了。实际上，对怀孕的科学而又清晰的了解是前提，再加上夫妻间的密切配合，在天时地利人和的情况下，就能孕育出一个优质、健康的宝宝。祝您好孕。

计划妊娠能避免有害因素对胎宝宝的影响，从而实现优生优育。如果夫妻双方在受孕前没有计划，就无法在身体、心理、环境、季节等条件最佳的时期怀孕。只有身心都做好准备的夫妻才能孕育出健康的宝宝！所以，从现在开始有计划地准备吧。

## 必备的物质条件

宝宝的出生意味着家庭开支的增加。在收支变化对家庭造成影响之前，就要考虑到经费的问题，做到心中有数，遇事不慌。

### 宝宝出生后第一年的主要费用
### （以全国大中城市的平均水平为例）

| 纸尿裤 | 质量较好的每片1.2~1.5元，前6个月每天消耗5~6片 |
| --- | --- |
| 奶粉 | 普通奶粉的售价每袋（400克）为五六十元，高档奶粉的售价则为上百至数百元（纯母乳喂养6个月，可以省去此笔费用） |
| 就医 | 宝宝在第一年内可能会有发烧、腹泻，甚至肺炎等症，就医费、药物费、交通费等是一笔不小的开销（母乳喂养，可以明显减少此部分医疗费用） |

### 孕期便利贴

#### 备孕不能心存侥幸

近年来，受到环境污染、饮食结构调整的影响，许多夫妻即使身体健康也饱受不孕的煎熬。另外，不良的生活习惯会导致流产、畸形儿等。因此，即使怀孕了也仍然不能放松警惕。

### 备孕妈妈的怀孕费用

| 体检 | 全程约1000元 |
| --- | --- |
| 分娩 | 自然分娩为1000~2000元，无痛分娩为1500~2500元，剖宫产为3000~4000元 |
| 住院 | 每天150~200元，一周约1500元 |
| 健康俱乐部 | 参加一些专为备孕妈妈组织的俱乐部活动，相关费用为每月200元左右 |

### 哺乳期妈妈的相关费用

| 营养品 | 哺乳期女性对营养素的需求量较大，因此需要购买营养补充食品，相应的费用为每月1000元左右 |
| --- | --- |
| 保姆 | 月嫂的费用为每月4000元左右，普通保姆的费用为每月1000~1500元 |

## 合适的环境

某些环境因素会对受孕产生不可小觑的影响。夫妻双方在计划妊娠前要创造一个良好的外在环境，具体做法如下：

1. 日常生活中，夫妻双方都要远离手机、打印机、微波炉等带有辐射或电磁波的用具，减少它们对身体的危害。

2. 决定怀孕前，夫妻双方特别是女性要避开装修。

3. 远离下面的物质：

①某些化学品，如苯、甲苯、甲醛、二硫化碳、一氧化碳、杀虫剂、除草剂等。

②某些金属，如铅。

③某些麻醉药品、化疗药品。

④放射性物质。

⑤成瘾性物品，包括高浓度的烟草、烈酒等。

4. 适当减轻自己的工作强度，减少工作压力。

5. 远离噪音环境。

## 成熟的心智

为人父母是每一对夫妻的正常需求，除了需要了解与孕育有关的知识、做好物质准备外，必要的心理准备也是不可缺少的。作为备孕妈妈，从怀孕的那天起就意味着责任随之而来，孕育宝宝是人生中最为重要的时期，它是女性的分水岭。

在怀孕后，女性身体会发生巨大的变化，身材可能会变得臃肿不堪，备孕女性要做好心理准备迎接新的自己。怀孕后，为了胎宝宝的健康，许多活动和娱乐都不能参与，备孕女性要在心理上做好准备。

作为准爸爸，除了要准备扛起家庭经济重担外，还要格外宽容和疼爱妻子，对于妻子可能在怀孕中出现的诸多变化，如烦躁不安、唠叨等，要理解和体谅，并采取各种方法让妻子的心情变得愉快起来。此外，准爸爸还要主动从事家务劳动，特别是要让妻子远离厨房中油烟机等的侵害，还要做好因备孕妈妈口味变化而须频繁采购、挑选、更换食物的思想准备。总之，想想自己未来可爱的宝宝，一切付出都是值得的。

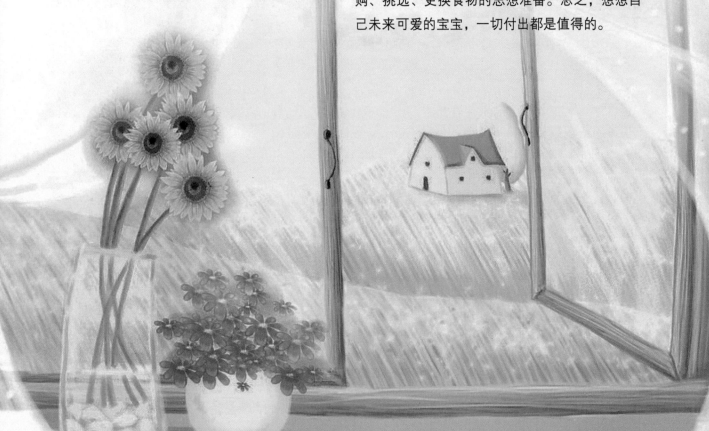

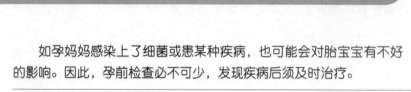

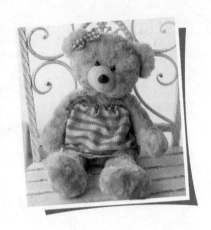

# 孕前必须做的检查 &治疗的疾病
## 健康怀孕，要先预查

　　如孕妈妈感染上了细菌或患某种疾病，也可能会对胎宝宝有不好的影响。因此，孕前检查必不可少，发现疾病后须及时治疗。

## 备孕妈妈孕前常规检查

| 检查项目 | 检查内容 | 检查目的 | 检查方法 | 检查时间 |
|---|---|---|---|---|
| 身高体重 | 测出具体数值，评判体重是否达标 | 如果体重超标，最好先减肥调整体重，在正常范围为宜 | 用秤、标尺来测量 | 怀孕前1个月 |
| 血压 | 血压的正常数值：<br>高压：小于140毫米汞柱<br>低压：小于90毫米汞柱 | 怀孕容易使高血压患者的血压更高，甚至会威胁到孕妈妈的生命安全 | 血压计 | 怀孕前3个月 |
| 血常规血型 | 白细胞、红细胞、血沉、血红蛋白、血小板ABO血型、Rh血型等 | 是否患有地中海贫血、感染等，也可预测是否会发生血型不合等 | 采指血、静脉血检查 | 怀孕前3个月 |
| 尿常规 | 肾脏疾患的早期诊断 | 有助于肾脏疾病的早期诊断，有肾脏疾病的需要治愈后再怀孕 | 尿液检查肾功能检查 | 怀孕前3个月 |
| 生殖系统 | 通过白带常规筛查滴虫、真菌、感染、尿道炎症以及淋病、梅毒等性传播疾病，有无子宫肌瘤、卵巢囊肿、宫颈病变等 | 是否有妇科疾病，如患有性传播疾病、卵巢肿瘤、子宫肌瘤、宫颈上皮内病变，要做好孕前咨询、必要的治疗和生育指导 | 阴道分泌物、宫颈涂片及B超检查 | 怀孕前3个月 |
| 肝肾功能 | 包含肝肾功能、乙肝病毒，血糖、血脂等项目 | 肝肾患者怀孕后可能会加重病情，导致早产 | 静脉抽血 | 怀孕前3个月 |
| 口腔检查 | 是否有龋齿、未发育完全的智齿及其他口腔疾病 | 怀孕期间，原有的口腔隐患容易恶化，严重的还会影响到胎宝宝的健康。因此，口腔问题要在孕前就解决好 | 口腔检查 | 怀孕前3个月 |
| 甲状腺功能 | 促甲状腺激素TSH、游离甲状腺素$FT_4$、甲状腺过氧化酶、抗体TPOAb | 孕期可使甲状腺疾病加重；又增加甲状腺疾病发生风险，未控制的甲状腺疾病，会影响后代神经智力发育 | 静脉抽血 | 怀孕前3个月 |

## 备孕妈妈孕前特殊项目检查

| 检查项目 | 检查目的 |
| --- | --- |
| 乙肝病毒抗原抗体检测 | 乙肝病毒可以通过胎盘引起宫内感染或者通过产道引起感染，会导致胎宝宝出生后成为乙肝病毒携带者，做此项检测可让孕妈妈提早知道自己是否携带乙肝病毒 |
| 糖尿病检测 | 备孕妈妈怀孕后会加重胰岛的负担，可能会出现严重并发症，因此备孕妈妈要做包括空腹血糖检测和葡萄糖耐量试验在内的检测 |
| 遗传疾病检测 | 为避免下一代有遗传疾病，备孕夫妻有一方有遗传病史要进行相关检测 |
| 性病检测 | 艾滋病、梅毒等性病具有传染性，会严重影响胎宝宝的健康，做此项检测可让孕妈妈及早发现自己是否患有性病 |
| ABO、Rh血型检查 | 了解备孕父母双方血型，尤其是备孕妈妈Rh为阴性血，丈夫为Rh阳性时，孕期要监测新生儿溶血问题 |
| 脱畸(TORCH)检查 | 检查备孕妈妈是否感染弓形虫、风疹病毒、巨细胞病毒、单纯疱疹病毒等病毒，备孕妈妈一旦感染这些病毒，就会引发流产、死胎，胎儿畸形、先天智力低下、神经性耳聋等症状 |
| 染色体检查 | 有不良孕产史，或家族有遗传性染色体疾病，或双方有染色体异常者 |

## 备孕男士检查项目

| 检查项目 | 检查目的 |
| --- | --- |
| 血常规、血型 | 检查有无贫血、血小板少等血液病，ABO、Rh血型等 |
| 血糖 | 检查是否患有糖尿病 |
| 血脂 | 检查是否有高血脂 |
| 肝功能 | 检查肝功能是否受损，是否有闭塞性黄疸、急（慢）性肝炎、肝癌等肝脏疾病的初期症状 |
| 肾功能 | 检查肾脏是否有受损、是否有急（慢）性肾炎、尿毒症等疾病 |
| 内分泌激素 | 检查体内性激素水平 |
| 精液检查 | 预知精液是否有活力或者是否少精、弱精。如果少精、弱精，则要从营养上补充，并戒除不良生活习惯，如抽烟、酗酒、穿过紧的内裤等 |
| 男性泌尿生殖系统检查 | 检查是否有隐睾、睾丸外伤、睾丸疼痛肿胀、鞘膜积液、斜疝、尿道流脓等情况，对下一代的健康影响极大 |
| 传染病检查 | 如果未进行体格检查或婚检，那么肝炎、梅毒、艾滋病等传染病检查也是很必要的 |
| 全身体格检查 | 全身检查及生育能力评估 |

# 对备孕男女身体的探究
## 健康体魄是妊娠分娩的基础

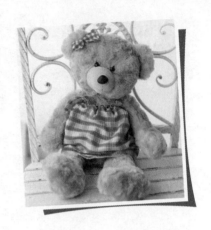

新生命的诞生是一切自然法则中最神秘的。从形成受精卵到胎宝宝一天天长大，直至最后分娩，卵巢、输卵管、子宫、睾丸等各种器官，都发挥了各自的作用，让我们来了解下吧！

## 备孕妈妈的身体是孕育的天然温床

### ● 女性生殖系统

女性生殖系统的内生殖器均位于腹部的下三分之一处。卵巢负责储存和释放卵细胞，卵细胞通过输卵管到达子宫。阴道是连接子宫与体外的通道。生殖器官外露的部分统称外阴，由对性刺激敏感的阴蒂以及阴唇组成。阴唇是包绕阴蒂以及覆盖在阴道口和尿道口的皮肤黏膜褶皱，起到保护阴蒂的作用。

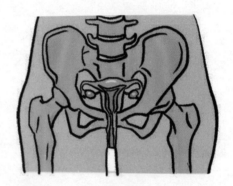

子宫的位置

### ● 卵巢中发育的卵泡

每个月，女性的身体内都会有数个未成熟的卵细胞在卵巢中发育，因形态像囊泡而被称为卵泡。通常情况下，仅有一个卵细胞可以发育成熟，而其他的卵细胞则会慢慢萎缩。

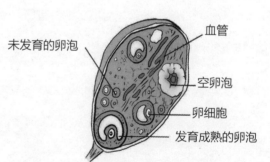

未发育的卵泡

血管

空卵泡

卵细胞

发育成熟的卵泡

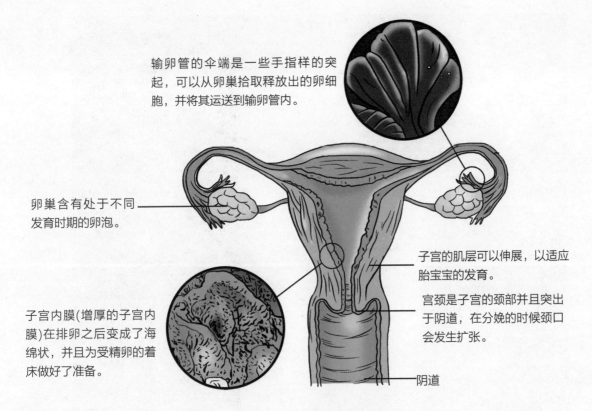

输卵管的伞端是一些手指样的突起，可以从卵巢拾取释放出的卵细胞，并将其运送到输卵管内。

卵巢含有处于不同发育时期的卵泡。

子宫内膜(增厚的子宫内膜)在排卵之后变成了海绵状，并且为受精卵的着床做好了准备。

子宫的肌层可以伸展，以适应胎宝宝的发育。

宫颈是子宫的颈部并且突出于阴道，在分娩的时候颈口会发生扩张。

阴道

**女性内生殖器解剖图**

### ● 女性的月经周期

女性的月经周期平均天数为28天，但每个人的周期长短有很大的差异。所以，如果你的周期长于或短于28天都可以认为是正常的。但需要注意的是，如果你的周期不在一个大家通常认为的正常范围内加减7天，你也许就不能在特定的时间内产生正常水平的某一激素来引发排卵，也就不能为受精卵的着床提供良好的环境，从而会影响到你的受孕。

**月经周期**

女性的月经周期是由体内一些激素之间复杂的相互作用引起的。如果你想要怀孕，那么，你体内这些激素的分泌水平必须在正常范围内。

月经周期分为以下两个时期：

卵泡期：从周期的第一天直到排卵。

黄体期：从排卵后一直持续到下次月经开始。

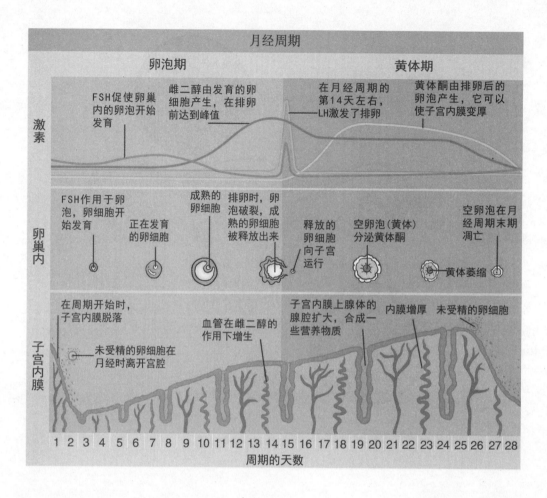

月经周期

| 卵泡期 | 黄体期 |

**激素**

FSH促使卵巢内的卵泡开始发育

雌二醇由发育的卵细胞产生，在排卵前达到峰值

在月经周期的第14天左右，LH激发了排卵

黄体酮由排卵后的卵泡产生，它可以使子宫内膜变厚

**卵巢内**

FSH作用于卵泡，卵细胞开始发育

正在发育的卵细胞

成熟的卵细胞

排卵时，卵泡破裂，成熟的卵细胞被释放出来

释放的卵细胞向子宫运行

空卵泡（黄体）分泌黄体酮

空卵泡在月经周期末期凋亡

黄体萎缩

**子宫内膜**

在周期开始时，子宫内膜脱落

未受精的卵细胞在月经时离开宫腔

血管在雌二醇的作用下增生

子宫内膜上腺体的腺腔扩大，合成一些营养物质

内膜增厚

未受精的卵细胞

1 2 3 4 5 6 7 8 9 10 11 12 13 14 15 16 17 18 19 20 21 22 23 24 25 26 27 28

周期的天数

# 备孕男士的身体蕴含着生命的核心

## ● 男性的精子

从青春期开始，男性的两个睾丸便以每天大约1亿个的速度源源不断地产生精子。

**一个成熟的精子包括：**

**头部：** 其内为细胞核，细胞核中含有23条染色体，它负载着人类的遗传信息。其中的一条染色体为性染色体X或Y，它决定了胎宝宝是男宝宝还是女宝宝。

**中间部分：** 包括与精子能量代谢相关的结构，能为精子的游动提供能量。

**尾部：** 长长的尾部能使精子沿直线快速地游动。

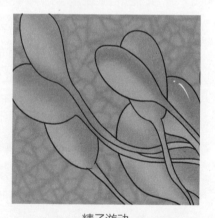

精子游动

健康的精子在尾部的驱动下每小时可以游动数厘米，射精完成后，大约有100万个精子可以穿过宫颈，但只有200个可以到达输卵管。

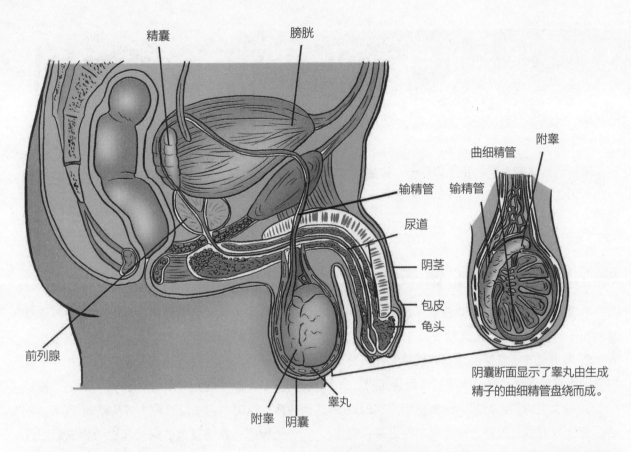

阴囊断面显示了睾丸由生成精子的曲细精管盘绕而成。

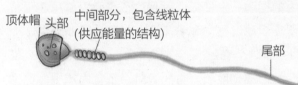

一侧睾丸每秒生成1500多个精子，一次射精可以射出2.5亿～5亿个精子。

## ● 男性生殖器

男性的外生殖器包括阴茎和阴囊，阴囊内有两个睾丸，睾丸是生成精子的场所。精子储藏在紧贴睾丸后部的附睾中，并具有一定的运动能力。输精管连接着附睾和射精管，射精管与阴茎中的尿道相通。射精时，精子混合于精囊的腺体所分泌的囊液中。

### 孕期
### 便利贴

### 生活中影响精子质量的因素

**手机：** 手机的高频微波会造成精子数量减少、精子活力下降。

**笔记本电脑：** 将笔记本电脑放在腿上，阴囊的温度就会上升。这样会对睾丸的生精能力造成损害。因此，建议男性减少在腿上使用笔记本电脑的时间。

**高温：** 睾丸的温度需要维持在一定的范围内才能持续、高效地生成精子，太热或太冷都会造成不良影响。男性体温过低时，可以通过阴囊的收缩，使睾丸贴紧身体，从而在一定范围内使睾丸维持合适的温度，因此，低温的影响相对较小。一般来说，高温作业的工人或长时间穿着紧身内裤的男性，其精子的生成都会受到影响，这是由于他们的阴囊无法散热，温度过高所引起的。

# 从受精到胚胎的形成
## 精子卵子相遇后怎样合而为一

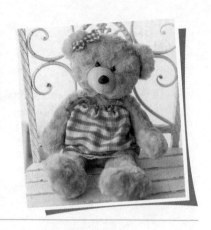

男性的精子和女性的卵子相结合，形成一个新的个体，也就是一个新的生命。这个生命在子宫腔内着床、生长、发育的过程就是怀孕。

## 怀孕所需的4个必备条件

1. 睾丸能够产生足够数量的形态和活力均正常的精子，精液能顺利输送精子。

2. 卵巢能产生正常的成熟卵细胞，并能分泌出正常水平的激素，而且输卵管道畅通无阻。

3. 在女方排卵期前后，夫妻进行正常的性生活，男女双方生殖器官的构造和功能正常，能保证精子进入女性生殖道与卵细胞顺利结合。

4. 健康的子宫和正常的子宫内膜，适合于受精卵的着床和继续发育。

## 精子提前进入女性生殖道能提高受孕概率

卵子在被排出卵巢后，只有12～24小时的寿命。精子的活力持续时间在一定程度上受女性生殖道内环境的影响。射精后，滞留在阴道里的精子8小时左右就会死亡，如果精液进入宫颈内，而宫颈管内黏液的酸碱度还比较适宜，精子就能存活2天，所以，最长受孕时间为4天。因此，主张让精子提前1～2天进入女性生殖道，去等候卵子，这样能增加受孕概率。

## 受孕是个有趣的过程

受孕是一个非常有趣的过程。卵细胞自卵巢排出后进入输卵管。此时，夫妻同房，精子会在输卵管外侧三分之一处与卵子相遇。只有一个强壮的精子才能"捷足先登"，和卵子的细胞核融为一体，这时的卵子就被称为"受精卵"。

受精卵依靠输卵管的蠕动和输卵管内部细纤毛的摆动，在四五天后到达子宫腔内着床。受精卵在运动过程中和着床后，细胞会不断分裂、变化，即1个变2个，2个变4个，4个变8个……最后就形成了胚胎。与此同时，子宫内膜也做好了一切准备，有丰富的养料，准备迎接未来的宝宝，这就是受孕的过程。

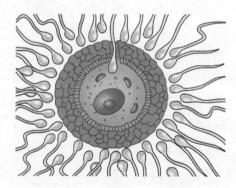

在千军万马中，一般只有一个强壮的精子才能与卵子结合成受精卵。

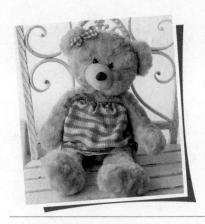

# 享受性爱，努力优生
## 在快乐中孕育

放松心情，创造温馨的氛围，进行令人愉悦的性爱生活，这样更容易受精。

## 性生活要适量、有度

夫妻双方进行性生活时，从双方性兴奋开始到射精结束，持续时间以5～15分钟为宜。当然，每一对夫妻过性生活的具体情况和环境不同，其性生活持续的时间也不一样。

但是，性生活的时间并不是越长越好。如果性生活时间过长，女性容易发生泌尿系统感染，男性比较容易罹患前列腺炎等病。

如果从性兴奋开始到同房结束的时间过短，女方尚未达到性高潮，男方就已经结束射精，那么，这样短促的性生活通常会引起女方的不满足感，从而影响夫妻的性和谐。所以，性生活持续时间也不要太短。

因此，为了夫妻双方的身体健康和性生活的和谐，每次性生活的时间最好以双方都感到满足为最佳，不可过长，也不要过短。把握好性生活的度，对于优生非常重要。

## 夫妻双方共享性高潮更易受孕

夫妻双方处于最佳状态，即男女双方的体力和性欲都处在最高潮时，是最佳的受孕时机，有利于优生。

在性和谐中射精，精子的活力旺盛，精液中的营养物质和能量充足，能促使精子及早与卵子结合。女性处于性高潮时，卵子生命力强，体内激素分泌旺盛。这时，宫腔内形成一种负压，对精液有类似于抽吸的作用，能缩短精子的游动路程。

此外，女性在达到性兴奋时，阴道酸碱度会发生变化，随着分泌的"爱液"增多，pH值升高，便于精子向女性子宫内游动。数亿个精子中只有一个强壮且带有优秀遗传基因的精子才能够成功与卵子结合。参与竞争的精子越多，孕育出高智商下一代的可能性越大。因此，夫妻双方应注意性生活的质量，丈夫要抓住妻子进入性高潮的机会让其受孕。

### 孕期便利贴

打算怀孕时，不能采用骑乘式和坐姿，否则，容易造成射精后精液外流，怀孕的可能性相对减少。

此外，千万不能使用人工润滑剂、甘油，甚至口水，这样有可能会杀死精子。

# 有趣而神秘的遗传世界
## 我们的孩子像谁

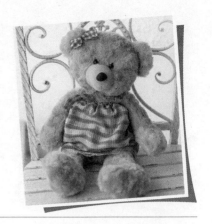

　　将来的宝宝会长一双像妈妈那样的圆圆的大眼睛，还是跟爸爸一样的高高的鼻梁呢？实际上，无论从外貌还是性格等方面来看，宝宝都有跟爸爸妈妈相似的地方。那么，哪部分会遗传呢？让我们来探索下这个有趣儿神秘的遗传世界吧。

## 宝宝长得像爸爸还是像妈妈

### ● 接近100%的"绝对"遗传

　　**肤色**　遗传时不偏不倚。如果父母皮肤都比较黑，就绝对不会有白嫩肌肤的子女；如果一方白、一方黑，那么，会"平均"后给子女一个"中性"肤色。

　　**下颚**　下颚形状属于明显的显性遗传。如果父母有一方的下巴是突出的，子女很可能具备这种外貌特征。

　　**双眼皮**　父亲的双眼皮几乎100%会遗传给子女。另外，大眼睛、大耳垂、长睫毛都是五官遗传时从父母那里得到的特征性遗传。

### ● 50%以上概率的遗传

　　**肥胖**　如果父母双方都肥胖，其子女有53%的概率成为胖子；如果只有一方肥胖，子女成为胖子的概率会下降到40%。

　　**秃头**　秃头这个特征只遗传给男性。父亲秃头的话，儿子秃头的概率为50%，如果外公秃头，外孙秃头的概率也有25%。

　　**身高**　子女身高中的35%来自父亲的遗传，35%来自母亲的遗传，其余30%来自后天环境的影响。所以，若父母中有一方个子较矮，子女也往往会偏矮。

---

**孕期
便利贴**

### 这些情况要进行孕前咨询

　　当有下述情况时，要先向儿科、妇产科等专业医师进行遗传学咨询，再慎重选择怀孕。

　　① 35岁以上的高龄产妇；

　　② 有遗传病的夫妻；

　　③ 先天性畸形患者或遗传病患者；

　　④ 已生育过先天性畸形或遗传性疾病患儿的夫妻；

　　⑤ 已确定或可能的遗传病致病基因携带者；

　　⑥ 染色体平衡异位或倒位携带者；

　　⑦ 有原因不明的不孕不育、习惯性流产、早产、死产、死胎史的夫妻；

　　⑧ 先天智力低下的患者或与其有血缘关系的夫妻；

　　⑨ 具有致畸物质或放射性物质接触史的夫妻；

　　⑩ 近亲婚配的夫妻及其后代；生育过因母子血型不合而引起核黄疸患儿的夫妻。

**孩子身高的计算方法**

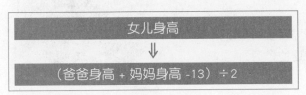

续表

| 父母血型 | 宝宝可能血型 |
| --- | --- |
| B+O | B、O |
| B+AB | B、A、AB |
| O+O | O |
| O+AB | A、B |
| AB+AB | AB、A、B |

## 宝宝的性别是怎么定的

准爸爸带有Y性染色体的精子与备孕妈妈的卵子相遇结合，生出的就是男宝宝；准爸爸带有X染色体的精子与备孕妈妈的卵子相遇结合，生出的就是女宝宝。

那么，到底是带有Y染色体还是带有X染色体的精子与卵子结合呢？受这影响的因素可就繁多而复杂了。

### ● 有遗传，但概率不高

**少白头** 这是概率比较低的隐性遗传。所以不用过分担心父母的少白头会在子女的头上"如法炮制"。

### ● 有遗传，但后天可改善

**声音** 一般来说，男孩的声音大小和高低像父亲，而女孩则像母亲。但是，这种由父母遗传的音质如果不悦耳，多数可以通过后天的发音训练得到改善。

**萝卜腿** 酷似父母的那双堆积脂肪的腿，完全可以通过健美运动而塑造成修长、健壮的腿。但是，如果因遗传而显得过长或过短的话，就无法再改变，只能任其自然发展。

### ● 备孕妈妈子宫及阴道的酸碱环境

Y染色体在碱性环境中更容易存活、活力也更好；X染色体则比较喜欢酸性环境。因此，当备孕妈妈的阴道及子宫内环境偏碱性时，怀上男孩的概率就比较高；偏酸性时，怀女孩的概率比较高。

### ● 精子什么时候到达输卵管

Y染色体前期活力比X染色体强，但耐力较差，如果精子能较早到达输卵管，那么含有Y染色体的精子就更容易与卵子结合，生男宝宝的概率就会比较高。如果精子到达时间较晚，自然怀女宝宝的概率较高。

## 亲子血型遗传

| 父母血型 | 宝宝可能血型 |
| --- | --- |
| A+A | A、O |
| A+B | A、B、O、AB |
| A+O | A、O |
| A+AB | A、B、AB |
| B+B | B、O |

# 生儿生女看过来
## 儿子闺女真的能选择吗

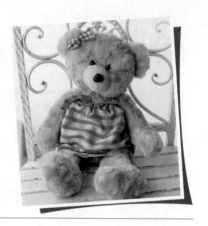

现在，大多数家庭都只生育1～2个孩子，所以，对宝宝的性别就比较关注了。民间流传着很多听起来似乎有些科学道理的俗话，但这毕竟只是俗话而已，不要完全当真哦。

## 饮食看生男生女

一般认为，夫妻双方体液都呈碱性的时候比较容易生男孩，呈酸性时则比较容易生女孩。人体液的酸碱度，其高低取决于两方面的因素：一是日常饮食中的食物构成，二是机体内部的自我调节功能。食物按照其元素成分的多少可分为碱性食物、中性食物和酸性食物三大类。

**碱性食物：** 凡含钾、钙、镁、钠等碱性元素较多的食物。

**酸性食物：** 凡含磷、氯、硫等酸性元素较多的食物。

**中性食物：** 基本上不含上述两大类元素，如提炼得很纯的油脂、糖、淀粉等。

## 抽烟与生男生女

有一篇文章，认为抽烟的夫妻生女孩的概率大些，不抽烟的生男孩的概率大些。备孕妈妈观察一下周围的人，是不是抽烟的人特别容易生女孩？想生男孩先戒烟吧。

英国著名医学权威杂志《柳叶刀》指出，日本和丹麦科学家组成的联合科研小组对11 815个新生儿的父母进行调查研究后得出结论，有吸烟习惯的夫妇生女孩的概率更高。

| 调查对象 | 生男孩的比例 |
| --- | --- |
| 夫妻均不吸烟 | 55% |
| 每日吸烟总数在20支以下 | 50% |
| 每日吸烟总数在20支以上 | 45% |

即使夫妻双方只有一方吸烟，生男孩的概率也会降低。而且吸烟史越长，生女孩的概率明显越高。此前有研究指出，压力、温度以及男方结婚的次数等都会对男女孩出生概率产生不同程度的影响，但吸烟会影响男女出生概率在医学界还是首次被提出。

## 把脉看生男生女

**脉别：**

1.上脉为手大动脉，即中、西医诊病时所按之脉。

2.中脉为背肋脉。

3.下脉为乳前脉。

**脉鉴：**

1.中脉（背肋脉）跳动为男孩，下脉（乳前脉）跳动为女孩。两脉均跳动，而系一洪一细者，仍为男孩。两脉均为洪脉者为双胞胎。

2.贫血的孕妈妈可能中脉很难摸着，要仔细地多摸几次，不然很容易把男宝宝错认为女宝宝。

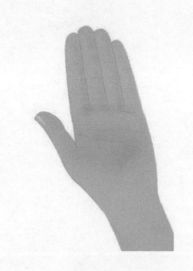

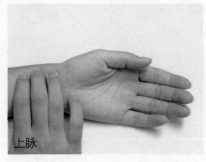

上脉

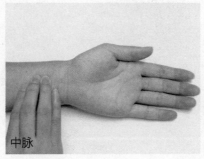

中脉

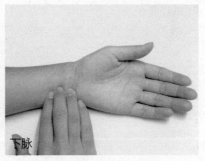

下脉

## 月份与生男生女

将受孕年龄（周岁）减去受孕月份（阳历），得数如果是双数，就是女孩，单数就是男孩。虽然没什么科学道理，但是对周围所有生过孩子的女性测试了下，居然准确率很高。大家不妨也来试试。

受孕年龄（周岁）

— 受孕月份（阳历）

假设得数为 $x$

♂ $x$ 是双数

♀ $x$ 是单数

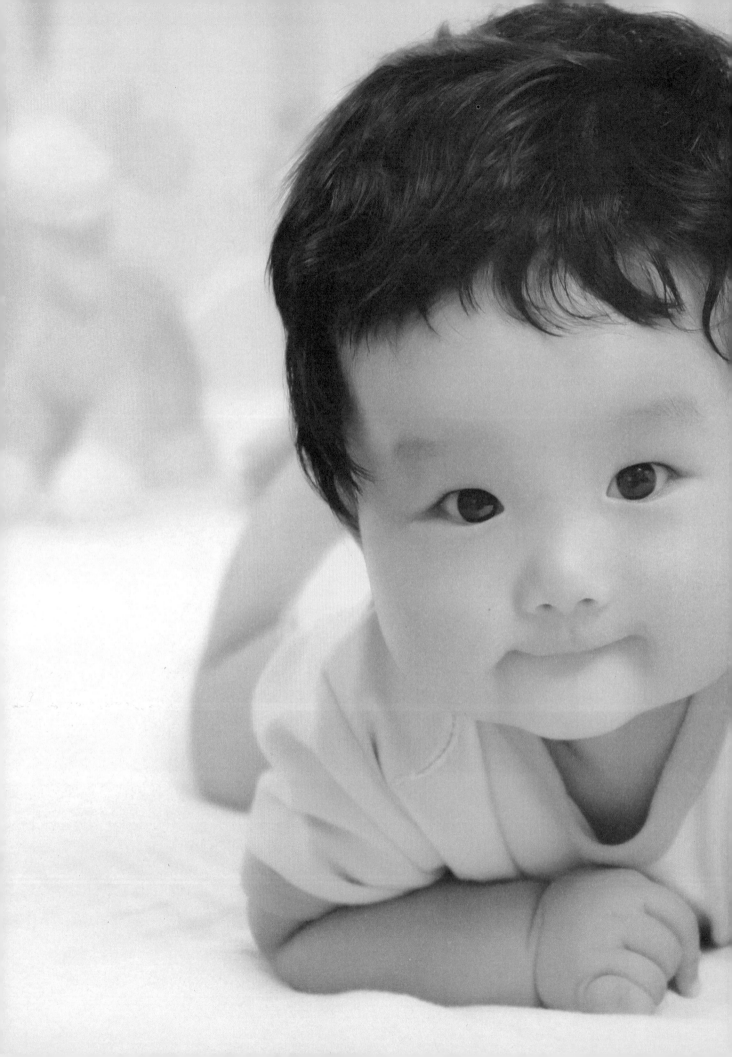

# PART 2

# 完美怀孕必修课堂

得知自己怀孕的那一刹那，高兴激动与忐忑担心并存。其实，怀孕是女性的生理功能，是每个女人与生俱来的本领。多了解280天自己和胎宝宝的变化，制订相应的对策，就能安全度过妊娠期。怎样让自己成功受孕，怎么知道自己怀孕了，胎梦如何解读，孕期出现烦心事儿怎么办……让我们进入"完美怀孕必修课堂"中来了解下吧！

# 营养食物助孕法
## 吃些助孕的食物和保健品吧

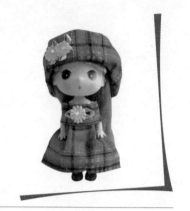

如果备孕男女有怀孕计划，那么就要在怀孕前考虑到加强营养，多吃助孕的食物，有利于怀上聪明健康的宝宝。

## 豆浆中的黄豆苷原对女性很有益

豆浆含有黄豆苷原，特别适合女性。黄豆苷原是一种结构与雌激素相似，具有雌激素活性的植物性雌激素。许多女性由于雌激素不足而引起的种种不适，在日常生活中可以通过喝豆浆来解决。

实验发现，女性常喝豆浆，可以调节内分泌系统的功能，特别是体内雌激素与孕激素水平，使分泌周期变化保持正常。另外，长期饮用，还能有效预防乳腺癌、子宫癌和卵巢癌的发生。

此外，每天喝上300~500毫升的鲜豆浆，可以明显延缓皮肤衰老，使皮肤细白光洁。所以，甩开那些碳酸饮料，改喝新鲜的豆浆吧！

## 酸奶调节身体的微生态环境

酸奶含有大量的保加利亚乳杆菌、乳酸杆菌和嗜酸乳杆菌等有益菌种，进入人体后，首先会在肠道中抑制致病菌和腐败菌的繁殖，调整肠道中菌群之间的平衡；接着经历7~14天后，就能在女性阴道中分离出乳酸杆菌。长期食用酸奶，对于将阴道内的菌群调节到一个正常的状态非常有益。因此能在品味酸奶美味的同时，调整身体各处的微生态环境，是一举两得的好事。

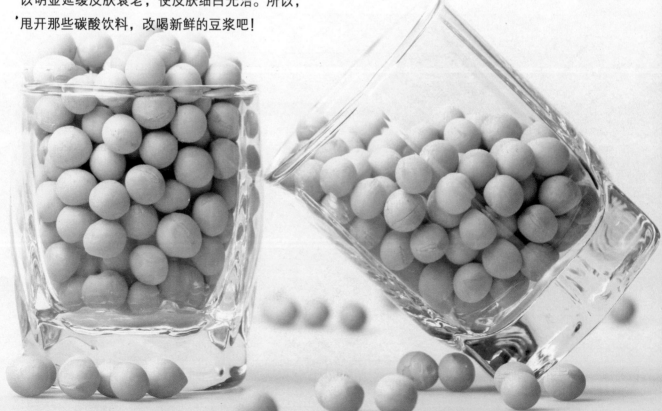

# 大豆异黄酮是女性必备的保健品

大豆异黄酮,即为植物雌激素,其结构近似于人体雌激素,可以双向调节人体的雌激素。当大豆异黄酮进入人体,发现你体内的雌激素水平过低时,就会与你原有的雌激素受体相结合,表现出雌激素激动剂的作用;当你的雌激素过高时,可以与你自身的雌激素竞争受体点位,使体内自身雌激素失去活力,表现为抗雌激素作用。大豆异黄酮的双向调节功能非常神奇,可以使你体内的雌激素始终维持在一个正常水平,从而促使体内分泌功能正常,调节月经紊乱,维持正常的月经周期。

大豆异黄酮的作用:

**活化肌肤** 其类雌激素作用和抗氧化剂作用能延缓皮肤的衰老,使真皮厚度显著增加,激活表皮细胞,锁住深层水分,防止皮肤干裂老化。

**防止发胖** 其能有效增强体内糖和脂肪的代谢能力,起到减肥美体的作用。

**提高性生活质量** 能使生殖系统的上皮黏膜营养增多,延缓阴道萎缩性改变,使阴道分泌物增多,提高性生活的质量。

**预防泌尿、生殖系统疾病** 能使泌尿、生殖系统上皮细胞内糖原增加,有助阴道内酸性环境形成,从而提高阴道的自洁功能,抵抗细菌侵入,防止疾病发生。

**降低胆固醇,预防动脉硬化** 能通过增加低密度脂蛋白受体活性,防止低密度脂蛋白受体过度氧化,抑制血管平滑肌细胞增殖,抗血栓生成等作用机理,使血小板活性降低,减少其在血管壁上的沉积和聚集,阻止动脉硬化的发生,降低心血管疾病的发病率。

**孕期便利贴**

大豆异黄酮是一种女性不可或缺的重要保健食品,建议可以从青春期就开始补充。

**改善睡眠质量** 能有效改善睡眠质量。

**有效延缓和缓解更年期综合征症状** 可以补充女性体内雌激素不足,又可调节雌激素水平,使雌激素维持在正常水平,从而起到延缓更年期到来和缓解更年期症状的作用。

**延缓衰老** 能使雌激素维持在正常水平,使机体各器官组织充分发挥正常功能,人体代谢功能正常运转,从而防止卵巢过早衰老,推迟女性更年期的到来,而实现延缓衰老的目的。

# 蜂蜜比较适合备孕男士

蜂蜜是蜜蜂采集了大量花粉酿造的产物,而花粉就是植物的雄性器官,花粉经过蜜蜂的酶作用后,里面含有大量的植物雄性激素,这种激素和人的垂体激素相仿,有明显的活跃性腺的生物特征,而男人的精子就是在垂体激素的控制下产生的。而且蜂蜜的糖极易被血液吸收,对精液的形成十分有益。如果再同时补充能刺激男性精子产生的维生素E,对男性作用更佳。

# "起阳草"是男性的密友

韭菜,在药典上有"起阳草"的称号,是常见的一种蔬菜,具有一定的药用价值,除了可降低血脂外,助阳固精的作用也很突出。

韭菜中除含有蛋白质、脂肪、碳水化合物,还含有丰富的胡萝卜素、维生素C以及钙、磷、铁等矿物质。医学研究证明,韭菜具有固精、助阳、补肾、治白带、暖腰膝的功能，适用于阳痿、早泄、遗精等症，男性密友可常吃。

## 营养素提高性生活的质量

提供夫妻生活的质量，必须提供身体必要的营养素，让身体自身合成必要的物质。

**蛋白质**　蛋白质的合成必须有足量且均衡的优质蛋白质，如果缺少就不能合成相应的激素，也就不能保证有足够的性冲动，没有性冲动，就谈不上有美满的性生活。

**B族维生素**　B族维生素是三大营养物质能量转换的必要物质，没有足够的B族维生素的参与，能量的转换将发生障碍，没有了能量，要想达成持久的夫妻生活也是不可能的。

**锌**　充足地摄取锌能让性生活的能力提高。如果锌的摄取不足，容易降低性能力。男性的前列腺中含有丰富的锌，前列腺与性激素的合成有关，它能让精子更具活力。

**维生素A**　维生素A有利于维护皮肤和黏膜的健康。如果缺乏维生素A，容易使阴道干燥，没有润滑，同房时摩擦容易受伤，感觉不舒服，并且受伤后容易感染，发生阴道炎。

**维生素E**　维生素E又称生育酚，与生育功能有关，能保持细胞活性。维生素E还与黄体激素、男性性激素的生成分泌有关，维持生殖机能。不少研究表明，许多流产两次以上或曾经早产的女性，在服用维生素E后，都能生出健康而足月的婴儿。

## 预防神经管畸形的叶酸

神经管畸形是危害人类健康最严重的先天性畸形，表现为无脑畸形、脑水肿和脊柱裂等。中国是神经管畸形的高发国家，平均每出生1000名婴儿中就有3个是这种病儿。

为什么会发生神经管畸形？原因主要是孕早期缺乏维生素，尤其是缺乏叶酸；另外，可能服用了会影响或抑制叶酸吸收的药物，如一些抗肿瘤药物。

为了避免发生胎盘早剥、自发性流产、先兆子痫、胎宝宝发育不良和低出生体重等疾病，女性应该在备孕阶段和孕后3个月内每天服用0.4毫克的叶酸。

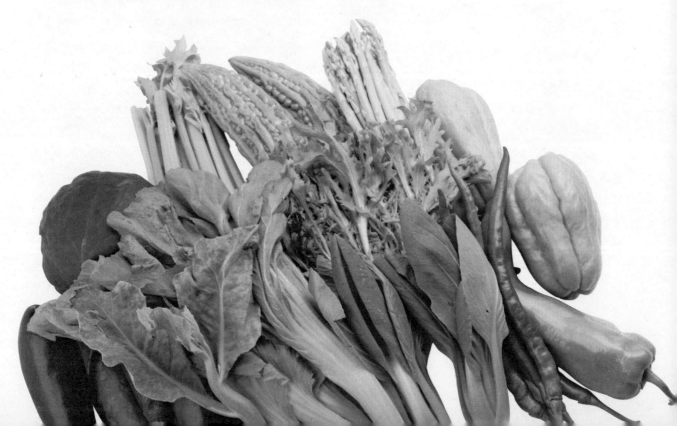

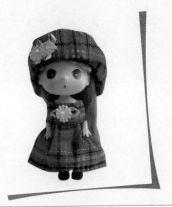

# 找准排卵日
## 选择好最易受孕的时机

在排卵前3天、排卵日和排卵后体温上升的第2天同房，能大大提高受孕率，可作为受孕计划的参考。

## 基础体温测量法

基础体温测量法是根据女性在月经周期中基础体温呈周期性变化的规律来推测排卵期的方法。一般情况下，排卵前，基础体温在36.6℃以下，排卵后，基础体温上升0.3℃~0.5℃，持续14天，从排卵前3天到排卵后3天这段时间是容易受孕期，可作为受孕计划的参考。

### ● 测量体温的注意事项

1.用来测量基础体温的体温计，刻度最好能精确到0.05℃，精确到0.1℃也可。

2.晚上睡觉前把体温计的刻度甩到35℃以下，放置在床边容易拿取、夜里翻身也不会碰到的地方，体温计周围不能有热源。

3.第二天醒来时不要翻身、伸懒腰、上厕所，把温度计放入口中静卧5分钟后，取出来记录温度。

4.经常倒班、上夜班、不能睡整夜觉的女性，可以将在一次睡眠满6个小时后醒来时测量的体温数值作为基础体温。

5.最好从月经来潮第一天开始，坚持每天按时测量体温。

### ● 记录基础体温

1.用体温计测量体温，然后在表格内相应位置上画圆点"●"标记，把各小圆点用线段连接起来，即成为基础体温曲线。记录时间从月经第一天起到下次月经开始的前一天。

2.月经期间要注意观察并记录月经量：经量适中、正常时，用1个叉号"×"标记；经量较多时，记"××"；经量特别少时，用顿号"、"标记。

3.同房时，在体温圆点外加一圆圈，标记为"⊙"。另外，如果能达到性高潮，在⊙上方加上"↑"；有性兴奋但达不到高潮时，在⊙上加"—"标记；如果性感冷淡，则在⊙下方加"↓"标记。

4.在接近排卵期时，要特别留意阴道分泌物的情况，量多如流清涕、透明、拉丝长大于5厘米时，用3个加号"＋＋＋"在"备注"栏内相应位置做标记；拉丝长3～5厘米时，标记"＋＋"；量不多且浑浊，拉丝长小于3厘米时，用"＋"标记。

5.有失眠、感冒、腹痛、阴道出血等特殊情况时，在"备注"栏内加以说明。

6.接受检查、治疗或服药时，宜在"备注"栏内相应位置处做记录，在小方格中加"↑"表示开始，加"↓"表示结束。

### ● 把握受孕的最佳时机

有排卵的月经周期基础体温呈双向型，即月经前半期体温偏低，后半期体温偏高。发育成熟的女性，从月经期结束以后至排卵期开始前，其基础体温偏低，排卵期开始时基础体温降到较低点（有的人不降低），但仅为1天，此后至下一次月经开始前，体温持续升高至36.7℃左右。在排卵前3天、排卵日和排卵后体温上升的第2天同房，能大大提高受孕率。

#### 有排卵的基础体温示意图

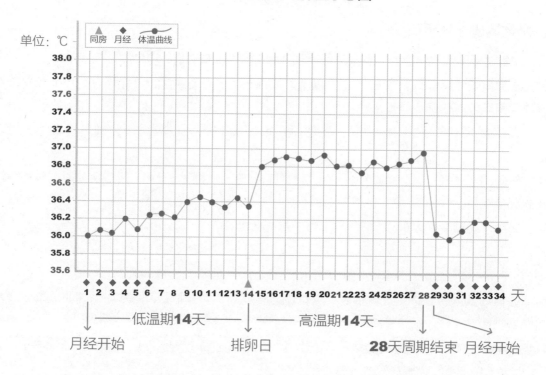

有排卵的月经周期基础体温呈双向型，即月经前半期体温偏低，后半期体温偏高。

# 日程表推测法

大部分育龄女性的排卵时间在下次月经前12～16天（平均14天）。推测排卵日可以从下一次月经的大概日期向前推14天。这种方法比较简单，但误差较大。因此，我们推荐使用它的改良方法：

### 计算公式

易孕期第1天=最短一次月经周期天数－18天。

易孕期最后1天=最长一次月经周期天数－11天。

在用这两个公式计算之前，需要你连续3次观察、记录自己的月经周期，掌握月经周期的最长天数和最短天数，代入以上公式得出的数字分别表示"易孕期"的开始和结束时间。

月经周期的计算是从此次月经来潮的第1天到下次月经来潮的第1天。

例如，某育龄女性前3个月的月经周期最长为30天，最短为28天，代入公式为：

易孕期第1天：28天－18天=10天

易孕期最后1天：30天－11天=19天

说明这位女性的易孕期开始于本次月经来潮的第10天，结束于本次月经来潮的第19天。

如果通过观察发现，你的月经很规律，为28天1次，那么，你可将月经周期的最长天数和最短天数都定为28天，计算出你的易孕期为本次月经来潮的第10～17天。

找出易孕期后，如果想怀孕，可以从易孕期第1天开始，隔日同房1次，连续数月，就极有可能怀孕。

# 排卵试纸测量法

## ● 锁定易孕期

掌握自己的月经周期，用最短的月经周期减18，最长的月经周期减11就可以得出答案，例如你的月经周期是30~32天，用30－18=12，32－11=21，那么，易孕期就是12~21天，在这期间使用排卵试纸进行测试即可。考虑到精子和卵子的存活时间，一般将排卵日的前3天和后3天，连同排卵日在内共7天称为排卵期。在排卵期内同房容易受孕，所以，排卵期又称为易受孕期。在预计排卵前的3天内和排卵发生后的3天内发生同房最容易怀孕。

## ● 使用方法

用洁净、干燥的容器收集尿液。收集尿液的最佳时间为上午10点至晚上8点。尽量采用每天同一时刻的尿样。将测试纸有箭头标志线的一端浸入尿液中，约3秒钟后取出，平放10~20分钟，观察结果。液面不可超过MAX线。

## ● 结果判定

**阳性：** 在检测区（T）及控制区（C）各出现一条色带。T线与C线同样深，预测48小时内排卵，T线深于C线，预测12~24小时内排卵。

**阴性：** 仅在控制区（C）出现一条色带，表明未出现黄体生成激素高峰或峰值已过。

**无效：** 在控制区（C）未出现色带，表明检测失败或检测条无效。

# 怎么知道自己怀孕了
## 通过一些征兆分辨怀孕

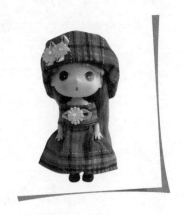

　　一般来说，在怀孕前期身体不会有明显的征兆。但是你的身体已经在悄悄地发生变化了。如果你一直测量基础体温的话，会发现此时基础体温持续升高。也有部分人在受精卵着床时可见白带中带血丝或有点状出血。

## 基础体温上升

　　即使到了月经期，基础体温也不会下降，反而继续升高。37.3℃～38.0℃的低热状态会一直持续到怀孕13～14周，所以高温状态持续3周以上，基本可以确定为怀孕。

### 已经怀孕的基础体温示意图

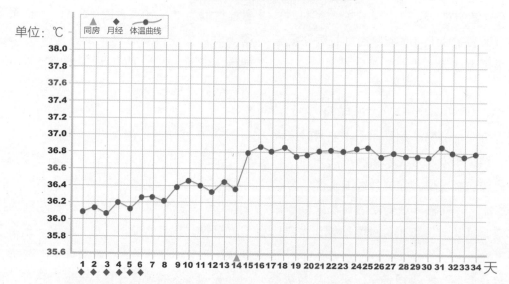

高温从第15天持续至第34天，已经持续了20天。一般来说，高温持续16天以上就是怀孕的征兆。

## 停经

　　停经是最大的妊娠变化。对于月经周期稳定的女性，如果月经推迟1周以上，基本可以确定为怀孕。但也不要急于判断，也有环境变化或精神刺激引起月经推迟或闭经的可能。

## 乳房变化

乳房变化很像月经前期的变化，只是变化更加明显了。对于接触、温度的变化也比时敏感，乳头触到内衣会疼痛，乳房变得更加柔软丰盈，乳头、乳晕颜色加深，乳晕上细小的孔腺变大。

## 困乏劳累

如果你此时已经怀孕了，那么你会感到容易劳累，睡眠时间有所增加，这是激素变化造成的。

## 白带增多

怀孕时白带开始增多。如果白带太多，可能患有阴道炎症。如果白带呈红色出血状，一定要向专家咨询。

## 晨吐

怀孕之后最明显的征兆之一就是呕吐，可能你会对某些气味特别敏感，以及特别讨厌某些食物。

## 便宜好用的验孕纸

验孕纸是通过检测尿液中的HCG值来判断妊娠的。在同房后的14天左右，能通过你的尿液检验出是否怀孕。这种方法简单快捷，准确率可以达到98%~99%。

**操作方法：**用干净的容器收集尿液，最好是早晨第一次尿液。将验孕纸标有箭头的一端浸入装有尿液的容器中，3~5秒后取出平放，在30秒~5分钟内观察结果。

### 孕期便利贴

买一支专用数字体温计，坚持每日测量与记录，至少持续3个月，测量的时间最好固定，一般在清晨5~7点，上夜班者应在休息6小时后、刚睡醒时测量。

每次测量前不要讲话、不要起床及做任何活动。

应将生活中有关情况做特殊标记，比如将性生活、月经期、失眠、感冒等记录在基础体温单上，以便正确判断其临床意义。

**结果A：**只显示一条红线，是阴性，说明没有怀孕。

**结果B：**显示一深一浅两条红线，表示可能怀孕或刚怀孕不久，需要隔天用晨尿再测一次。

**结果C：**显示明显的两条红线，是阳性，说明已经怀孕了。

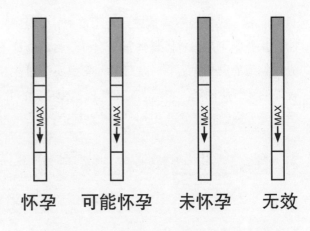

怀孕　　可能怀孕　　未怀孕　　无效

如果试纸上有"中队长"的符号，表明你怀孕了。

# 这样推测预产期
## 一路为宝宝来临准备着

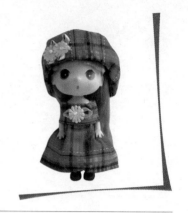

一般认为，怀孕的日期为10个月，如果更准确一点的话，应该是平均267天左右。有了预产期，可以全身心地为新宝宝的降临而努力着、准备着。

## 按最后月经

**预产期月份：** 最后月经月份加9（或减3）

**预产期日期：** 最后月经第一天日期+7

**例如：** 最后月经日期是2013年5月15日，预产期就应该是2014年2月22日。

## 按引起妊娠的性交日期

从性交日期算起第266天，即为预产期。

## 按初觉胎动的日期

最后一次月经不清楚或月经不准的人，上面的方法并不可靠，就以母体第一次感到胎动的日子加22周（第一次分娩的产妇），或加24周（已有分娩经历的产妇）。第一次怀孕的孕妈妈一般在18周后会感到胎动，已有分娩经历的产妇则在16周就能感受到胎动了。实际上，推算出的预产期，并不是真正的具体分娩日期，其实在预产期的前三周后两周分娩都算正常，及时、有计划地进行怀孕准备对妈妈和宝宝都有益处。

## 根据B超检测推算出预产期

从B超测出的胎宝宝大小来估算出末次月经第一天的日期，再推算预产期。

> **孕期便利贴**
>
> **根据胎宝宝月份数得出的子宫底高度**
>
> 4个月末：12厘米
>
> 5个月末：15厘米
>
> 6个月末：21厘米
>
> 7个月末：24厘米
>
> 8个月末：27厘米
>
> 9个月末：30厘米
>
> 10个月末：33厘米

# 预产期日历—— 一眼看出预产期

黑色数字：代表您末次月经的起始日期。　　浅色日期：代表您的预产期。

末次月经起始日　预产期

**1月（Jan）**

| 末次月经日 | 10/8 | 10/9 | 10/10 | 10/11 | | | |
|---|---|---|---|---|---|---|---|
| 预产期 | 1 | 2 | 3 | 4 | | | |
| | 10/12 | 10/13 | 10/14 | 10/15 | 10/16 | 10/17 | 10/18 |
| | 5 | 6 | 7 | 8 | 9 | 10 | 11 |
| | 10/19 | 10/20 | 10/21 | 10/22 | 10/23 | 10/24 | 10/25 |
| | 12 | 13 | 14 | 15 | 16 | 17 | 18 |
| | 10/26 | 10/27 | 10/28 | 10/29 | 10/30 | 10/31 | 11/1 |
| | 19 | 20 | 21 | 22 | 23 | 24 | 25 |
| | 11/2 | 11/3 | 11/4 | 11/5 | 11/6 | 11/7 | |
| | 26 | 27 | 28 | 29 | 30 | 31 | |

**2月（Feb）**

| | 11/8 | 11/9 | 11/10 | 11/11 | | | |
|---|---|---|---|---|---|---|---|
| | 1 | 2 | 3 | 4 | | | |
| | 11/12 | 11/13 | 11/14 | 11/15 | 11/16 | 11/17 | 11/18 |
| | 5 | 6 | 7 | 8 | 9 | 10 | 11 |
| | 11/19 | 11/20 | 11/21 | 11/22 | 11/23 | 11/24 | 11/25 |
| | 12 | 13 | 14 | 15 | 16 | 17 | 18 |
| | 11/26 | 11/27 | 11/28 | 11/29 | 11/30 | 12/1 | 12/2 |
| | 19 | 20 | 21 | 22 | 23 | 24 | 25 |
| | 12/3 | 12/4 | 12/5 | 12/6 | | | |
| | 26 | 27 | 28 | 29 | | | |

**3月（Mar）**

| | 12/7 | 12/8 | 12/9 | 12/10 | | | |
|---|---|---|---|---|---|---|---|
| | 1 | 2 | 3 | 4 | | | |
| | 12/11 | 12/12 | 12/13 | 12/14 | 12/15 | 12/16 | 12/17 |
| | 5 | 6 | 7 | 8 | 9 | 10 | 11 |
| | 12/18 | 12/19 | 12/20 | 12/21 | 12/22 | 12/23 | 12/24 |
| | 12 | 13 | 14 | 15 | 16 | 17 | 18 |
| | 12/25 | 12/26 | 12/27 | 12/28 | 12/29 | 12/30 | 12/31 |
| | 19 | 20 | 21 | 22 | 23 | 24 | 25 |
| | 1/1 | 1/2 | 1/3 | 1/4 | 1/5 | 1/6 | |
| | 26 | 27 | 28 | 29 | 30 | 31 | |

*（示例：11/11 → 4）*

**4月（Apr）**

| | 1/7 | 1/8 | 1/9 | 1/10 | | | |
|---|---|---|---|---|---|---|---|
| | 1 | 2 | 3 | 4 | | | |
| | 1/11 | 1/12 | 1/13 | 1/14 | 1/15 | 1/16 | 1/17 |
| | 5 | 6 | 7 | 8 | 9 | 10 | 11 |
| | 1/18 | 1/19 | 1/20 | 1/21 | 1/22 | 1/23 | 1/24 |
| | 12 | 13 | 14 | 15 | 16 | 17 | 18 |
| | 1/25 | 1/26 | 1/27 | 1/28 | 1/29 | 1/30 | 1/31 |
| | 19 | 20 | 21 | 22 | 23 | 24 | 25 |
| | 2/1 | 2/2 | 2/3 | 2/4 | 2/5 | | |
| | 26 | 27 | 28 | 29 | 30 | | |

**5月（May）**

| | 2/6 | 2/7 | 2/8 | 2/9 | | | |
|---|---|---|---|---|---|---|---|
| | 1 | 2 | 3 | 4 | | | |
| | 2/10 | 2/11 | 2/12 | 2/13 | 2/14 | 2/15 | 2/16 |
| | 5 | 6 | 7 | 8 | 9 | 10 | 11 |
| | 2/17 | 2/18 | 2/19 | 2/20 | 2/21 | 2/22 | 2/23 |
| | 12 | 13 | 14 | 15 | 16 | 17 | 18 |
| | 2/24 | 2/25 | 2/26 | 2/27 | 2/28 | 2/29 | 3/1 |
| | 19 | 20 | 21 | 22 | 23 | 24 | 25 |
| | 3/2 | 3/3 | 3/4 | 3/5 | 3/6 | 3/7 | |
| | 26 | 27 | 28 | 29 | 30 | 31 | |

**6月（Jun）**

| | 3/8 | 3/9 | 3/10 | 3/11 | | | |
|---|---|---|---|---|---|---|---|
| | 1 | 2 | 3 | 4 | | | |
| | 3/12 | 3/13 | 3/14 | 3/15 | 3/16 | 3/17 | 3/18 |
| | 5 | 6 | 7 | 8 | 9 | 10 | 11 |
| | 3/19 | 3/20 | 3/21 | 3/22 | 3/23 | 3/24 | 3/25 |
| | 12 | 13 | 14 | 15 | 16 | 17 | 18 |
| | 3/26 | 3/27 | 3/28 | 3/29 | 3/30 | 3/31 | 4/1 |
| | 19 | 20 | 21 | 22 | 23 | 24 | 25 |
| | 4/2 | 4/3 | 4/4 | 4/5 | 4/6 | | |
| | 26 | 27 | 28 | 29 | 30 | | |

**7月（Jul）**

| | 4/7 | 4/8 | 4/9 | 4/10 | | | |
|---|---|---|---|---|---|---|---|
| | 1 | 2 | 3 | 4 | | | |
| | 4/11 | 4/12 | 4/13 | 4/14 | 4/15 | 4/16 | 4/17 |
| | 5 | 6 | 7 | 8 | 9 | 10 | 11 |
| | 4/18 | 4/19 | 4/20 | 4/21 | 4/22 | 4/23 | 4/24 |
| | 12 | 13 | 14 | 15 | 16 | 17 | 18 |
| | 4/25 | 4/26 | 4/27 | 4/28 | 4/29 | 4/30 | 5/1 |
| | 19 | 20 | 21 | 22 | 23 | 24 | 25 |
| | 5/2 | 5/3 | 5/4 | 5/5 | 5/6 | 5/7 | |
| | 26 | 27 | 28 | 29 | 30 | 31 | |

**8月（Aug）**

| | 5/8 | 5/9 | 5/10 | 5/11 | | | |
|---|---|---|---|---|---|---|---|
| | 1 | 2 | 3 | 4 | | | |
| | 5/12 | 5/13 | 5/14 | 5/15 | 5/16 | 5/17 | 5/18 |
| | 5 | 6 | 7 | 8 | 9 | 10 | 11 |
| | 5/19 | 5/20 | 5/21 | 5/22 | 5/23 | 5/24 | 5/25 |
| | 12 | 13 | 14 | 15 | 16 | 17 | 18 |
| | 5/26 | 5/27 | 5/28 | 5/29 | 5/30 | 5/31 | 6/1 |
| | 19 | 20 | 21 | 22 | 23 | 24 | 25 |
| | 6/2 | 6/3 | 6/4 | 6/5 | 6/6 | 6/7 | |
| | 26 | 27 | 28 | 29 | 30 | 31 | |

**9月（Sep）**

| | 6/8 | 6/9 | 6/10 | 6/11 | | | |
|---|---|---|---|---|---|---|---|
| | 1 | 2 | 3 | 4 | | | |
| | 6/12 | 6/13 | 6/14 | 6/15 | 6/16 | 6/17 | 6/18 |
| | 5 | 6 | 7 | 8 | 9 | 10 | 11 |
| | 6/19 | 6/20 | 6/21 | 6/22 | 6/23 | 6/24 | 6/25 |
| | 12 | 13 | 14 | 15 | 16 | 17 | 18 |
| | 6/26 | 6/27 | 6/28 | 6/29 | 6/30 | 7/1 | 7/2 |
| | 19 | 20 | 21 | 22 | 23 | 24 | 25 |
| | 7/3 | 7/4 | 7/5 | 7/6 | 7/7 | | |
| | 26 | 27 | 28 | 29 | 30 | | |

**10月（Oct）**

| | 7/8 | 7/9 | 7/10 | 7/11 | | | |
|---|---|---|---|---|---|---|---|
| | 1 | 2 | 3 | 4 | | | |
| | 7/12 | 7/13 | 7/14 | 7/15 | 7/16 | 7/17 | 7/18 |
| | 5 | 6 | 7 | 8 | 9 | 10 | 11 |
| | 7/19 | 7/20 | 7/21 | 7/22 | 7/23 | 7/24 | 7/25 |
| | 12 | 13 | 14 | 15 | 16 | 17 | 18 |
| | 7/26 | 7/27 | 7/28 | 7/29 | 7/30 | 7/31 | 8/1 |
| | 19 | 20 | 21 | 22 | 23 | 24 | 25 |
| | 8/2 | 8/3 | 8/4 | 8/5 | 8/6 | 8/7 | |
| | 26 | 27 | 28 | 29 | 30 | 31 | |

**11月（Nov）**

| | 8/8 | 8/9 | 8/10 | 8/11 | | | |
|---|---|---|---|---|---|---|---|
| | 1 | 2 | 3 | 4 | | | |
| | 8/12 | 8/13 | 8/14 | 8/15 | 8/16 | 8/17 | 8/18 |
| | 5 | 6 | 7 | 8 | 9 | 10 | 11 |
| | 8/19 | 8/20 | 8/21 | 8/22 | 8/23 | 8/24 | 8/25 |
| | 12 | 13 | 14 | 15 | 16 | 17 | 18 |
| | 8/26 | 8/27 | 8/28 | 8/29 | 8/30 | 8/31 | 9/1 |
| | 19 | 20 | 21 | 22 | 23 | 24 | 25 |
| | 9/2 | 9/3 | 9/4 | 9/5 | 9/6 | | |
| | 26 | 27 | 28 | 29 | 30 | | |

**12月（Dec）**

| | 9/7 | 9/8 | 9/9 | 9/10 | | | |
|---|---|---|---|---|---|---|---|
| | 1 | 2 | 3 | 4 | | | |
| | 9/11 | 9/12 | 9/13 | 9/14 | 9/15 | 9/16 | 9/17 |
| | 5 | 6 | 7 | 8 | 9 | 10 | 11 |
| | 9/18 | 9/19 | 9/20 | 9/21 | 9/22 | 9/23 | 9/24 |
| | 12 | 13 | 14 | 15 | 16 | 17 | 18 |
| | 9/25 | 9/26 | 9/27 | 9/28 | 9/29 | 9/30 | 10/1 |
| | 19 | 20 | 21 | 22 | 23 | 24 | 25 |
| | 10/2 | 10/3 | 10/4 | 10/5 | 10/6 | 10/7 | |
| | 26 | 27 | 28 | 29 | 30 | 31 | |

# 各种各样的胎梦故事
## 做个甜甜的美梦

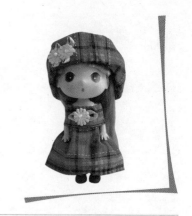

在梦中，有象征意义的事物形态越明显、越完美，胎梦就越好。或是用手能够抓得住、抱得住、放进口中或者吞咽下去，使它们完全属于自己的梦也是很好的胎梦。

## 预示着好的胎梦的条件

古往今来，人们总是喜欢通过胎梦来求鉴宝宝的性别和才能，胎梦没有一定的解法或科学依据，但也是人们长期积累下来的经验，可供参考。不仅妈妈自己会做胎梦，爸爸、奶奶或者其他亲戚也能帮你做胎梦。孕早期或者分娩之前做的梦十有八九就是胎梦。胎梦会留下清晰的印象，并通过动物、植物、矿物等内容显示多种神秘的寓意。那么怎样的梦是好胎梦，不同的胎梦又有哪些象征意义？

在梦中，有象征意义的事物形态越明显、越完美，胎梦就越好。或是用手能够抓得住、抱得住、放进口中或者吞咽下去，使它们完全属于自己的梦也是很好的胎梦。比如梦见水果或者花朵，那么越新鲜越好。如果在梦里挑选了其中最新鲜、最漂亮的水果或花朵，就是非常完美的吉梦了。

在胎梦中感受到幸福、快乐、喜悦、满足，都是好的征兆。在梦里，即便在现实当中属于无法接受的坏情况，但只要在梦中得到了满足感，那么也是个好的胎梦。五彩玲珑的云朵、彩虹、山神、龙、仙女、神秘天体、金鱼、乌龟……梦中出现神秘或惊奇的景象，象征即将出生的宝宝拥有特殊的才能。

实现期待已久的愿望，烦恼得以解决，或者找回丢失的东西，这些也都是好的胎梦，可以理解为随着孩子的出生会给家里带来吉祥和幸运。

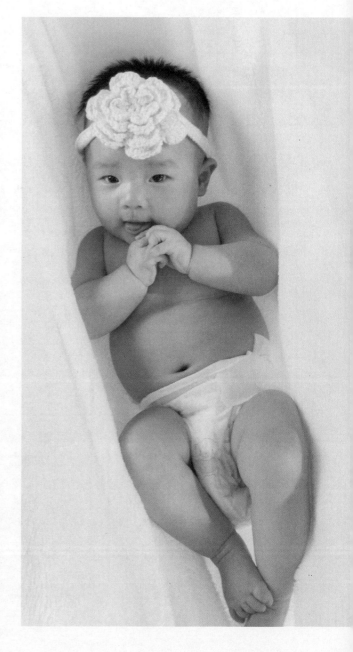

# 胎梦解读

## 龙

在梦里见到头上有角，或者口衔龙珠，看见龙头的话，就预示着是个俊俏的儿子。相反，要是看见龙尾或者抱住龙身的话，就预示是漂亮的女儿。总之，梦见象征权力的龙，就是非常好的吉梦。

## 老虎

老虎是保护山神的灵物，凡是梦到老虎，都是非常吉利的好梦。梦见在山上骑在虎背上玩，或者被老虎咬伤见血，或者老虎下山扑进怀里，都是象征儿子的胎梦，如果梦到老虎走进房间，或者抱紧老虎，则是预示女儿的胎梦。

## 金银财宝

在梦里看见宝石或是把宝石握在手中时，宝石个数为单个象征是儿子，双数则是女儿。宝石耀眼的光彩是名誉的象征。梦见一个巨大的金戒指是指要有儿子，有好多个金戒指或者银戒指则是女儿。

## 水果或花朵

看见树上有一个或者单数个熟透的水果，是儿子的象征，双数则是象征女儿。所有水果上都没有被虫咬过的部分，则是吉梦。如果看到菊花等在秋天盛开的鲜花，是生儿子的预兆，梦见桃花等春天的鲜花则是女儿。

## 猪

梦见猪象征财运和福气，黑猪象征儿子，白猪象征女儿。如果梦见被山猪追赶，则预示孩子将来能成为大人物。

## 鹿

梦见长角的鹿多象征会有男孩，而漂亮的梅花鹿则代表女孩。

## 蛇

梦见大蟒蛇是儿子，小蛇是女儿。蟒蛇缠身是儿子，大蟒蛇离开家门大多是女儿。

## 大枣

梦见树上的大枣硕果累累，就预示会生儿子。

## 云彩和彩虹

梦见形似巨龙盘绕的云团，就预示要生儿子，梦见云开雾散则是女儿。能够明显看见3种以上颜色的云彩，将要生儿子，而颜色不明显则代表女儿。

## 蔬果

梦见红辣椒代表儿子，青辣椒则代表女儿。又大又红的红薯代表儿子，小白薯则是女儿。梦见栗子仁、红枣之类的果实就是儿子，梦见毛栗子就是女儿。

## 牛

梦见带犄角的大黄牛是儿子，看见温顺的母牛、两头母牛，或是无角的牛一般都是女儿。

## 马

梦见骑着黑马奔跑在荒野中，或是一匹撒欢的马就代表儿子。梦见漂亮的白马或者是跟在身边的马驹就是女儿。但如果是充满野性的白马，不仅代表儿子，还意味着会成为尊贵的人物。

## 人参

梦见又粗又长、根部完整的人参代表儿子；个头偏小，须根的人参则是女儿。

## 大海或者江河

梦见波涛汹涌的大海就是儿子的预兆，风平浪静的大海或者湖水则是女儿。

## 山脉或原野

梦见山势巍峨、高耸入云的就是儿子，梦见宽阔的原野就代表女儿。

## 太阳与月亮

一般梦见太阳为儿子，看见月亮是女儿。但如果看上去像太阳，伸手一摸却是月亮，则象征着女儿。

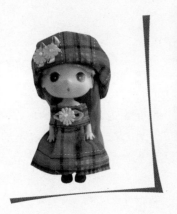

# 选择合适的产检&分娩医院
## 综合，专科，私人？

医院是负责妈妈和胎宝宝的健康和分娩的地方，选择什么样的医院也是一件非常重要的事情。我们先要了解下综合医院、私人医院、专业医院的妇产科的特征和优劣势，来挑选适合自己的医院。

## 如何挑选适合自己的医院

### ● 考虑自身的健康状况

如果女性存在不孕症、妊娠高血压疾病、双胞胎、羊水过多或过少等特殊问题时，最好选择大医院或有特殊临床经验的医院。

### ● 根据位置选择医院

怀孕后，孕妈妈要经常到医院进行定期产检，临近分娩时更须迅速前往医院，因此医院不要离家太远。对上班族来说，大部分时间都在工作单位度过，所以距离工作单位近也是不错的选择。

### ● 考察医院的设施

先应观察医疗设施的清洁度和安全性，还要确定产后是否可以喂母乳、住院病房共有多少床位、是否有儿科门诊等信息，以免等到分娩住院时才感觉医疗服务条件不满意；就很难更改了。

### ● 考虑妊娠和分娩的服务项目

现在，不少医院的都增设了特殊的分娩项目，如有的医院开设了孕妇教室或胎教计划，有的医院提供了对分娩场面进行录影的任务。所以，可以多多对比下医院的各种服务项目。

### ● 确认医院和医生的可靠性

在孕期生活中，妇产科医生要回答病人咨询的许多问题，孕妈妈和他们的关系是否融洽也十分重要。如果对医生的医疗水平缺乏信任，或是医生忙得没时间一一解答病人的疑问，会对孕妈妈产生压力，要选择可靠的医院和医生。

### ● 关注下周围的评论

如果正在考察一家医院，可以参考一下患者的评论。选择离家挺近的医院时，还可以从身边的孕妈妈那里征求意见，比如检查时排队等候的时间长不长，是否需要长距离地为各项检查奔波，是否有单人的房间可供选择等。

### ● 考虑费用

每个医院设施不同，医生的临床经验也不同。因此，各种检查费和分娩时的费用都会有一定的差异。所以，在选择医院时，最好将各医院妇产科检查和分娩的价格表进行比较，选择自己能承受的医院。

# 最好将产检医院定为分娩医院

如果没有特殊情况，产检和分娩最好在同一家医院，中途也不要变换产检医院。中途如更换医院，新医生不了解情况，容易造成信息的断层，影响医生对孕妈妈健康程度把握的连续性和全面性。而且，陌生的环境、新的程序对孕妈妈也是一轮新的考验，容易增加心理压力。

整个与孕期孕妈妈和产检医院的医生、护士的接触就会特别频繁，因此维护好关系很重要。建议孕妈妈主动保持畅通、良性、有效的沟通。

> **孕期便利贴**
>
> 孕妈妈不一定非要选择在知名度很高的综合性大医院生产。大医院在应急方面是会更好些，但如果身体健康、孕龄不大，就没有必要盲目选择大医院。综合性的大医院也会接触其他各种患者，孕妈妈患上感冒或其他传染性疾病的可能性也会增加。

# 三种医院优劣势比较

| 医院 | 优势 | | 劣势 | |
|---|---|---|---|---|
| 综合医院 | 1.出色的应急能力 | 综合医院除了有妇产科外，还有内科、外科、儿科等各种科室，在分娩时出现什么危急情况，都能采取有效的应急措施 | 1.就诊时间长，分娩后得不到细心的照顾 | 综合医院患者多，每次检查都至少要等上1小时；病房紧张，分娩后不能及时安排进病房 |
| | 2.丰富的临床经验 | 综合医院对妇科疾病和小儿疾病都有着丰富的临床经验，分娩时可以充分利用这一优势 | 2.价格贵 | 选择著名专家特诊还须额外负担特诊费用 |
| 专科医院 | 1.专业 | 以妇产科为主，确保医护人员的专业性，发生问题能得到迅速解决 | 1.患者多，等候时间太长 | 无法接受仔细的检查 |
| | 2.专业的基础研究 | 尤其对产科疾病有比较出色的研究，几乎能应对妊娠和分娩时的全部应急情况 | 2.产科以外情况难以应对 | 一旦发生产科以外的情况，缺乏分工明确的麻醉、儿科、外科等医护人员，血液供应困难，往往应急能力大不如综合医院 |
| 私人医院 | 1.与医生紧密联系 | 人比较少，与医生沟通多，对自己私人情况的交流沟通比较充分 | 1.缺乏应急能力 | 如突发危机，没有随时待命的麻醉师或外科医生，无法及时处理 |
| | 2.条件好，服务好 | 产检不需要等待太久，正常分娩没问题 | 2.产检不够全面 | 检查系统不如综合医院和专科医院那样专业化和细密化。一旦基础检查中发现异常，经常要依赖综合医院或专科医院的复查，比较麻烦 |

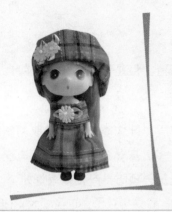

# 高龄妊娠&双胞胎
## 承受更多的辛苦和喜悦

年龄在35岁以上的孕妈妈或怀了双胞胎的孕妈妈，都存在着早产、妊娠高血压疾病和畸形儿的危险，所以，都要特别注意孕期保健。

## 35岁以后怀孕，宝宝也可以健康出生

### ● 定期检查、保持良好生活方式，也能快乐孕育

由于在35岁以上，身体机能会有所下降，高龄产妇的孕期症状可能会更加明显，如更加容易感到疲倦，妊娠期的水肿、疼痛也更加严重，而且妊娠期糖尿病、妊娠高血压的发生率也相对高一些。

不过，对大部分孕妈妈来说，只要定期接受检查，并在生活方式上予以注意，或者在需要的情况下，进行药物的控制，这些症状是可以得到控制的，并不会影响到胎宝宝。

所以，保持良好的生活方式，同样可以像20多岁的孕妈妈那样，享受快乐的孕期生活。

### ● 35岁以后怀孕需要多做些额外的检查

在产前检查上，35岁以上的孕妈妈一般会被建议做羊水穿刺检查，其他的检查和注意事项都没有因为怀孕年龄不同而有所区别。

35岁的孕妈妈和年轻的孕妈妈的最大不同在于心态的改变，有了更加稳定的心态和更坚实的经济基础，让怀孕有了另外一番美丽。

所以，35岁以后做妈妈，完全可以抱着更轻松的心态来孕育健康宝宝。

### ● 也可以顺利分娩

是否能够顺利分娩和年龄并没有什么关系，重要的是根据孕妈妈自身条件和胎宝宝的胎位、大小等实际情况来判断。

实际上，28岁以下年龄段的孕妈妈的自然分娩率与28~35岁年龄段的孕妈妈并没有太大差距。这意味着35岁以上的初产产妇完全可以健康地自然分娩。

不过，35岁以上的孕妈妈身体机能会下降，自然分娩率也会降低，剖宫产比例较高。随着科技的发展，剖宫产现在越来越成熟了，不用过分担心。

# 怀了双胞胎，怎样保胎

双胞胎出现的概率并不高，若怀了双胞胎，是件非常幸运的事情。但是怀双胞胎的风险也高一些，孕妈妈应该从营养、保养等方面加以注意。

## ● 双胞胎妈妈的营养需求

双胞胎妈妈需要更多的热量来满足胎宝宝的需要。专家建议，怀双胞胎的孕妈妈每天应吸收14 650千焦热量，需要摄入足够的蛋白质、维生素，还要加服铁剂、钙剂、叶酸，以免发生贫血。当然，在服用铁剂和钙剂之前，还需要咨询医生。

双胞胎妈妈要服用一些维生素补充剂，还要补充能使肌肉放松的镁元素和帮双胞胎孕妈妈抵抗细菌和病毒感染的锌元素。

双胞胎妈妈贫血的概率高达40%，一定要重视。

## ● 双胞胎妈妈怎样预防意外

双胞胎妈妈容易出现合并高血压疾病、仰卧位低血压综合征及胎宝宝宫内生长迟缓等，所以一定要定期进行产前检查，尽早发现情况及时治疗。

在孕28~37周，卧床姿势最好采取左侧卧，注意避免劳累，多卧床休息，对减轻压迫症状，增加子宫的血流量，预防早产都很有好处。

怀了双胞胎，容易导致子宫过度膨大，往往难以维持到足月分娩。所以，双胞胎的孕妈妈一旦出现早产迹象，就要提前住院，来保证顺利分娩。

## ● 双胞胎孕妈妈如何运动

双胞胎孕妈妈运动以散步和静养为主，其他的运动方式应在医生的建议下进行。但很多医生建议怀双胞胎的孕妈妈在怀孕26~28周后要减少运动量。

如果出现下面的症状，应马上停止运动。

感觉到出现频繁宫缩的症状；

感觉到骨盆受到压力；

阴道出血；

出现水肿，特别是脚开始肿胀。

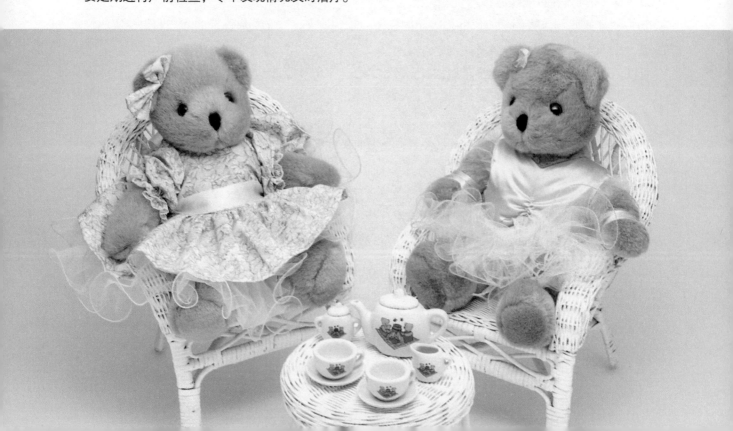

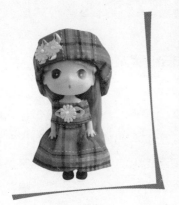

# 充满漫漫爱意的胎教计划

## 让胎宝宝和孕妈妈都受益

胎教是指为了促进胎宝宝生理和心理的健康发育，同时确保孕妈妈能够顺利地度过孕产期所采取的精神、饮食、环境、劳逸等各方面的保健措施。只有健康的妈妈，才会生出强壮的宝宝，所以孕妈妈保持生理和心理上的良好状况对胎宝宝来说有着重要的意义。

## 胎宝宝的发育是胎教的理论依据

| 孕月份 | 生理特点 |
| --- | --- |
| 孕1月 | 胎宝宝的脊椎开始形成 |
| 孕2月 | 在羊水中进行类似游泳的运动 |
| 孕3月 | 胎宝宝的皮肤有了感觉，对皮肤进行刺激，能使大脑逐步发达；<br>胎宝宝会吸吮自己的手指，虽不熟练，但只要是能碰到嘴的，不管是手臂还是脐带，胎宝宝都会吸吮 |
| 孕4月 | 胎宝宝的小耳朵可以听到子宫外的声音，当听到巨大的声音时，他会感到吃惊 |
| 孕5月 | 脑的记忆能力开始出现，胎宝宝反复听到孕妈妈的声音时，就能辨别这种声音，由此产生一种安全感 |
| 孕6月 | 胎宝宝开始有了嗅觉，在羊水中的胎宝宝能嗅到孕妈妈的气味，从而记忆在大脑中 |
| 孕7月 | 胎宝宝开始具有视物的能力，对外面的声音会反映出喜欢或讨厌 |
| 孕8月至出生 | 胎宝宝能听出音调的高低及强弱；<br>味觉系统已很发达；<br>子宫收缩或受到外界压迫时，胎宝宝会猛踢子宫壁进行抵抗；<br>胎宝宝和妈妈的感情息息相关，开始感受到妈妈的情绪，和妈妈共同分享喜悦和爱 |

# 有利于妈妈宝宝快乐的情绪胎教

## ● 情绪胎教让宝宝性情平和

人的情绪变化与内分泌有关，如果孕妈妈在怀孕期间能够保持快乐的心情，宝宝出生后一般性情平和，情绪稳定，不经常哭闹，还能很快地形成良好的生活规律，有规律地睡眠、排便、进食等。一般来讲，这样的宝宝，智商、情商指数都比较高。而且，孕妈妈身心健康有利于改善胎盘供血量，促进胎宝宝的健康发育。所以，孕妈妈们每天都要保持好心情。

## ● 排除不必要的担心

妊娠会给孕妈妈增添许多烦恼，如忧虑胎宝宝的发育、性别；担心分娩疼痛、难产；担心产后无奶、身材变化等。其实这大可不必，孕妈妈应该清楚地认识到，只要坚持进行必要的孕期日常保健，胎宝宝一定会很健康，通过饮食和运动调节，体质也可以变得更好，还会变得更有女人味呢！

## ● 有助于稳定情绪的呼吸法

孕妈妈们不妨试一试稳定情绪和集中注意力的呼吸法。身体采取舒适的姿势，或坐或躺，腰背舒展，全身放松，双目微闭，用4~5秒钟的时间缓缓地吸气，让自己有一种将气体储存在腹部的感觉，后用8~10秒钟的时间呼气，直至出现无意识的深呼吸为止。每天早晨起床时、中午休息前、晚上临睡前各进行1次这样的呼吸，能有效改善妊娠期的焦躁情绪。

# 有利于情感发育的音乐胎教

## ● 哼唱歌曲给宝宝听

音乐胎教最简单的方法就是唱歌。胎宝宝最喜欢听妈妈温柔的声音，而唱歌又是最自然的展示声音的方式，所以孕妈妈应该用歌声把自己对胎宝宝的感情传递给他，让胎宝宝能够感受到妈妈的爱。准爸爸也可以和孕妈妈一起合唱，一家三口其乐融融，胎宝宝一定会非常喜欢。

## ● 边唱边舞

跳舞可以活跃气氛，还能起到健身的效果，可谓一举两得。孕妈妈可以在播放柔和音乐的同时，踩着节拍跳舞，如果能与准爸爸共舞效果会更好。

## ● 音乐鉴赏

胎教音乐可以分为孕妇音乐和胎儿音乐两类。

孕妇音乐以宁静为原则。孕妈妈通过欣赏轻松舒缓的音乐，来愉悦和平静自己的情绪，并使胎宝宝很快安静下来。同时，声波还可以直接通过母亲的腹壁传导给胎宝宝的听觉系统，从而促进胎宝宝的智力发育。推荐孕妈妈选择那些委婉柔美、充满诗情画意的乐曲。

胎儿音乐应该轻松活泼，这样有助于激发胎宝宝对声波产生良好反应。将耳机放在孕妈妈腹部，音乐会通过孕妈妈的腹壁直接传导给胎宝宝的听觉器官，从而刺激胎宝宝的脑组织，促进其脑功能的发育。

# 向胎宝宝说你爱他

## ● 给胎宝宝起一个可爱的小名

刚开始对腹中的胎宝宝说话时，可能会觉得不太自然，就像自言自语一样。尤其是不知道该如何称呼宝宝，如果叫"孩子"时，会显得生硬，不够亲切。此时不如给胎宝宝起一个可爱的小名，叫着他的名字，接下来的过程就会轻松许多。但名字最好不要有性别倾向，因为这代表着父母对宝宝真实性别的尊重。

## ● 画出胎宝宝的小脸当做谈话对象

如果觉得一个人说话还是有些放不开，可以把想象中的宝宝的小脸画出来，并当做谈话的对象，这样可以让孕妈妈感觉宝宝就在面前，谈起话来也更加自然。

孕妈妈可以采取舒适的坐姿，看着宝宝的画像谈话，这样母亲平和安定的情绪就能够传递给胎宝宝了。

## ● 一边谈话一边听音乐

在谈话的同时，播放一首你喜欢的音乐，然后从与音乐相关的事情聊起，这样就能够非常自然地进入到胎教的状态中。在欣赏音乐的同时，孕妈妈可以把自己对音乐的理解讲述给胎宝宝听。

# 给胎宝宝爱的抚摸

## ● 来回抚摸法

在腹部完全松弛的状态下，孕妈妈或者准爸爸用手从上至下、从左至右，来回抚摸。抚摸时动作一定要轻，且时间不宜过长。

## ● 轻压拍打法

孕妈妈平躺，放松腹部；孕妈妈或准爸爸用手在腹部从上至下、从左至右来回抚摸，并用手指轻按然后抬起；轻轻地按压和拍打腹部，给胎宝宝以触觉的刺激。

刚开始的时候，胎宝宝可能不会做出反应，但孕妈妈要坚持做下去。一般几个星期后，胎宝宝就会出现身体轻轻蠕动、手脚转动等反应。开始时时间不宜太长，每次5分钟即可；胎宝宝做出反应后，每次可延长至5~10分钟。同时，在对胎宝宝进行按压拍打时，动作一定要轻柔。孕妈妈要时刻注意胎宝宝的反应，如果感觉到胎宝宝用力挣扎或蹬腿，则说明他不喜欢，要立刻停止。

孕妈妈在进行抚摸胎教时，用个有趣的玩具（如小蜗牛等）做道具，能提升游戏的趣味性。

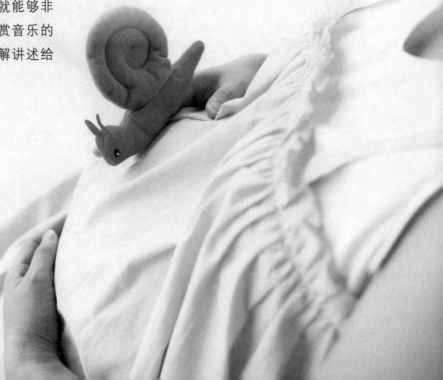

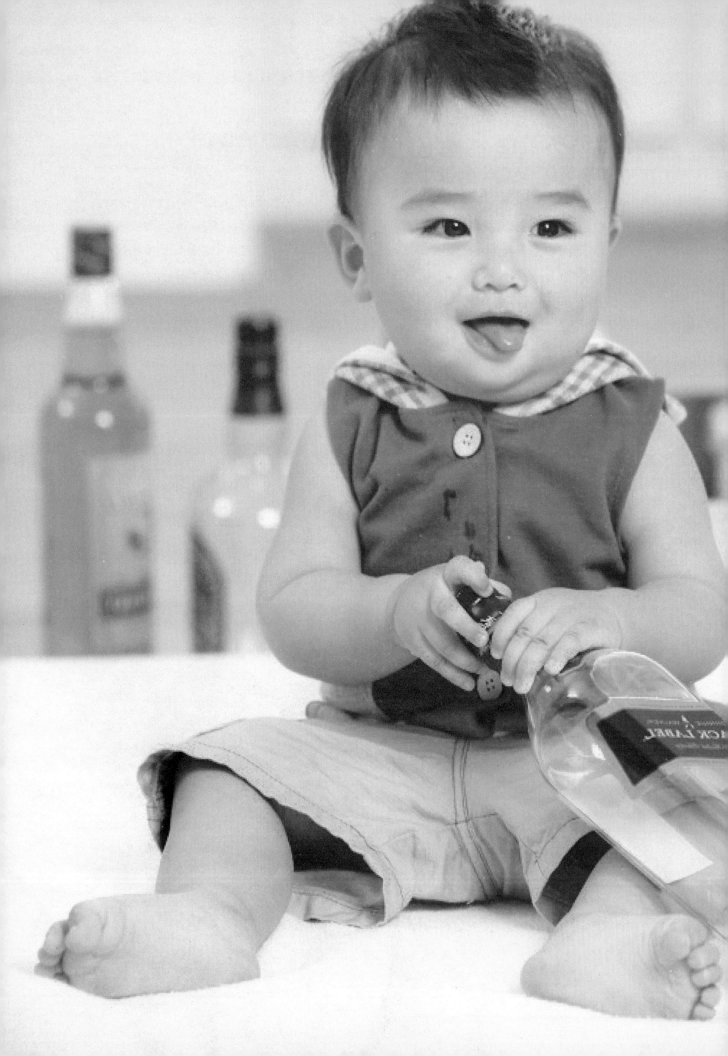

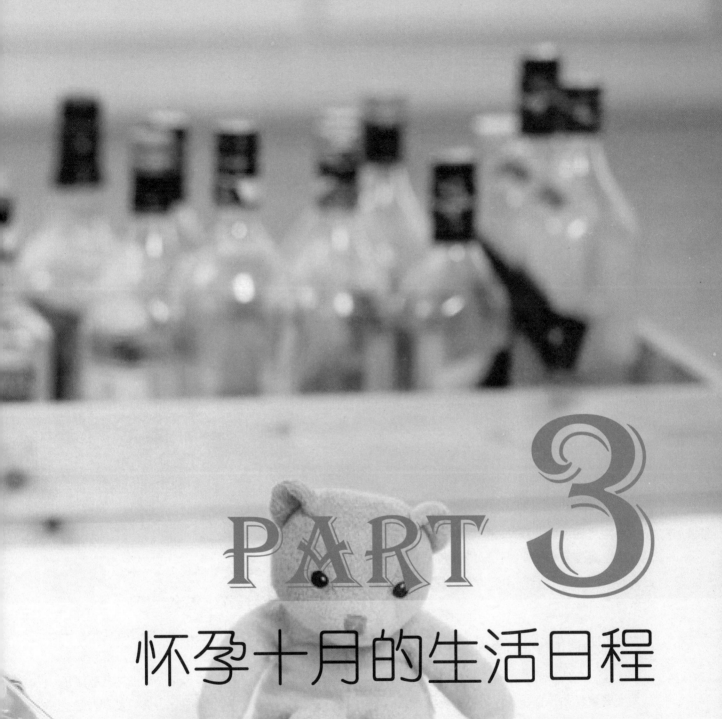

# PART 3
# 怀孕十月的生活日程

　　随着怀孕日程的推进，孕妈妈的身体发生了翻天覆地的变化，胎宝宝也如春笋般茁壮生长着，这让孕妈妈感受到前所未有的幸福。那么，在这10个月期间，出现不适如何应对、怎样健康饮食、准爸爸怎样更好地照顾孕妈妈等内容，请翻开本章了解下。

# 孕1月（第1～4周）
## 终于怀上宝宝了

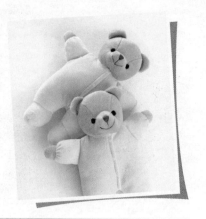

孕1月是指末次月经的最后一天以后的4周（28天）的时间。精子卵子结合后的7～10天，受精卵经过细胞分裂在子宫内着床。到了孕3周，胎宝宝才正式在孕妈妈体内吸收营养，开始成长。

## 本月记录

| 1周 | 即末次月经开始那一周 |
|---|---|
| 2周 | 子宫为排卵做好准备 |
| 3周 | 精子、卵子在输卵管相遇并完成受精 |
| 4周 | 胚胎着床，可能会有少许出血 |

## 我们的宝宝长得怎样了？

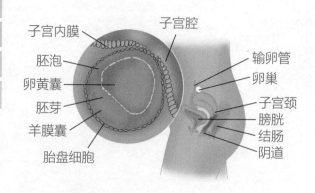

身长1厘米，体重1克的弱小模样。

### ● 模样如同长尾巴的小鱼

胎宝宝还没睁开眼，外形弱小，还不具备人的特征。胎宝宝刚在妈妈温暖的子宫里着床头部占身体的一半，模样如同带有4个鳃和长尾巴的小鱼。

### ● 部分遗传特征已经确定

现在，从外形上看，尚不具备人的特征，但是一些要素，如性别、肤色甚至头发的颜色、单双眼皮、身高、体格等大部分遗传特征都已经确定了。这些都是包含在遗传因子中的信息程序来作用的。胎宝宝在"胎宝宝之家"的胎囊中形成。在孕5周前，用肉眼是无法确认胎囊的。

### ● 生成各种器官形成的组织

受精卵在子宫内着床的第5天前后，外面中心部位出现决定身体前后左右的轮廓。受精卵着床后，会分为3个部分。体内最先生成的是神经系统。随着时间推移，神经系统又分为大脑和脊髓，再经过不断发育，形成中枢神经。然后，生成了包括心脏、血管在内的血液系统和循环系统，并开始生成脏器和肌肉等各种器官的组织。

## 妈妈的身体会发生什么变化?

### ● 没有特别的感觉

这个月, 大部分的女性还没有什么特别的感觉。在月经预订日过去1周以上, 也就是过了妊娠5周以后才能确认是否妊娠。

### ● 子宫如鸡蛋般大小

胎宝宝在子宫内膜上着床时, 子宫的大小与怀孕前基本等同, 如一枚鸡蛋。但是, 子宫内膜为了让受精卵更容易着床而变得柔软而稍厚。受精7~10天左右, 才会在子宫内膜上着床。从着床的那一刻起, 就能称之为"妊娠"了。

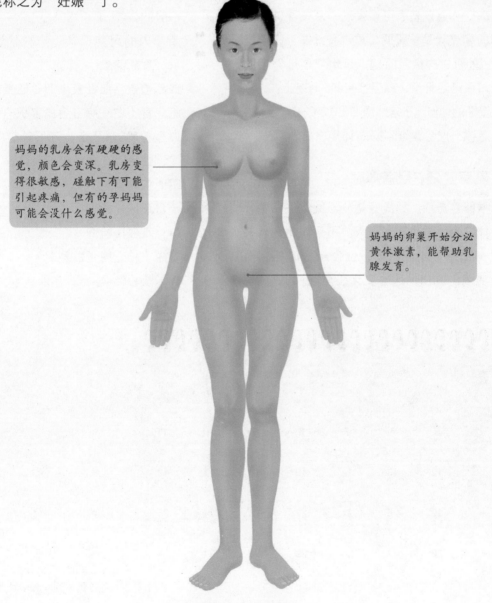

妈妈的乳房会有硬硬的感觉, 颜色会变深。乳房变得很敏感, 碰触下有可能引起疼痛, 但有的孕妈妈可能会没什么感觉。

妈妈的卵巢开始分泌黄体激素, 能帮助乳腺发育。

子宫增大, 分泌物增多。

### ● 少数孕妈妈觉得自己感冒了

只有极少数身体比较敏感的孕妈妈在这个月月末可能会有胃寒、怕冷、低热、慵懒、困倦和嗜睡等不适症状，但此时还没有到下个月月经"光顾"的日子，孕妈妈也不会把此类症状与怀孕联系起来，粗心的孕妈妈还以为是自己感冒了呢！这时候要想到怀孕的可能，不要轻易吃感冒药。

### ● 持续高温

从基础体温测量表可以发现，从低温转变成高温期的起点就是排卵期。如没有妊娠，高温持续2周，重新转向低温的起点，也就是排卵期的开始。如果已经怀孕，高温会持续2周以上。

高温期的体温比正常体温高出0.3℃~0.5℃。这样的高温期一般会延续到妊娠15周左右。

### ● 乳房变硬，且有痛感

受精卵着床后，卵巢开始分泌能促进乳腺分泌的黄体激素，导致乳房增大。不仅如此，乳头变得更加敏感，稍有触动，也会产生痛感，而且颜色变浓。乳房的这些变化在孕2月后更加明显。不过，也有很多孕妈妈并没有感受到这样的变化。

### ● 孕妈妈和家人会做胎梦

胎梦跟之前做的梦不同，记忆比较清晰。不仅孕妈妈会做胎梦，家人也可能代做。胎梦各种各样，在梦中能见到动物、植物、太阳、月亮等。

## 本月定期检查

- ◎ 一般的体检
- ◎ 半年内的用药记录、产科就诊的一般记录、家族病史
- ◎ 血液检查：血红素（即血红蛋白），血细胞比容（血细胞占全血容积的百分比），血型检验，风疹、乙肝筛查（还有艾滋病、性病等选择性检查项目）
- ◎ 阴道疾病检查
- ◎ 子宫颈抹片检查
- ◎ 体重及血压检查
- ◎ 验尿（检查尿蛋白等）
- ◎ 确认是否怀孕

| 2014 贰零壹肆 马年 1 January 壹月 | Sun日 | Mon一 | Tue二 | Wed三 | Thu四 | Fri五 | Sat六 |
|---|---|---|---|---|---|---|---|
| | | | | 1 元旦 | 2 初二 | 3 初三 | 4 初四 |
| | 5 小寒 | 6 初六 | 7 初七 | 8 腊八节 | 9 三九 | 10 初十 | 11 十一 |
| | 12 十二 | 13 十三 | 14 十四 | 15 十五 | 16 尾牙 | 17 十七 | 18 四九 |
| | 19 十九 | 20 大寒 | 21 廿一 | 22 廿二 | 23 小年 | 24 祭灶 | 25 廿五 |
| | 26 廿六 | 27 五九 | 28 廿八 | 29 廿九 | 30 除夕 | 31 春节 | |

如发现自己的月经推迟了，就要想到怀孕的可能，感冒了别随便吃药，尽早去确认是否怀孕。

## 本月胎教

### ● 胎教，自己喜欢最重要

现在，胎宝宝连个影子都没有，分别以精子和卵子的形式在父母身上，但是着急的准爸爸孕妈妈已经在想着要给他们的胎宝宝什么样的教育了。实际上，胎教是自由的，采取何种形式并不是最重要的，只要安全，只要能够让孕妈妈平静、愉悦，能与胎宝宝产生情感和心灵上的沟通和互动，就都是好的胎教。孕妈妈可以按照自己的习惯和喜好，并且可以发挥想象，用自己的方法与胎宝宝交流互动。

## 孕妈妈健康生活馆

1.自我检测一下自己的生活、工作环境和生活习惯，避开影响健康怀孕的危险因素，如烟酒、辐射、噪音污染及农药和有害化学物质等。

2.计算好自己的排卵期，在排卵日当天或提前1天同房，能提高受孕概率。

3.胎宝宝与孕妈妈就是心意相通的，孕妈妈愉快的想法、甜蜜的感觉，胎宝宝都能感觉得到，并形成了与孕妈妈最初的心灵交流。这种交流是妈妈宝宝亲密关系的纽带，将伴随宝宝出生。从这个月起，做个幸福的孕妈妈。

## 完美准爸爸进修课堂

1.为了迎接小天使的到来，准爸爸首先应和妻子一起制定孕期日程表，列出每个月该做的事情，为小宝宝的到来做好准备。

2.准爸爸要注意摄取一些富含锌元素的食物，如牡蛎、豆类、花生、牛肉、鸡肝、葡萄、番茄等，能帮助提高精子活力。

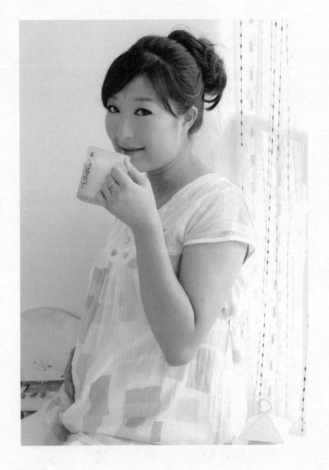

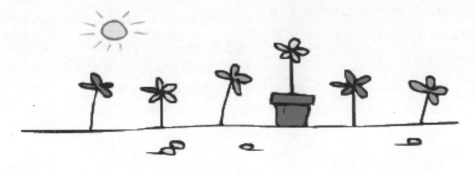

# 孕2月（第5~8周）
## 出现身体乏力、恶心等反应

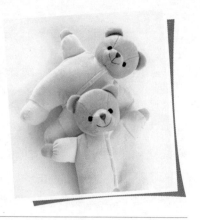

这个阶段，胎宝宝也还只是一个胚胎，但这个圆形的细胞团开始伸长，头尾可辨，样子就像一根小豆芽。胎宝宝的中枢神经系统开始发育，脑与脊髓开始形成，肝脏和肾脏开始发育，肌肉和骨骼也开始形成。

## 本月记录

| 5周 | 胎宝宝的头臀长1.25毫米 |
|---|---|
| 6周 | 胎宝宝的头臀长2~4毫米 |
| 7周 | 胎宝宝的头臀长4~13毫米 |
| 8周 | 胎宝宝的头臀长14~20毫米 |

## 我们的宝宝长得怎样了？

### ● 细胞快速增殖分化

这时候，细胞逐渐达到3层；每一层发育成互不相同的人体器官。最里面的细胞层发育成肺、肝、泌尿器官、膀胱等；中间的细胞层发育成骨骼、肌肉、肾等；最外面的细胞层发育成皮肤、头发、指甲、牙齿等。

### ● 扑通扑通……心脏开始跳动

开始出现胎心音；心脏血管产生向全身输送血液的能力；6~8周，利用超声波扫描，能够看见胎宝宝的心脏搏动和原始活动。

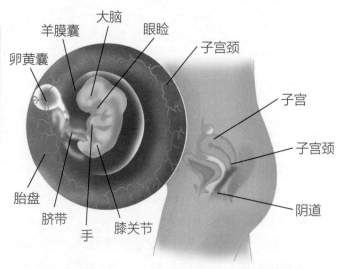

8周时的胎宝宝，各器官形成，逐渐具备了人的形态。

### ● 羊水生成，脐带和胎盘发育

羊水生成后，为了从母体接受养分，脐带组织会迅速发育。

到了2个月大，覆盖在胎宝宝周围的绒毛大量繁殖，起到提供营养和氧气，以及搬运废弃物的作用。绒毛组织与子宫壁上的血管壁交织在一起，逐渐发育为胎盘组织。

# 妈妈的身体会发生什么变化?

## ● 月经过期不至

每月按时来的月经没有来。如果觉得去医院测试早孕太麻烦,你也可以买来早孕试纸在家里检查,只要使用方法正确,准确率也非常高。有些孕妈妈在这时会流少量的经血,这属于正常现象,如果你仍觉得不放心,不妨去医院诊断一下吧。

## ● 开始出现恶心呕吐等反应

进入第6周,除了月经过期不至这一怀孕的最初迹象外,孕妈妈的身体已经开始出现了其他早孕反应的症状。由于雌激素与孕激素的刺激作用,孕妈妈会感到胸部胀痛,乳房增大变软,乳晕有小结节突出,会时常感觉疲倦、犯困,而且排尿次数增多。多数孕妈妈在这月开始感到恶心,偶尔会呕吐,但一般来说都不严重。这些令人心烦的症状都是正常的,大约在3个月之后恶心与晨吐就会结束。

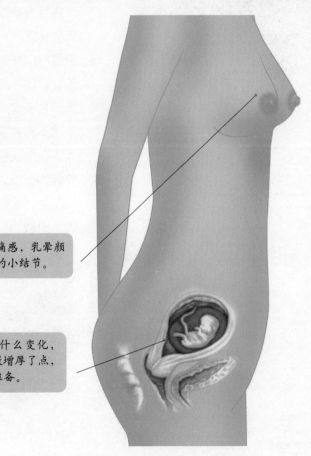

乳房大了些,会有胀痛感,乳晕颜色加深,并有些突出的小结节。

子宫的大小几乎没有什么变化,子宫壁变得柔软且稍微增厚了点,为受精卵着床做好了准备。

孕2月末期,胎宝宝的身长约2.5厘米,体重约4克,相当于1个小樱桃的重量。

### ● 小便次数频繁

妊娠激素（即绒毛膜促性腺激素）一旦分泌，会将血液集中在骨盆周围，使膀胱受到刺激；再加上子宫稍微增大，也会压迫膀胱，使小便更加频繁。上述情况还会使腹部和腰部胀鼓鼓的，产生紧张的感觉，该激素还会使肠子的蠕动变得迟钝，容易造成便秘。

### ● 神经敏锐，容易倦怠

食欲明显不振，无缘无故会觉得疲劳、嗜睡，特别在妊娠初期，神经会变得十分敏感、多疑、急躁、不安、忧郁、烦闷等感情变化严重。

## 本月定期检查

- 确认是不是怀孕了
- 过去用药的历史及在产科就诊的记录、个人及家族疾病史
- 一般体检
- 血液检查：血色素、血细胞比容、血型、风疹、乙肝（其他人艾滋病、性病则作为选择性检查项目）、肝肾功能、甲状腺疾病的检查
- 阴道疾病检查
- 子宫颈抹片检查
- 遗传性疾病的咨询检查
- 验尿（检查尿糖、尿蛋白、有无感染等）
- 体重及血压检查
- 营养均衡摄取，日常生活注意事项咨询
- 与医生讨论得知怀孕的心情变化和自己关心的问题

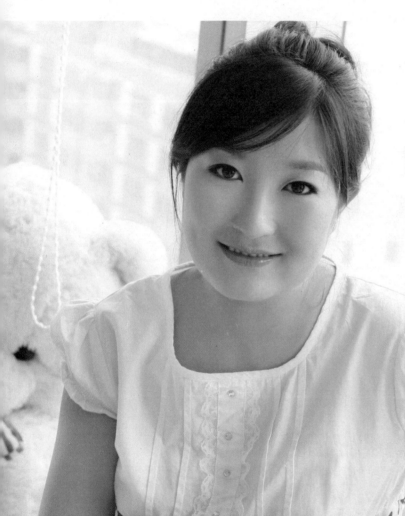

# 本月胎教

## ● 制订正式的胎教计划

到了妊娠第7周，能够分辨出胎宝宝的头部、身躯和手脚，逐渐具备了人的形态。此时的胎宝宝被封闭在羊水内生活，与妈妈的饮食和外部世界的刺激毫无关系。不过，根据羊水内的不同环境，胎宝宝的发育程度也会有所差异。为此，妈妈的身心一定要始终努力保持平衡。

# 孕妈妈健康生活馆

1.大约有50%的孕妈妈会像来月经一样有出血现象，但量比较少，而且颜色一般为暗红色，孕妈妈不要担心，这是受精卵在子宫内着床的时候造成的，是正常现象。但是，如果出血量大，持续不断，或是呈鲜红色，孕妈妈就要及时就诊了。

2.现代社会中对孕妈妈影响最大的就是辐射了，所以孕妈妈一定要注意远离辐射源。每天连续操作电脑和看电视不要超过2~4小时，也不要长时间操作打印机。

3.可以买防辐射服，不仅能阻挡一部分辐射，在外面也能让别人知道你是孕妈妈了，给你以特别的关照。

# 完美准爸爸进修课堂

1.有的孕妈妈因为妊娠反应胃口会变差，这时候准爸爸就要承担起照顾孕妈妈的责任了，并根据孕妈妈的口味来准备食物，帮助孕妈妈顺利度过孕期。

2.准爸爸可以陪伴孕妈妈到空气清新、氧气浓度高、尘土和噪声都比较少的公园里散步，置身在宁静的环境中能保持心情的愉悦，对妈妈宝宝都能起到很好的调节作用。

## 孕期便利贴

### 妊娠期到底该不该进行检查或治疗？

X光摄影　特别是在妊娠初期最好避免X光摄影。因为这个时期细胞分裂十分活跃，而且要在妊娠3个月之前形成胎宝宝身体的主要器官。尽管一两次胸、颈部X光摄影并不会造成畸形儿。

治疗虫牙　最好是在妊娠之前把虫牙完全治好。不过，如果在孕期非治不可的话，最好在孕中期，而且一定要把自己妊娠的事实告诉牙科医生，接受适当的治疗。因为在治疗中，可能会使用给胎宝宝带来影响的抗生素。

治疗湿气　除了侵蚀手指甲或脚趾甲的甲癣以外，其他湿气使用抗真菌剂进行部分治疗，就能够治愈。因此，如需要进行局部治疗的湿气，在妊娠期间接受治疗也并无大碍。如果是甲癣，需要服用抗真菌剂达几个月，最好在分娩以后再进行治疗。

预防接种　孕期，绝对不能进行痄腮或荨麻疹等的预防接种。不过，在与相关患者接触后（根据实际情况），可以进行伤寒、霍乱、肝炎等预防接种。

消除疣和斑点　通常在消除疣和斑点时，只进行局部麻醉，因此在妊娠期间也可以做。不过，妊娠期间汗水和分泌物都会有所增加，使伤口部位愈合能力降低，可能会造成色素沉淀。因此，如有可能，最好还是推迟到分娩以后再做。

# 孕3月（第9～12周）
## 小心度过流产高发期

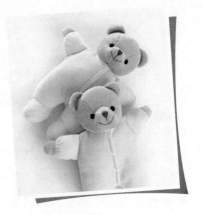

现在，胎宝宝已经初具人形了。手、脚、四肢生长迅速，手指和脚趾都长出来了，只不过是连在一起的，酷似鸭掌，手指的指垫也已形成。腿在变长，已经长到能在身体前部交叉。眼皮几乎覆盖了双眼，但还不能主动闭合或睁开。鼻子也已具雏形。

## 本月记录

| | |
|---|---|
| **9周** | 胎宝宝的头臀长22~30毫米 |
| **10周** | 胎宝宝的头臀长31~42毫米，体重约5克 |
| **11周** | 胎宝宝的头臀长44~60毫米，体重约8克 |
| **12周** | 胎宝宝的头臀长61毫米，体重8~14克 |

## 我们的宝宝长得怎样了？

### ● 胚芽期已过

现在，胎宝宝的手、脚、四肢生长迅速，手指和脚趾都长出来了，只不过是连在一起的，酷似鸭掌，手指的指垫也已形成。腿在变长，已经长到能在身体前部交叉。眼皮几乎覆盖了双眼，但还不能主动闭合或睁开。鼻子也已具雏形。

### ● 已经长成一个"小大人"了

第10周结束，胎宝宝就正式从胚胎变成"胎宝宝"了，身体的各部分都已初步形成，很多的内脏器官开始发挥作用，肺开始发育，心脏已发育完全。

胎宝宝的大脑发育非常迅速，神经系统开始有反应。从此，胎宝宝就开始努力去感知外面的花花世界了，也能按照自己的好恶对外面的刺激做出回应。

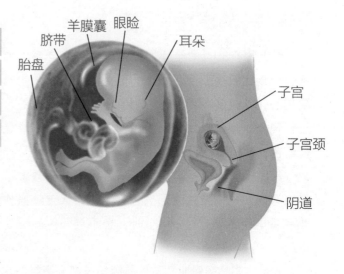

脐带　羊膜囊　眼睑　耳朵　胎盘　子宫　子宫颈　阴道

12周的宝宝已初具人形。

### ● 度过了发育的敏感期

过了这个月，胎宝宝就算度过了发育的敏感致畸期，患先天性畸形的风险大大降低，流产的风险小了许多。现在的胎宝宝整天忙着在妈妈的子宫内伸伸胳膊、踢踢腿，还时不时地做着吸吮和吞咽的动作，不过这些妈妈很难感觉到。如果妈妈去医院做B超检查，医生会问你："听见了吗？刚才就是胎宝宝的心跳声。"妈妈才明白，原来那像钟摆一样的"答答"声，竟然就是胎宝宝的心跳声！

### ● 心脏开始向所有器官供血

心脏开始向所有器官供血，并通过脐带与胎盘进行血液交换。同时，许多细微之处开始表露出来，像手指甲、绒毛状的头发等。

### ● 越来越淘气

胎宝宝的器官，尤其是大脑在快速发育，神经细胞呈几何级数在增长，大脑体积约占身休的一半。这也就意味着胎宝宝更加聪明，更善解人意了。

胎宝宝的身长还不足妈妈的手掌大小，但却越来越淘气了，时而伸伸胳膊踢踢腿，时而扭扭腰，时而动动手指和脚趾，俨然一个小小运动员。另外，胎宝宝的生殖器官开始呈现男女特征，消化系统也已经能够吸收葡萄糖了。

## 妈妈的身体会发生什么变化？

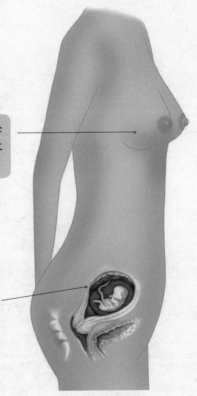

乳房更胀大了，乳房和乳晕的颜色加深，可以换更大点、更舒适的内衣穿了。

腹部没有明显的变化。此时，孕11周前后，在耻骨联合上方，可触及增大的子宫。在腹部会出现一条较深颜色的竖线。

孕3月末期，胎宝宝身长7.5~9厘米，体重约20克，相当于2个圣女果的重量。

## ● 子宫变大了

现在，孕妈妈的子宫大小已经是怀孕前的2倍了，但是体重没有增加太多，从外观上也看不出怀孕了。乳房更加膨胀，乳头和乳晕色素加深，身体的血流量也在逐渐增加，到了怀孕晚期，会有比孕前多出45%～50%的血流量，多出的血液是为了满足胎宝宝的需要。

## ● 有点抑郁

孕妈妈会发现原本开朗的自己突然就变得多愁善感了，常常为一些鸡毛蒜皮的小事情而伤心流泪，而且动不动就会情绪失控。其实，造成这种情况的主要原因是孕妈妈体内的激素变化和对怀孕的过度焦虑。多数孕妈妈都会有这样的经历，所以不必为自己的这种情绪变化而感到不安和愧疚。要放松心态，想办法调节，让家人和朋友知道你情绪波动的原因。

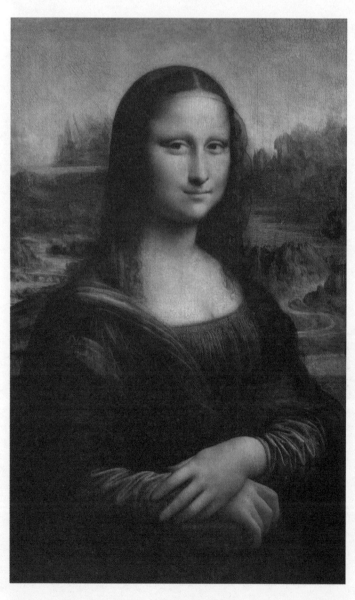

## ● 早孕反应开始有所减轻

有些孕妈妈的早孕反应开始减轻；子宫继续增大，如果你用手轻轻触摸耻骨上缘，就能摸到子宫。孕妈妈的手脚变得更加温暖，这是血液循环加强了的缘故。从怀孕到现在，孕妈妈的体重增加了1~2千克，但也有的孕妈妈体重因为早孕反应而没有增加，甚至减轻了。

## ● 流产的可能性大大降低，不必过于担心

仍然持续的早孕反应马上就要过去，孕妈妈感觉舒服多了。流产的可能性也大大降低，不必过于担心。孕妈妈们的天空仿佛一下子晴朗了许多，心情也不由得开朗起来。你的好心情，宝宝也在享受着呢。

蒙娜丽莎之所以能有这样的微笑，是因为她已经怀孕，只有孕妈妈才能有这样的微笑。

## 本月定期检查

- 腹部检查
- 子宫检查（宫底高度、胎心）
- 该建产科病历了
- 营养方面的咨询
- 体重及血压检查
- 验尿
- 超声监测胎儿颈后透明带（NT）是否异常增厚
- 与医生讨论你的感受和最关注的问题

## 本月胎教

### ● 进行音乐或语言胎教

尽管胎宝宝还没有完全形成记忆中枢，但是，接受一定的刺激能够产生部分记忆。因此，这时可以开始进行音乐或语言胎教了。目的并不是让胎宝宝理解什么，而是让胎宝宝的心情保持安稳。如果孕妈妈的妊娠反应比较严重的话，可以暂时放弃胎教，将注意力集中在营养管理上。

## 孕妈妈健康生活馆

1.由于子宫的不断增大，不少孕妈妈会出现尿频的现象，这是正常的，孕妈妈不应该因此而不去喝水。为了自己和胎宝宝的健康，孕妈妈应及时补充水分，平均每2小时补充一次，每天保证8杯水，1200ml以上。

2.孕吐是正常的孕期生理反应，孕妈妈不要惊慌。但是，如果孕妈妈在短时间内出现体重下降和剧烈呕吐，最好去医院检查。

3.最好从这个时期开始，就坚持做轻柔的腹部按摩，能在一定程度上预防妊娠纹的生成。

## 完美准爸爸进修课堂

1.从现在开始，准爸爸可以每个月带着妻子拍一张孕照，将孕妈妈肚子大小的变化定格下来，这是非常珍贵的纪念。

2.准爸爸要对孕妈妈倍加体贴、关心，为孕妈妈创造一个温馨的氛围及和谐的心境。准爸爸和孕妈妈的暖暖爱意会通过神经递质的作用，间接地传递给胎宝宝，在爱中成长的胎宝宝会更健康。温暖的家庭氛围有助于塑造宝宝的性格。

### 孕期便利贴

#### 孕早期需要绝对禁忌的事情

**生活绝对不能没规律** 孕早期，激素的变化容易导致孕妈妈的身体状况不稳定，容易感到疲劳。越是这样，越要保持有规律的生活，努力让作息保持正常的节奏。

**避免桑拿浴** 孕妈妈要避免42℃以上的热水浸泡和90℃以上的桑拿浴。在孕3~6周时，热水或洗桑拿浴的话，容易使胎宝宝的大脑和脊椎发生异常。

**避免激烈的运动** 孕早期，存在流产的风险，应避免游泳、打高尔夫球、健身操等强度较大的运动。等胎宝宝情况比较稳定了，就可以游泳了。

**不要憋尿** 这个阶段，子宫增大会压迫到膀胱，导致小便频繁。如果强忍小便，容易引起细菌感染，从而患上膀胱炎或肾盂肾炎等疾病。

# 孕早期的不适症状& 应对措施
## 恶心、尿频，真烦

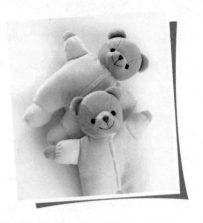

在整个孕期，孕妈妈的身体会经历各种各样的变化，有些症状只是出现在孕早期，而有些症状则会延续到临产之前。孕早期会出现哪些症状，怎样应对，让我们来了解下吧。

## 饮食预防肠胃不适

孕早期，很多孕妈妈总是感觉胃部有些不舒服，还伴有呕吐等，这主要是由孕早期胃酸分泌增多引起的，这时要注意营养调养，膳食应清淡、易消化，减少高脂肪食物的摄取，避免辛辣食物和含有咖啡因的饮料，增加高膳食纤维食物的摄取。早餐可吃一些烤馒头片或苏打饼干等，随着孕早期的结束，不适会慢慢消失。

## 嗜睡、失眠不要过多担心

孕早期，孕妈妈容易疲劳，想睡觉，有时昏昏欲睡，没什么精神。面对这种情形，孕妈妈不要担心，也不要感到焦躁。每天除了至少8小时的睡眠外，最好能养成午睡1小时的习惯。晚餐后，不要饮用咖啡或浓茶；卧室应保持通风良好；躺在床上后，静静做腹式呼吸，会帮助入睡。严重失眠时，最好去看看医生。

## 阴道流血怎么办

受精卵在着床时可能引起出血，此时即使阴道流出的血液呈现出灰黄色，而不是红色，也不要过于慌乱。但是，阴道出血也不排除宫外孕或先兆流产的可能，建议医院检查一下，要卧床休息、禁忌性生活。

可以到医院检查阴道超声看胚胎发育状况，测定血HCG（绒毛膜促性腺激素）及黄体酮，若须补充黄体酮，则根据激素用药原则：缺多少补多少，待补足需要后再减量。不要盲目补充黄体酮保胎，有些流产是优胜劣汰的自然现象。如强制保胎，生个不健康的宝宝，情况就更糟糕，况且黄体酮如果正常，如用大量外来激素可能增加畸形风险。所以，先兆流产必须诊断清楚流产原因，再进行治疗。

## 应对孕早期腹痛

在孕早期，有些腹痛是生理性的，即因为怀孕引起的正常反应，但有些却是病理性的，可能预示着流产等危险的发生。

| 病因症状 | 分析 | 应对对策 |
| --- | --- | --- |
| 生理性腹痛 | 感觉有些胃痛，有时还伴有呕吐等早孕反应，是孕早期胃酸分泌引起的 | 注重饮食调养，保证膳食清淡、易消化，可选择烤馒头片或苏打饼干等 |
| 病理性腹痛 | 腹痛来得突然，痉挛性或伴有阴道出血，可能是宫外孕或先兆流产 | 少活动，多卧床，不要进行性生活，勿提重物，补充水分，及时就诊 |
| 先兆流产 | 阵发性小腹痛或有规则的腹痛、腰痛、骨盆腔痛 | 如果疼痛加剧或持续出血，要立即就医 |
| 宫外孕 | 单侧下腹部剧痛，伴有阴道出血或出现昏厥 | 一旦出现此症状，需要及时去医院就诊 |
| 急性阑尾炎 | 多数腹部有转移性疼痛，伴有恶心呕吐，一般有慢性阑尾炎病史，且伴有体温升高等症状 | 应及时到医院检查治疗 |
| 胆石症和胆囊炎 | 胆囊发炎时，出现右上腹疼痛、恶心、呕吐、发烧，且疼痛会因饮食引起或加剧 | 应注意细嚼慢咽，不要吃得过饱，少吃脂肪含量多的食品，及时就医 |

## 不宜自行用止吐药

孕早期的呕吐是正常的生理反应，应对孕妈妈进行安慰、鼓励，让孕妈妈好好卧床休息、吃可口的食物。宜少吃多餐，不宜自行服止吐药，以防药物引发不良反应，影响胎宝宝的发育，或造成畸形。但如果妊娠呕吐过于厉害，会严重影响孕妈妈的营养摄入，导致体重下降、抵抗力降低，此时就要及时去医院，与产科医生进行沟通，由医生根据症状来决定是否需要补液治疗。

## 随身携带小零食防饿

孕早期，孕妈妈有时可能会经常感觉到饿，明明刚刚吃了东西，没多久肚子却咕咕咕叫，里面空空的，这种饿的感觉和以前空腹的感觉并不太相同，还总带着烧灼的难受。为了避免这种情况，孕妈妈宜随身携带，或在办公室、家里方便拿取的地方存放一些小零食，如小蛋糕、面包、坚果等，可以在饿的时候食用。

## 补充体力，应对犯困

孕早期，孕妈妈总会觉得疲倦，眼皮也经常"打架"，总也睡不够似的。其实，这是体内激素分泌变化的影响，一般会延续到4个月以后才会缓解。上班的时候，孕妈妈本身就会劳累，再加上犯困，会更加辛苦，这就需要孕妈妈晚上睡眠质量要高，尤其不能再熬夜了。如果条件允许，孕妈妈最好午休时候小睡一会儿，补充体力。

## 尿频不用紧张

孕早期，由于孕激素的影响，以及增大的子宫主要位于骨盆腔内压迫膀胱，影响其贮存尿液。因此，会出现排尿次数的增加。只要没有尿急、尿痛、尿不尽的症状，就不要过于紧张。建议孕妈妈口味不要太重，睡前排空尿液。有流产史的孕妈妈，孕早期尽量多卧床休息。

## 宜多饮开水应对轻微感冒

轻度感冒仅有鼻塞、轻微头痛的孕妈妈一般无须用药，应多饮用开水，充分休息，一般很快自愈。如果有高烧、烦躁等症状的要马上去看医生，在医生指导下采取相应措施对症处理，万万不可盲目用退热剂之类的药物。

## 宜正确对待便秘

孕早期以至于整个孕期都可能出现便秘的情况，此时孕妈妈绝不可以随便使用泻药，一则有的泻药可能直接导致流产，二则长期服用泻药会导致营养物质的流失，引起其他并发症，对胎宝宝和孕妈妈都产生不利影响。所以，使用前，一定要与医生确认无危险后才可服用。孕妈妈可运用其他方法治疗便秘，如日常饮食中多吃含膳食纤维丰富的食物，多饮水，每天进行适当的运动等。

## 宜轻松面对恶心呕吐

有的孕妈妈早孕反应很强烈，没有一点胃口，吐得浑身乏力。这时，可以多想一想怀孕的美妙、做母亲的幸福，自然会减轻。下面是能够减轻孕吐的饮食指导表。

| 早晨 | 吃点饼干 |
| --- | --- |
| 睡前 | 吃点苏打饼干、粗粮面包或喝一杯温牛奶 |
| 要有吐了再吃的决心 | 能吃多少，就吃多少，能吃什么，就吃什么，一定能战胜孕吐 |
| 要少食多餐 | 将一天三餐改为六餐或更多，吃些让你的胃舒服的东西 |
| 吃干食品 | 如烤面包、饼干，能减轻恶心、呕吐症状 |
| 大米或小米稀饭 | 能补充因恶心、呕吐失去的水分 |
| 将固体食物与液体食物分开进食 | 在正餐后，隔一段时间再喝水或汤 |

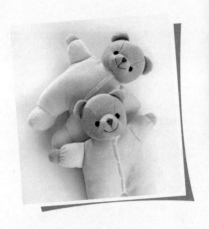

# 孕早期要警惕特别危险的药物
## 误服药物会引起畸形儿、流产等

怀孕期间，如需用药，一定要特别加以注意。因为无意中服用的药物很可能会对胎宝宝带来致命的影响。那么，如何选择药物呢，一起来学习下吧。

## 妊娠期药物选择的8原则

- 孕早期尽量不用药，对原有疾病服药的孕妈妈，暂时停用可停用的药物，不能停用的改为对胎宝宝影响最小的药物。孕中、晚期，分娩期或哺乳期用药必须考虑到对新生儿的影响，权衡一下。

- 用药必须有明确的指征，并对治疗孕妈妈的疾病有益。孕妈妈患病时，也不是一味不用药，因为疾病严重时，本身对孕妈妈和胎宝宝也会造成不利影响。

- 尽可能选用FDA分类中对胚胎或胎宝宝没有影响或相对影响较小的药物。少用或不用新上市虽然有动物实验，但缺乏临床资料的药物。

- 用药应注意具体怀孕的孕周，了解胚胎或胎宝宝的发育阶段，这点可以咨询专业的医生。

- 严格掌握用药的剂量及持续时间，严禁用药量过大过小，时间也不宜过长，应及时调整剂量和适时停药。

- 对患有危及孕妈妈健康甚至生命的疾病，必须用药时，药物可能对胎宝宝有不良影响，要慎重考虑，权衡利弊。

- 两种以上药物有同样疗效时，应选用对胎宝宝危害较小的。一种药物治疗有效时，尽可能不联合用药。

- 分娩后立即调整用药或停药，特别是对妊娠期并发症的用药，大多数要停药。

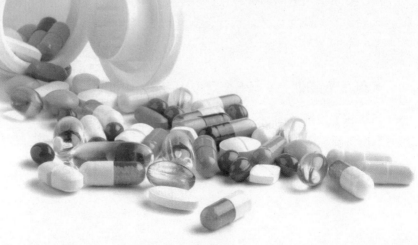

## 孕妈妈应远离的中药

| 中药 | 名称 | 原因分析 |
|---|---|---|
| 活血破气类 | 桃仁、红花、三棱、莪术、泽兰、苏木、刘寄奴、益母草、牛膝、水蛭、乳香、没药等 | 血活，可使血液循环加速，"迫血随气行"，气乱则无力固胎，容易引起流产 |
| 滑利攻下类 | 滑石、冬葵子、甘遂、大戟、芫花、薏苡根、巴豆、牵牛子、木通等 | 多具通利小便、泻下通府的作用，有伤阴耗气之弊，气耗则胎失固摄，易发生流产 |
| 大辛大热类 | 附子、肉桂、川乌、草乌等 | 辛热而燥，辛热走窜迫而妄行，燥能伤津，对胎宝宝有不同程度的毒性，并有堕胎之弊 |
| 芳香渗透类 | 麝香、草果、丁香、降香等 | 多辛温香燥，有疏通气机的作用。气行则血止，以致迫胎外出 |
| 有毒类 | 水银、朱砂、蜈蚣等 | 直接伤胎、腐胎，是绝对不能使用的 |

## 孕妈妈要知道的服药安全期

### ● 安全期——胚胎2周以内（停经4周内）

这个时候服药不用担心宝宝畸形的问题。若无任何流产征兆，一般表示药物未对胚胎造成影响，可以继续妊娠。

### ● 高度敏感期——胚胎3~8周（停经满4~10周）

这时候的宝宝对药物较为敏感，致畸药物会产生致畸作用，但不一定引起自然流产。此时，就要根据药物毒副作用的大小和有关症状来加以判断。如果有阴道出血，不要盲目保胎。

### ● 中度敏感期——孕8周到孕4~5个月

这阶段宝宝对药物的毒副作用仍然比较敏感，但多数不会引起流产，而致畸程度难以预测。此时，是否中止妊娠可以考虑药物毒副作用的大小等因素，全面考虑后再做决定。

### ● 低度敏感期——孕5个月以上

这时宝宝的各脏器已经基本发育，对药物的敏感性有所下降，用药后一般不会出现明显畸形，但会出现程度不一的发育异常或局部性损害。

**孕期便利贴**

在妊娠期，特别是妊娠早期，孕妈妈应尽量避免用药，可用可不用的药物坚决不用。确实因病必须服药的孕妈妈应严格遵照医嘱服用。

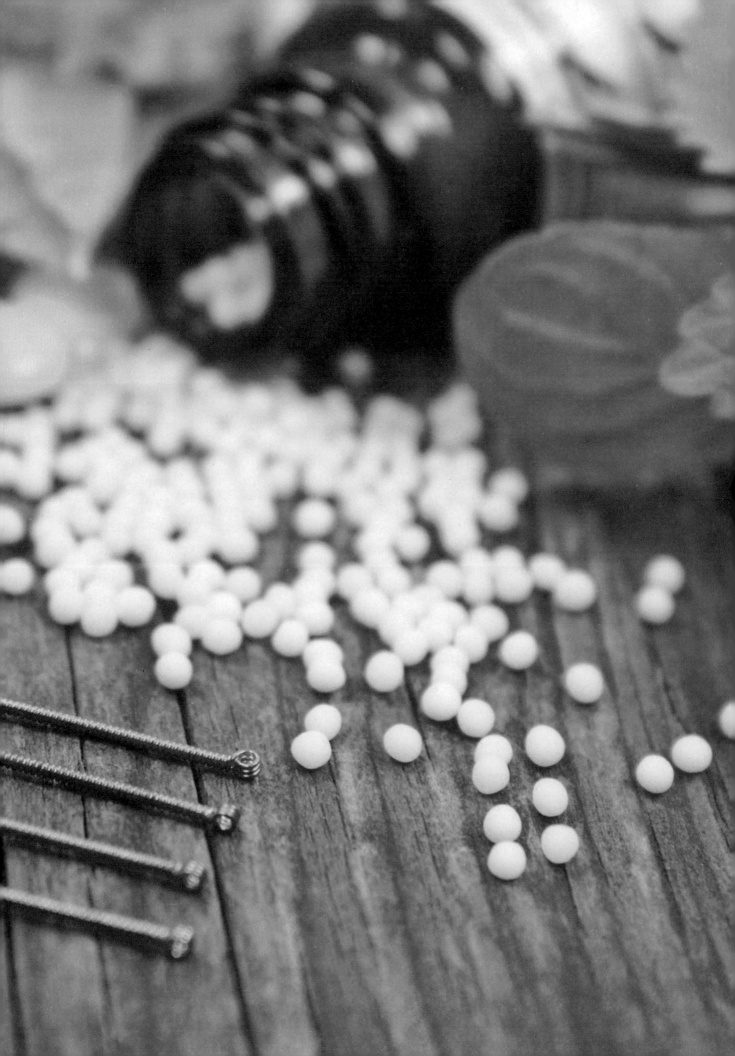

# 营养均衡是孕早期的营养关键

## 爽口食物对抗妊娠反应

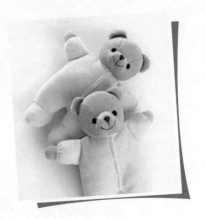

孕早期的孕妈妈体重增长比较缓慢，所需营养与未孕时比较接近，所以饮食结构不用做什么新的调整，只要保证营养丰富全面、搭配合理就可以；但需要注意增加叶酸的摄入，预防畸形儿的出现。

## 孕早期饮食原则

### ● 补充水分

孕早期，妊娠反应比较明显，因为剧烈的呕吐容易引起人体的水盐代谢失衡。所以，应注意补充水分，多吃新鲜的水果和蔬菜。

### ● 保证全面营养

此时，胎宝宝的主要器官开始全面形成，孕妈妈的饮食要能够满足胎宝宝的正常生长发育和孕妈妈自身的营养需求。

### ● 少食多餐，减轻妊娠反应

妊娠反应带来的恶心、厌食，影响了孕妈妈的正常饮食，可以通过变化烹饪方法和食物种类，少食多餐，来保证自己的营养。

### ● 增加优质蛋白质的摄入

此时，孕妈妈每日应摄入蛋白质80~95克，来满足胎宝宝的发育。孕妈妈一定要通过食物获得足够的优质蛋白，还要多吃奶类及水果、蔬菜。

### 孕期便利贴

怀孕之后，最好能坚持"三餐两点心"的原则，在保证一日三餐正常化的基础上，两餐之间再安排一次加餐。

早、中、晚这三次正餐应该占全天总热能的90%，大部分营养素的摄入，应该在三餐中安排进去，特别是优质蛋白质、脂肪、碳水化合物这三大营养物质。

加餐一般占到全天总热量的10%，可以吃点核桃、花生、瓜子等坚果，或100克苹果、桃子、猕猴桃、香蕉、草莓等水果，加1份酸奶。

## 孕早期宝宝发育与核心营养素

| 妊娠周数 | 胎宝宝器官系统发育 | 须重点补充的营养素 | 食物来源 |
|---|---|---|---|
| 第1~4周 | 只是一个小胚芽儿，长度约1厘米，体重约1克 | 脂肪、蛋白质、碳水化合物、钙、维生素C、B族维生素 | 牛奶、鱼、蛋、豆制品、水果和深绿色蔬菜 |
| 第5~6周 | 胎宝宝神经系统和循环系统开始分化 | 脂肪、蛋白质、钙和维生素D | 牛奶、鱼、蛋和红绿色蔬菜 |
| 第7~8周 | 胎宝宝面部器官开始发育 | 蛋白质、钙、铁、铜、维生素C | 鱼、蛋、红绿色蔬菜、肝脏等 |
| 第9~10周 | 上肢末端出现了小手，下肢末端出现了小脚 | 镁、钙、磷、维生素A和维生素D | 蛋、牛奶、乳酪、鱼、黄绿色蔬菜 |
| 第11~12周 | 脑细胞增殖，更聪明了；肌肉中的神经开始出现 | 蛋白质、钙、铁、铜、维生素C | 维生素D、牛奶、蛋、鱼、牛奶、坚果 |

## 孕早期每日食谱推荐

| 餐次 | 用餐时间 | 推荐食谱 |
|---|---|---|
| 早餐 | 7：00~8：00 | 牛奶250毫升，馒头1个，鸡蛋1个 |
| 加餐 | 10：00 | 苹果1个 |
| 午餐 | 12：00~13：00 | 米饭1碗，清炒虾仁1份，油淋生菜1份 |
| 加餐 | 15：00 | 草莓5颗，面包1片 |
| 晚餐 | 18：00~19：00 | 米饭1碗，豆腐干炒芹菜1份，排骨烧冬瓜1份，紫菜汤1份 |
| 加餐 | 21：00 | 牛奶250毫升 |

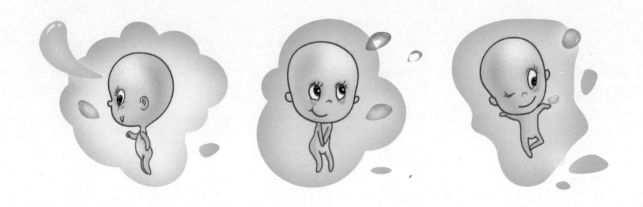

# 孕早期健康饮食宜忌

## ● 增加优质蛋白质

在怀孕的第5~8周，胎宝宝还不需要过多营养，孕妈妈保持正常饮食即可，可适当增加些优质蛋白质来满足胎宝宝的生长发育。

1.多吃能减轻呕吐的食物

如孕妈妈有轻微的恶心、呕吐现象，可多吃点如烤面包、饼干、米粥等能减轻呕吐的食物。干食品能减轻孕妈妈的恶心、呕吐；稀饭能补充因恶心、呕吐而失去的水分。

2.多吃富含淀粉的食物

淀粉类食物能提供必需的能量。

3.不必勉强吃脂肪类食物

由于早孕反应，有的孕妈妈会吃不下脂肪类食物，此时也不要勉强自己，可以通过豆类、蛋类、乳类食品等来补充脂肪。

## ● 宜多食能减轻早孕反应的食物

在孕5~8周，孕妈妈开始有如烦躁不安、食欲较差等早孕反应，这时应多吃能健脾开胃、愉悦心情的食物，如苹果、糍粑、石榴、米汤、红豆汤、鸭蛋、鲈鱼、白菜、冬瓜、红枣等。此外，要多吃牛奶或水果等来保证水分的摄入。

## ● 宜多补充维生素E

维生素E又称生育酚，能有效防止孕期流产，适宜孕早期多食。富含维生素E的食物有杏仁、杏仁油、葵花子、玉米油、核桃、棉籽油、花生油、小麦胚芽、榛子、花生、全麦面粉等，孕妈妈不妨多食上述食物。

## ● 素食妈妈要多摄入磷脂

在日常生活中，食物中的磷脂需要在脂质的环境下才能被吸收，但很多素食中不含有磷脂，这样就很难保证胎宝宝中枢神经系统的完善发育。所以，素食孕妈妈至少要吃一些油类植物，如坚果、大豆等，最好在怀孕期间充分地摄入各种类型的营养。

## ● 豆蛋乳补充B族维生素

B族维生素主要存在于谷类粮食，但在经过加工的精米、精粉中，B族维生素的含量明显减少。因此，孕妈妈要多食标准米和标准粉，烹调过程中要避免维生素的损失。

做面食时少加碱或不加碱，淘米时不要过分搓洗，这样能减少B族维生素在烹加工过程中的损失。

由于早孕反应，孕妈妈如吃不下脂肪类食物也不要勉强自己，可以食用豆类、蛋类、乳类食品来补充。

## ● 要远离咖啡因

一般来说，在得知自己怀孕后，大部分孕妈妈都能自觉地远离烟酒，但在咖啡方面却比较含糊。虽然一天喝1杯淡咖啡也没有什么害处，但由于咖啡因会影响铁的吸收，长年累月会引起贫血。一天喝4杯浓咖啡的孕妈妈一定要节制。

此外，可乐中也含有咖啡因，被人体吸收后会引起兴奋或忧郁，使情绪上下起伏，这种情绪上的落差，对孕妈妈和胎宝宝都是有害的。因此，爱喝可乐等碳酸饮料的孕妈妈现在就用橘子汁来代替吧。

### ● 不要过量食肉

研究发现，孕妈妈如果在孕期进食大量肉类而很少吃水果，胎宝宝发生唇裂或腭裂的风险会增加一倍。

研究者通过对母体的分析发现，摄入大量肉类、比萨饼、豆类及土豆，而摄入水果较少，会增加患唇腭裂的概率。而健康的饮食，即摄入食物类型丰富，营养均衡，包括鱼类、大蒜、坚果、蔬菜等，这样的孕妈妈怀的胎宝宝患唇腭裂的概率会降低。因此，孕妈妈一定要注意营养均衡。

### ● 不要吃油条了

做油条时，需要加入一定量的明矾。明矾是一种含铝的无机物，进食过量对人的大脑极为不利。如果孕妈妈每天吃两根油条，就等于吃进了3克明矾，这样蓄积起来，其摄入的铝是惊人的。这些明矾中的铝会通过胎盘进入胎宝宝的大脑，容易造成胎宝宝大脑障碍，增加产出痴呆儿的概率。

### ● 不要过多吃酸

不少孕妈妈早孕反应比较重，嗜好吃酸味食物来调节，但一定要注意不宜多吃。尤其少选酸菜、泡菜类，以免食物不清洁或不新鲜影响健康。

孕妈妈可以改食无害的天然酸性食物，如西红柿、樱桃、杨梅、石榴、海棠果、橘子、草莓、酸枣、葡萄等。

### ● 要避开致畸因素

孕2月是胎宝宝生长发育的关键时期，神经系统、内脏、五官、四肢等器官，都会在这个月内形成雏形。孕妈妈要避免化学、物理、生物等可能致畸的因素，比如，不要用有机溶剂去污和洗手；不要去染发及烫发；看电视时要与电视保持一定的距离，时间控制在2小时以内；使用手机最好改用免提听筒；不要把天线放在腹部等。让胎宝宝安全地度过身体发育的关键时期。

## 止呕酸甜饮食

### 芒果柠檬汁

材料：芒果100克，柠檬60克，柳橙100克。

做法：

1. 芒果去皮、核，切块；柠檬、柳橙分别去皮、籽，切块。

2. 将上述食材全部倒入全自动豆浆机中，加入少量凉饮用水，按下"果蔬汁"键，搅打均匀后倒入杯中即可。

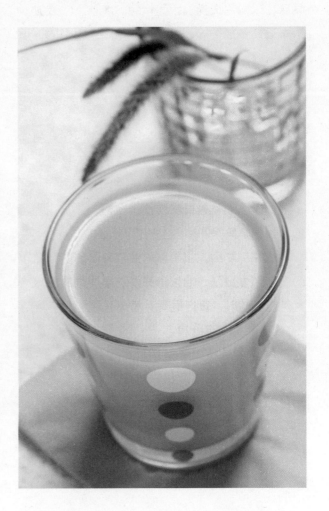

# 准爸爸对孕早期妻子的照顾
## 敏感时期更要无微不至

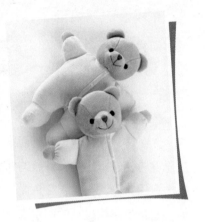

准爸爸最好要参与孕妈妈的妊娠，这样不仅能让妻子感到快乐，更能在胎宝宝的头脑中留下最初的"父亲"印象。下面，来了解下孕早期准爸爸可以做的事情吧。

## 调节孕妈妈的情绪

将室内环境布置得更为美观，放几张漂亮宝宝画像，或摆放几盆花卉盆景，增加点大自然的气息，以陶冶情操，缓和情绪。准爸爸应鼓励孕妈妈适当参加锻炼，可在不影响胎宝宝的同时做孕妇瑜伽。

## 多做家务

随着胎宝宝的不断成长，孕妈妈的行动日益不便，洗衣服、做饭等就没办法干了。这时，准爸爸就要开始做后勤保障的工作了。

**做饭**　准爸爸要仔细挑选食物，注重均衡营养，保证孕妈妈和胎宝宝的营养所需。

**洗衣**　孕期，由于体内激素分泌的变化，孕妈妈特别爱出汗，准爸爸在清洗孕妈妈的衣服尤其是内衣裤时，最好用高温消一下毒。

**准备合适的卧具**　枕头最好以9厘米高为宜。过高会迫使颈部前屈而压迫颈动脉。理想的被子最好是全棉布包裹的棉絮。最好不要用化纤纺织物做被套或床单，它容易刺激皮肤，引起瘙痒。

## 克制性冲动

在孕早期，准爸爸要抑制性冲动，因为胎宝宝在子宫里住得还不是很踏实。如孕妈妈处于性高潮，会有强烈的子宫收缩，容易加大妊娠中断的危险。因此，在孕早期的3个月里，要禁止同房，保证胚胎的正常发育。

## 给孕妈妈按摩

随着胎宝宝的长大，孕妈妈的内分泌会发生变化，情绪波动会很大，容易出现紧张、焦虑不安等情绪。准爸爸可帮孕妈妈按摩，这样既能促进血液循环，减少不适，也能让孕妈妈感受到准爸爸的暖暖爱意。准爸爸学习下面的简单按摩手法吧。

### ● 按摩手法

双手放在孕妈妈头部两侧轻压一会儿，帮助放松，再用手指轻揉整个头部。

双手轻按前额中央位置，然后向两侧轻扫至太阳穴。轻轻按压眼部周围。

双手放在孕妈妈的下巴中央，然后向上扫至太阳穴。

将食指及中指沿着孕妈妈的下耳部四周前后轻按。

## 帮孕妈妈洗头发

怀孕期间，孕妈妈可能因为身体的原因不便洗头发，准爸爸应主动来帮忙。最好给孕妈妈选择无刺激性的、适合孕妈妈发质的洗发水。

为孕妈妈洗发时，要轻轻按摩，水温保持适中。

洗完头发后，不要用吹风机吹干头发。因其中的热风焊微粒和石棉纤维可通过呼吸道和皮肤进入血液，给胎宝宝带来不良影响。准爸爸可以用一条吸水性好、透气性佳、抗菌又卫生的厚毛巾，来为孕妈妈擦干头发。

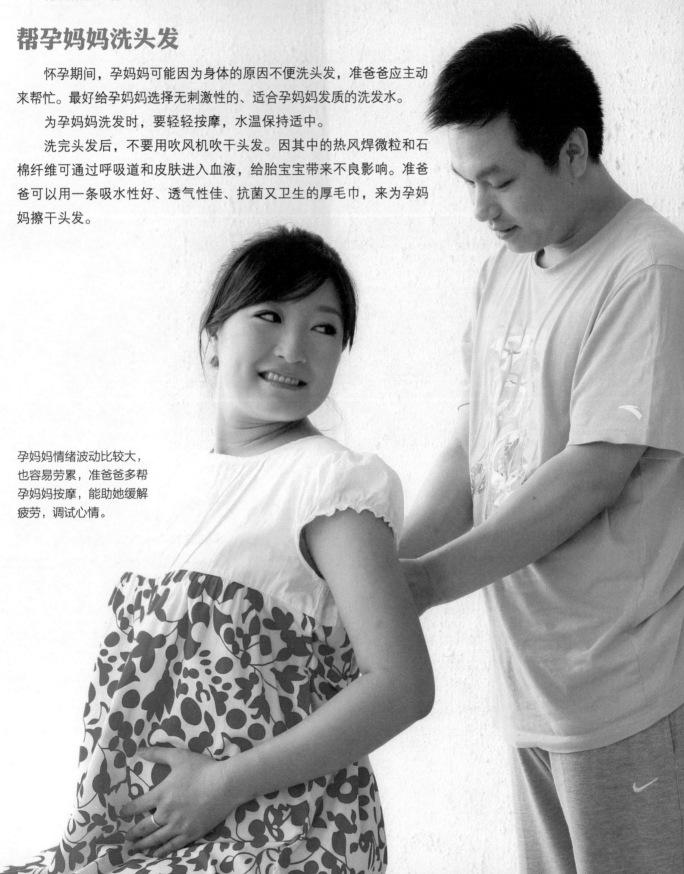

孕妈妈情绪波动比较大，也容易劳累，准爸爸多帮孕妈妈按摩，能助她缓解疲劳，调试心情。

# 孕4月（第13～16周）
## 进入妊娠的稳定期了

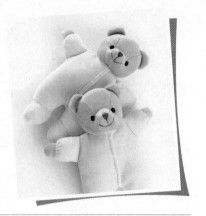

本月胎宝宝的脸看上去更像成年人了，虽然胎宝宝还很小，但是他在妈妈的子宫里已经完全成形了，只是一些细节还有待发育。孕妈妈的妊娠反应日趋平稳，食欲也开始恢复。

## 本月记录

| | |
|---|---|
| 13周 | 胎宝宝的头臀长65~78毫米，体重为13~20克 |
| 14周 | 胎宝宝的头臀长80~99毫米，体重约25克 |
| 15周 | 胎宝宝的头臀长93~103毫米，体重约50克 |
| 16周 | 胎宝宝的头臀长108~116毫米，体重约80克 |

## 我们的宝宝长得怎样了？

### ● 有了轻微的蠕动

胎宝宝的肺还没有发育成熟，脖子完全成形了，可以支撑头部进行运动了，眼睛正转向头的正面，耳朵向正常位置移动，生殖器官也在继续生长。这时，如果妈妈轻轻触摸腹部，胎宝宝就会产生轻微的蠕动反应。

在15周，胎宝宝的身上覆盖了一层细细的胎毛，看上去如同披着一层薄绒毯，这能帮助调节体温。胎宝宝开始长出眉毛，头发也在继续生长着，这些毛发的质地和颜色在出生后会有一定的改变。

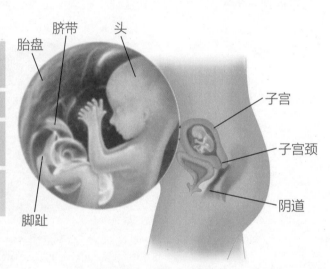

手指和脚趾相继生成。

### ● 开始练习呼吸

胎宝宝现在的生长速度可谓日新月异，身体的所有基本构造——包括内部的和外部——现在都已经完成了，尽管还非常微小。这时，胎宝宝长得很快，已经能分辨出是男孩还是女孩了。胎宝宝的皮肤上长出了一层细细的绒毛，这层绒毛在胎宝宝出生后会消失。胎宝宝的手指、手掌、手腕、双腿、双膝和脚趾已经能弯曲和伸展了，会时不时调皮地动动。

此外，因为大脑的刺激，胎宝宝的面部肌肉也开始得到锻炼，能够斜眼、皱眉和扮鬼脸了。

胎宝宝现在能够抓握，还可能会吸吮手指。

胎宝宝已经开始练习吸气和呼气了，这是在为子宫外的生活做准备呢。

### ● 能听到妈妈的呼吸和心跳了

胎宝宝的听觉器官仍在发育中，游弋在羊水中，也能通过羊水的震动感受到声音，听到妈妈的声音和心跳。虽然胎宝宝的耳朵还没有完全发育成熟，但是胎宝宝已经能够通过皮肤震动感受器来"听"声音。

### ● 会打嗝了

胎宝宝有一个重要的变化，居然能在妈妈的子宫中打嗝了，这是呼吸的序曲。不过遗憾的是，妈妈可能听不见胎宝宝的打嗝声，主要是因为胎宝宝气管中不是空气，而是流动的液体。

### ● 肌肉对脑的刺激有了反应

胎宝宝的胳膊和腿发育完成，关节也开始慢慢活动。此时，宝宝的神经系统开始工作，肌肉对于来自脑的刺激有了反应，能协调运动。宝宝在自己的小天地里表现得异常活跃，时常翻身、翻筋斗、乱踢一通，但因羊水的缓冲作用，只会有轻微的震动感觉，妈妈还不能感觉到。

## 妈妈的身体会发生什么变化?

### ● 度过了流产的危险期

早孕反应及易造成流产的危险期基本结束，相对来说，孕妈妈流产的风险也降低了很多，而胎宝宝也已经完成了其大部分关键性发展，所以也是比较安全的。

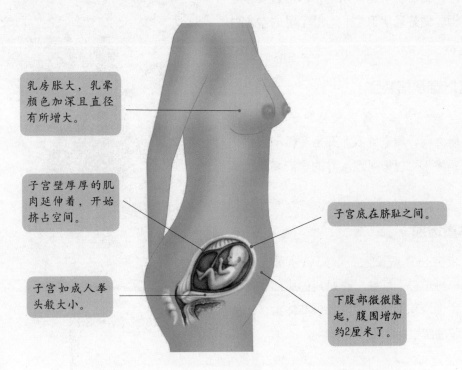

乳房胀大，乳晕颜色加深且直径有所增大。

子宫壁厚厚的肌肉延伸着，开始挤占空间。

子宫如成人拳头般大小。

子宫底在脐耻之间。

下腹部微微隆起，腹围增加约2厘米了。

孕4月末期，胎宝宝的身长约16厘米，体重约120克，相当于2个鸡蛋的重量。

## ● 大多数的早孕不适消失了

早孕的不适反应这时也烟消云散、荡然无存了，孕妈妈越来越适应怀孕的状态，心情也变得平稳，食欲也跟着好转起来。现在，孕妈妈可以尽情享受怀孕的美妙和自豪了！

## ● 阴道分泌物增加

怀孕时，孕妈妈体内的雌激素水平较高，盆腔及阴道充血。此时，孕妈妈的阴道分泌物增加，白带增多。孕妈妈不要为此感到不安，应选择纯棉内裤，并坚持每天清洗外阴，以保持外阴部清洁。

## ● 分泌乳汁

孕妈妈乳晕颜色变深，乳头增大，成暗褐色，乳房中已经形成了初乳，随之乳头也能分泌出白色乳汁，那么，孕妈妈从这个时候起要多吃点营养食物，做好乳房卫生，为肚子里的宝宝做好喂乳准备。

## ● 可以穿孕妇装了

本月孕妈妈身体的最大变化是子宫逐渐增大，在脐耻之间，原来的衣服开始变得不合体，现在孕妈妈终于可以把早已买好的孕妇装拿出来穿了。

## ● 体重增加

随着宝宝一点点长大，孕妈妈体重开始增加，身体已经适应了妊娠。孕妈妈的腹部、臀部和其他部位会堆积脂肪，应注意调节体重，以免对孕妈妈和胎宝宝都产生不良影响。

# 本月定期检查

- 子宫隆起部位及腹部的检查
- 子宫检查
- 血色素及血细胞比容的检查
- 验尿
- 体重计及血压检查
- 通过多普勒超声仪，听胎宝宝的心跳声，即胎心音
- 讨论胎宝宝基因是否正常及超声波、绒毛膜采样、羊膜穿刺术、甲型胎儿蛋白或产前筛查等检查的必要性
- 对有肿胀现象手脚部位进行检查（水肿、静脉曲张）
- 跟医生讨论你的感受和关心的问题

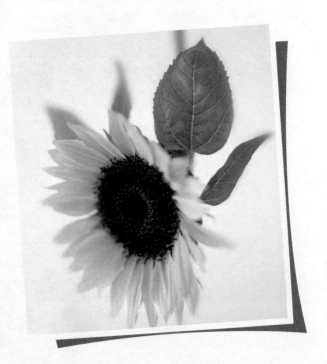

读读泰戈尔的《金色花》，体会孩子的天真烂漫吧。

# 本月胎教

## ● 始终保持快乐

孕4月，胎宝宝的大脑皮质飞速发育成熟着。由于与记忆有关的器官开始生成，可以开始进行正规的胎教。为了跟胎宝宝建立精神上的纽带，可以多进行一些语言胎教、给胎宝宝念一些卡通故事或诗歌，也可以多接触点大自然等。总之，要让胎宝宝多接受孕妈妈愉快情绪的刺激。

此时，孕妈妈的情绪波动比较大，可能会突然喜悦、不安、生气等，由于胎宝宝跟妈妈心心相印，所以，孕妈妈可要努力让自己保持快乐哦。

# 孕妈妈健康生活馆

1.到了这个月，孕妈妈流产的机会大大减少了，但是，有过流产史的孕妈妈依然要小心。不过，这时候胎宝宝已经很结实了，他也会保护自己的。因此，孕妈妈在这个时候最好把精力放在为将来顺利分娩和产后恢复而必做的事情上——运动。

2.现在，孕妈妈可以有目的地做一些孕妇操，每天晚饭后还可以让准爸爸陪着一起散散步，适当游泳，这些是最安全和健康的运动。

# 完美准爸爸进修课堂

1.每个月都要记得去陪孕妈妈去做产检，如果有什么疑惑，一定要向医生询问，告诉孕妈妈没有必要那么担心，有什么问题两个人共同承担。

2.跟孕妈妈讨论一下有宝宝后的生活和打算，或者翻翻字典、找找有没有中意的名字，预演一下三口之家的生活，以防日后手忙脚乱。

## 孕期便利贴

### 妊娠期贫血

**原因** 妊娠会使血液增加，血浆增加得多，红细胞增加的数量少，因此容易发生血液稀释性贫血。增加血液是为了让胎宝宝通过胎盘从妈妈的血液中连续吸收铁质，并生成自己的血液。胎宝宝能贮存出生后6个月内使用的铁质。

妊娠性贫血后，注意力和记忆力都会减退，还会出现疲劳感、眩晕病、心跳过速、手脚发凉、头痛、全身无力等症状，还会有呼吸急促、唉声叹气等现象。突然起身或长时间站立时，由于大脑供血逐渐不足，容易在瞬间出现眩晕。出现这样的情况时，要立即蹲下并低下头，会有所好转。

**分娩时出现的问题** 如果妊娠贫血没有得到及时治疗，到分娩时，会出现各种各样的问题。分娩时，由于阵痛微弱，造成分娩时间推迟，从而不得不采取引产术或剖宫产等紧急措施，而且还会造成分娩后子宫不能及时收缩和出血量增多等。

**几乎不会给胎宝宝造成影响** 即使妈妈因为贫血而痛苦，但几乎不会对胎宝宝带来影响，胎宝宝还不能进行肺呼吸，仅有极少数的氧气也能完全存活下来。尽管妈妈因严重缺铁而受折磨，但胎宝宝一旦吸收了自身必需的铁质是不会返还的。

**服用补铁的药物** 到分娩时，孕妈妈需要1000毫克左右的铁质，但是仅仅依靠饮食难以满足。这时，就需要吃含铁量大的食品（如动物肝、血、豆类等）或服用补铁的药物。维生素能帮助吸收铁质，还应多吃富含维生素的蔬果。

# 孕5月(第17~20周)

## 大部分孕妈妈感受到了第一次幸福的胎动

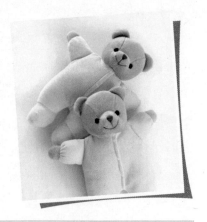

胎宝宝的听觉器官进一步发育,孕妈妈的下腹部隆起,胎盘更加完善,胎宝宝每天都在成长着。绝大多数孕妈妈能感觉到胎动,由于最初的胎动极其微弱,难以觉察,有些孕妈妈可能会有所忽略。

## 本月记录

| 17周 | 胎宝宝身长11~12厘米,体重约100克 |
|------|-----------------------------------|
| 18周 | 胎宝宝身长12.5~14厘米,体重约150克 |
| 19周 | 胎宝宝身长14~15厘米,体重约200克 |
| 20周 | 胎宝宝身长15~16厘米,体重约260克 |

## 我们的宝宝长得怎样了?

### ● 有了第一件玩具——脐带

胎宝宝像橡胶一样的软骨开始硬化为骨骼,连接胎盘的生命纽带和胎宝宝拥有的第一件玩具——脐带,长得更粗壮了。有时,胎宝宝表现得非常顽皮,特别喜欢用手抓住脐带玩,有时会抓得特别紧,以至于只有少量氧气输送。

### ● 外界的声音令胎宝宝很兴奋

这时候胎宝宝的听觉器官发育得很好,耳朵里面的小骨架更结实,开始能听见妈妈的心跳声。此外,胎宝宝对妈妈肚子外面的声音也有一定的感知,有些声音令胎宝宝异常兴奋甚至会使胎宝宝跳跃。

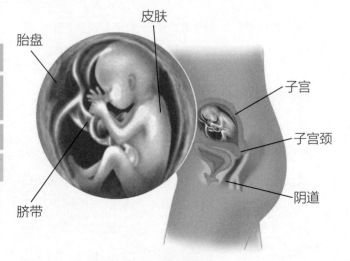

胎宝宝长出眉毛和指甲了。

### ● 外界的声音令胎宝宝很兴奋

现在的胎宝宝如婴儿般可爱,皮肤变得红扑扑的。胎宝宝会练习呼吸了,通过胎盘吸收必需的氧气,所以胸部会一起一伏,肺部开始呼出羊水了。

### ● 胎宝宝更热爱运动了

这月开始胎宝宝进入了最活跃的阶段,一刻不停地翻转着、扭动着以及拳打脚踢着,这充分表明胎宝宝的健康状况良好。

### ● 能看出是男宝宝还是女宝宝了

胎宝宝的心脏运动也变得活跃起来，借助听诊器，妈妈就能清楚地听到胎宝宝的胎心音了。如果胎宝宝是女孩，胎宝宝的阴道、子宫、输卵管都已经长成，各就各位了；如果胎宝宝是男孩，胎宝宝的生殖器官已经能够看清楚了。

### ● 胎宝宝的感官迅速发育

胎宝宝的胳膊和腿现在已经与身体的其他部分成比例了。胎宝宝的肾脏已经能够制造尿液，头皮上的头发也在迅速生长。

### ● 胎宝宝的骨骼发育开始加快

这月胎宝宝消化道中的腺体开始发挥作用，胃内制造黏膜的细胞开始出现，肠道内的胎便也开始积聚。

胎宝宝的骨骼发育在这个时期开始加快；肺泡上皮开始分化；胎宝宝的四肢和脊柱也已开始进入骨化阶段。这就要求妈妈补充足够的钙，以保证胎宝宝骨骼的正常生长。此外，本月胎宝宝纤细的眉毛正在形成。

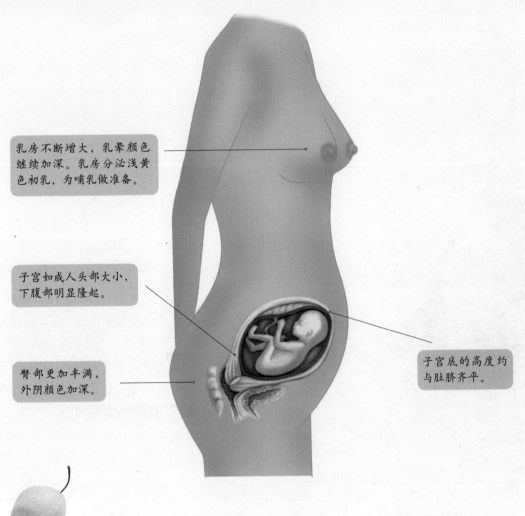

乳房不断增大，乳晕颜色继续加深。乳房分泌浅黄色初乳，为哺乳做准备。

子宫如成人头部大小，下腹部明显隆起。

臀部更加丰满，外阴颜色加深。

子宫底的高度约与肚脐齐平。

孕5月末期，胎宝宝的身长约25厘米，体重约250克，约为1个大鸭梨的重量。

## 妈妈的身体会发生什么变化?

### ● 出现韧带疼痛

现在,孕妈妈的子宫开始变得更大更重,子宫周围组织的负荷也更重,当孕妈妈正常运动时,子宫两侧的韧带会随之抻拉,从而使孕妈妈产生疼痛感觉,迫使停止动作。当突然改变姿势时,经常会有这种痛楚感,比如早晨起床甚至走路时。这种韧带痛是妊娠期的一种表现,孕妈妈不要误认为是伤风。孕妈妈应试着以平和的心态,用学习新东西来转移注意力。

### ● 脸上长妊娠斑和黑斑

孕妈妈在这月的新陈代谢会加快,血流量明显增多。大量的雌激素会使少数孕妈妈的脸上出现妊娠斑和黑斑,孕妈妈不要为此而焦虑,因为

分娩后这种状况会随之好转。孕妈妈要注重内在调养,避免外界的干扰,以保证自己和胎宝宝的健康。

### ● 腰痛、失眠来叨扰

此时,孕妈妈的子宫约在肚脐的位置,日渐增大的子宫将腹部外挤,使腹部向外膨胀,腰部曲线完全消失,已接近典型孕妈妈的体形。

膨大的腹部破坏了整体的平衡,使人很容易感觉疲劳。此外,还伴有腰痛、失眠、小腿抽筋等不适。这就要求孕妈妈在日常生活中要注意休息,多出去呼吸些新鲜空气,活动一下筋骨。

### ● 明显的胎动

到了这月,孕妈妈已能明显地感觉到胎动,可以让准爸爸帮忙数数胎动,感受宝宝的生命力。

## 本月定期检查

- 子宫检查
- 检查是否有静脉曲张或皮疹
- 通过多普勒超声仪听到胎宝宝的心跳
- 16~20周,可进行三联筛查,主要是筛查21-三体综合征、18-三体综合征及神经管畸形的风险
- 高龄孕妇(年龄大于等于35岁),或三联筛查高风险者,可做产前诊断(羊水穿刺)
- 体重及血压检查,此时的体重会有明显的增加,但每周体重增加可在300~500g之间
- 验尿
- 与医生讨论你的感受和关注的问题

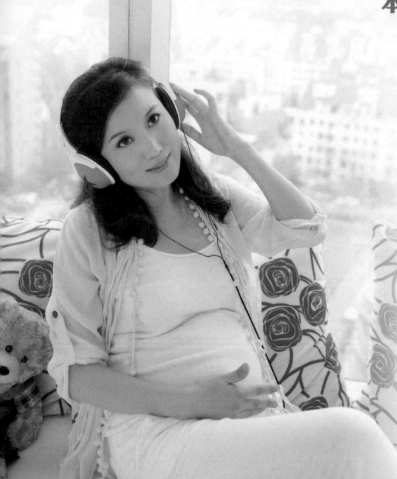

# 本月胎教

## ● 进行音乐胎教

这个月，胎宝宝的听觉已经完成，大脑皮质也有了更完善的发展，能记忆声音了。听觉的发育基本上已经具备了与大人相同的功能，能听见外部传来的任何声音了。这个时候，要多听优美的胎教音乐，同时要加紧进行语言胎教。

# 孕妈妈健康生活馆

1.如果爱美的孕妈妈注意到自己的脸上有了难看的黑斑或黄褐斑，不要过于惊讶，这是因为怀孕会使得新陈代谢加快，雌激素在作用，妊娠斑一般会在产后半年内消失。

2.孕期如果需要治疗牙齿，现在进行是比较安全的。如果是一般的牙龈出血、龋齿等情况，就要做好日常的口腔清洁工作，同时注意补充含有镁、磷、维生素D等营养素的食物。

# 完美准爸爸进修课堂

1.准爸爸需要随时留心孕妈妈的情绪。孕妈妈因为身体变化或孕期不适会有一定的情绪波动，准爸爸要及时学着让孕妈妈的情绪得到调节，转移她的注意力。

2.随着怀孕月份的增加，孕妈妈的行动越来越不便了，同时身体感觉酸痛，心情也不好。准爸爸要是能为孕妈妈每天做点按摩，会让孕妈妈身体和心情都得到一定程度的放松。

## 孕期便利贴

### 为小宝宝起名字的须知

● 你和丈夫都喜欢。包括叫起来顺不顺耳、看起来奇不奇怪，或者会不会引发什么联想。

● 要有意义。孩子是父母爱情的结晶，可以为宝宝起一个能够见证和丈夫之间爱情的名字，如从自己和丈夫的籍贯、姓氏或名字里各取一个字，或选取和丈夫之间最具有纪念意义的某件大事或某个重要人物的名字命名，用宝宝的名字见证爱情的甜蜜，同时也让宝宝长大后有一种归属感。

● 适合宝宝。取个对你或丈夫来说有精神寄托或象征意义的名字，或能够延续家谱的名字，因为家谱是我国特有的文化遗产，许多人都比较看重这一点。

● 避免另类。想想看别人听到这个名字会第一时间想起什么？也许它的谐音在将来会使孩子成为笑柄。是不是很容易被人起绰号？会引起争执吗？如果名字太另类，就不是很适合。

● 好念好写。有些孩子的名字生僻到连老师都会念错写错，这恐怕不适合你的孩子。给孩子起名字时，一定要考虑简单易记，语音流畅，笔画匀称，独具韵味，这才是衡量好名字的标准。

● 不赶时髦，避免类同。有些父母会为孩子取个和当今某个红得发紫的名人相同的名字，或取今年流行的名字，以引起别人注意。要知道，这也许会困扰你的孩子。

● 考虑家人的感受。如果你不喜欢家族的辈分排名，但你的丈夫或孩子的爷爷奶奶又比较传统守旧，可以找个可替换的字，或意义相同的名字。你可以通过翻阅一些命名书来查找，相信最终一定有适合你的孩子的。

# 孕6月（第21～24周）
## 宝宝更加活泼好动了

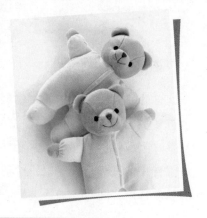

大脑细胞迅速增殖，肺部的血管开始发育，消化系统开始工作了。子宫已达脐部，一眼就能看出怀孕了。胎宝宝踢腿的幅度增加了，可以被妈妈明显地感觉到，而且胎宝宝踢腿的次数、力量都有不同程度的增加。

## 本月记录

| 21周 | 胎宝宝身长18厘米，体重约300克 |
| --- | --- |
| 22周 | 胎宝宝身长19厘米，体重约350克 |
| 23周 | 胎宝宝身长20厘米，体重约455克 |
| 24周 | 胎宝宝身长21厘米，体重约540克 |

## 我们的宝宝长得怎样了？

### ● 不停吞咽着羊水

胎宝宝在妈妈日渐增多的羊水中自由自在地穿梭着，不停地吞咽羊水以练习呼吸。放心，胎宝宝是个爱干净的主儿，尽管不断吞咽羊水，但通常不会排出大便的，那得等到胎宝宝出生以后了。

### ● 通过胎动检测胎宝宝状况

胎宝宝会通过自己的运动告诉妈妈在子宫内生活得很好，如果感觉不对劲，胎宝宝会第一时间向妈妈发出信号——通过剧烈的胎动、少动或者不动。

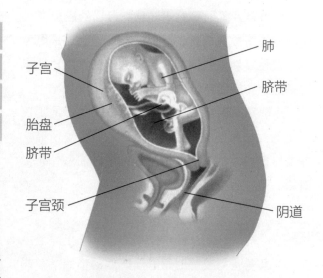

能喝羊水，也能吸吮手指了。

### ● 大脑快速成长

从这个月开始，胎宝宝的大脑向更高级的层次发展，大脑皮质负责思维和智慧的部分已经发育起来，大脑面积增大，脑的沟回明显增多，胎宝宝明显表现出高等智慧生物的智商。对于来自外界的不良刺激，胎宝宝已经能够快速做出反应，来保护自己不受伤害。

### ● 听觉相当完善了

胎宝宝的听觉功能已经相当完善了，胎宝宝能听到妈妈的说话声，还能够听到爸爸朗读诗歌的声音，甚至能听到妈妈肠胃的咕噜声。当然，一些大的噪声也能听到，如准爸爸开很大声音听音乐、汽车的喇叭声等。此外，胎宝宝还可以感受外面的光线。愉快的声音会使胎宝宝情绪愉快。因此，从这时候开始，爸爸妈妈就可特别注意对胎宝宝进行听力方面的训练，如给胎宝宝讲故事、朗诵诗歌，经常给胎宝宝听胎教音乐等。

### ● 能分辨妈妈体内和体外的声音了

这月胎宝宝内耳的骨头已经完全硬化，所以胎宝宝的听觉非常敏锐。此时胎宝宝能听到妈妈体内的声音，像胃里汩汩的流水声、怦怦的心跳声、全身血液的急流声。不仅如此，胎宝宝还能分辨出妈妈体外和体内的声音。

### ● 跟爸爸妈妈互动

这月胎宝宝的反应比较灵敏，在妈妈或爸爸轻轻拍着肚子说话时，也不肯闲着，常常会以踢踹作为回应。

### ● 味蕾开始发挥作用了

胎宝宝的感觉器官天天在发育，舌头上的味蕾已经形成了，脑部和神经终端发育良好，胎宝宝能感受到触觉了。此外，胎宝宝在这时候除了能够吮吸自己的手指外，还会用小手抚摸自己的脸蛋。胎宝宝的皮肤呈红色并起皱，胎毛变成了浓密的毛发，胎宝宝的脑细胞也形成了，这意味着胎宝宝越来越聪明了，胎宝宝的消化系统也更为完善，肾脏系统也开始发挥作用了。

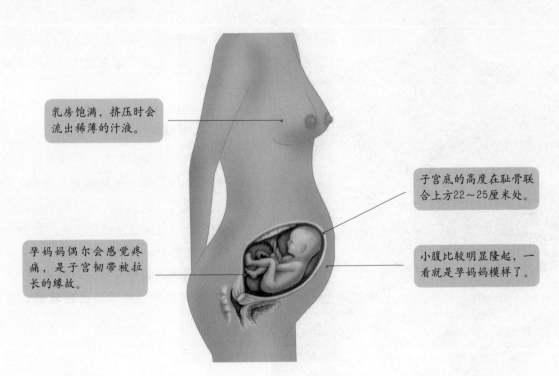

乳房饱满，挤压时会流出稀薄的汁液。

子宫底的高度在耻骨联合上方22～25厘米处。

孕妈妈偶尔会感觉疼痛，是子宫韧带被拉长的缘故。

小腹比较明显隆起，一看就是孕妈妈模样了。

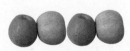 孕6月末期，胎宝宝的身长约30厘米，体重为600~750克，约为4个苹果的重量。

● ● ●　**90**　怀孕分娩育儿实用大百科

# 妈妈的身体会发生什么变化?

### ● 呼吸会变得急促

随着胎宝宝的生长，孕妈妈日益增大的子宫会压迫到肺部，所以孕妈妈时常会呼吸急促，尤其是在运动后，哪怕是轻微的运动，比如爬楼梯时，走不了几级台阶就会气喘吁吁的。此时有的孕妈妈可能已经觉得自己的行动有些迟缓和笨重了，不要紧，这很正常。

孕妈妈给胎宝宝创造一个空气清新、新鲜的环境吧。

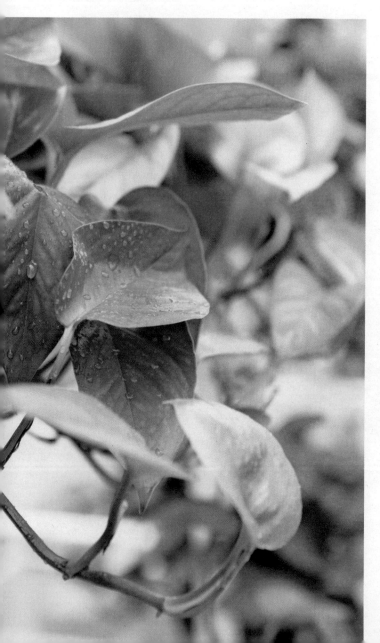

### ● 体重增长加速

此时，孕妈妈身体越来越重，并且在迅速增长，孕妈妈在做稍微重点儿的劳动时，就会感到呼吸困难。孕妈妈不要焦急，最好减少或避免过重劳动，做些力所能及的事情，保持愉快的心情。

由于孕激素的作用，孕妈妈的手指、脚趾和全身关节韧带会变得松弛，因而会觉得不舒服。此时的孕妈妈应该多活动活动关节，缓解不适感。

### ● 便秘又来了

随着孕妈妈子宫的不断增大，"小房子"里的房客也在全力成长，他长啊长，一直把孕妈妈的肠子往两边挤，导致孕妈妈肠蠕动减慢，直肠周围血管受到压迫，从而引发便秘。

同时，由于孕妈妈身体的其他部分需要更多的水分，所以会从肠道吸取一些水分，这无疑是雪上加霜。所以，孕妈妈一定要记得每天至少喝2000毫升水，此外，还要在饮食及生活细节方面多注意调节。

### ● 乳房分泌液体

整个孕期乳房会发生一系列变化，妊娠头几周会感觉乳房发胀，有触痛感，妊娠2个月后乳房会明显增大。到了孕6月，乳房越发变大，乳腺功能发达，挤压乳房时会流出一些黏性很强的黄色稀薄液体，内衣因此容易被污染，孕妈妈要注意勤换内衣，保持清洁。

## 本月定期检查

- ○ 子宫检查
- ○ 检查你的乳房和皮肤
- ○ 检查手、脚有无肿胀和静脉曲张
- ○ 体重和血压检查
- ○ 验尿
- ○ 听胎宝宝的心跳
- ○ 通过超声波筛查胎宝宝是否有出生缺陷，确认胎宝宝数目，胎盘的位置和胎宝宝的周数
- ○ 胎宝宝的活动能力评估，肚里的胎宝宝多久动一次，你的感受如何
- ○ 与医生讨论你的感受和关注的问题

## 本月胎教

### ● 多听听大自然的声音

这个月，胎宝宝开始从心理上寻求平静，大脑神经细胞的发育十分旺盛。胎宝宝对外部世界产生了很大的兴趣，醒着时，总是聆听着外部世界传来的声音。凡是从外部世界传来的任何刺激或信号，胎宝宝都能一个不漏地全部接受。另外，这时候胎宝宝的活动更活跃了，在与胎宝宝进行交谈时，经常抚摸腹部，能取得良好的效果。

## 孕妈妈健康生活馆

1.到了这个月，腹部凸起比较明显了，孕妈妈要特别注意自己的动作。特别是要避开对腰腹施加压力的大动作，避免身体的震动，需要练习并长期保持孕期正确的取物、捡拾动作。

2.此时，孕妈妈最好选择左侧卧位，来供给胎宝宝较多的血液，这样胎宝宝在孕妈妈的肚子里就会更舒服，同时也能让孕妈妈睡得更好。

## 完美准爸爸进修课堂

1.准爸爸和孕妈妈一起给宝宝取个名字吧。在跟胎宝宝对话时，准爸爸可以先呼唤胎宝宝的名字。当宝宝出生后，再去呼唤，婴儿回忆起这熟悉的声音，会产生特殊的安全感。

2.跟孕妈妈一起参加产前训练班。当准爸爸了解整个分娩的全过程，就可以由思想准备并知道自己应该做些什么，帮助孕妈妈减轻分娩痛苦，让产程更顺利。

### 孕期便利贴

#### 肚子大小跟孕周有关系吗？

这种情况因人而异，有些孕妈妈肚子大可能是羊水多导致。此外，孕妈妈肚子的大小还与体形有关系。身材娇小的孕妈妈，肚子要比身材高大的孕妈妈大一些，因为身材高大的孕妈妈有更多的横向空间，使她们不特别"显怀"。肚子大小还与腹壁脂肪多少有关。若担心胎宝宝发育不良，通过测量宫底高度，即可得知胎宝宝的发育情况。宫底高度应该是相应孕周数减5的数值，不小于这个数值就属于正常，即使肚子小也不用担心。

# 孕7月(第25~28周)
## 宝宝接近新生儿了

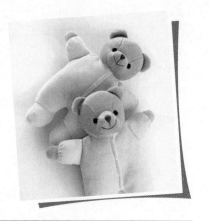

身体继续生长,应该开始进行呼吸运动的练习了。在抚摸腹部时,胎宝宝会做出反应了。胎宝宝真的长大了,因为现在看起来更饱满了,皱皱的皮肤也开始舒展开来,已经接近刚刚出生的新生儿。

## 本月记录

| | |
|---|---|
| **25周** | 胎宝宝身长22厘米,体重约700克 |
| **26周** | 胎宝宝身长23厘米,体重约910克 |
| **27周** | 胎宝宝身长24厘米,体重约1千克 |
| **28周** | 胎宝宝身长25厘米,体重约1.1千克 |

## 我们的宝宝长得怎样了?

### ● 越来越接近新生儿

随着体重的不断增加,胎宝宝皱巴巴的皮肤也开始舒展开来,越来越接近新生儿,胎宝宝头发的颜色和质地也能够看得见了,尽管它们可能会在胎宝宝出生后发生变化。胎宝宝的皮肤红红的,皮下脂肪仍很薄,皮肤还是有些皱褶,随着大脑组织的发育,胎宝宝现在的大脑变得非常活跃了,已经具有和成人一样的脑沟和脑回,但神经系统的发育还远远不够。

### ● 感官发育很好

胎宝宝在妈妈那还算很大的子宫中翻来滚去的,还不时地转转身体,而且眼球也开始转动,

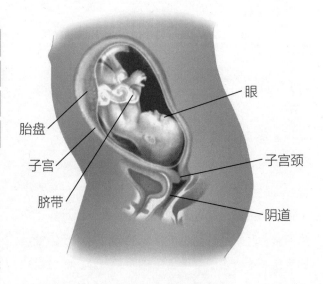

眼
胎盘
子宫
子宫颈
脐带
阴道

胎宝宝在不停活动着。

并且有了味觉。到本月末,胎宝宝的传音系统发育完成,神经系统发育良好,对声音、光线和爸爸妈妈对胎宝宝的轻拍和抚摸都能做出不同的反应。胎宝宝已经有了疼痛感、刺痒感,还能准确"认出"妈妈和其他熟人的声音。

### ● 对声音的反应更加敏感

这月胎宝宝耳中的神经传导组织正在发育,这意味着胎宝宝对声音的反应将会更加灵敏。

### ● 呼吸，呼吸，再呼吸

胎宝宝已经正式开始练习呼吸动作，胎宝宝继续在羊水中小口地呼吸着，这是在为出生后第一次呼吸空气做练习呢！

### ● 吸吮大拇指

胎宝宝的脂肪层在继续积累，为出生后的生活做准备。现在胎宝宝可以自由睁眼、闭眼，并且形成了有规律的睡眠周期，胎宝宝开始会做梦了。胎宝宝醒着的时候，会踢踢腿、伸伸腰，还会吸吮自己的大拇指。

### ● 经常打嗝

有时胎宝宝会做一些有节奏的运动。大多数情况是胎宝宝在打嗝。从现在开始，胎宝宝会经常打嗝。但通常每次只持续几分钟。有趣吧！

## 妈妈的身体会发生什么变化?

### ● 可能遭遇静脉曲张

此时，孕妈妈腹部变得更大，子宫也增大了许多，如足球般大小，宫顶高度恰好在脐上1~2指，可能会压迫到下腔静脉的回流，所以，孕妈妈容易出现静脉曲张，从而引发下肢水肿，预防的最好办法是避免长时间站立或行走，休息时要把脚垫高，以利于下肢静脉血回流。孕妈妈可以从现在开始，着手规划小宝宝出生后的生活，这会让孕妈妈陶醉其中，忘却身体上的不适。

### ● 妊娠纹更加明显

这时孕妈妈可在腹部和乳房上发现更为明显的妊娠纹，暗红的颜色也逐渐加重，好像皮肤要被撑裂了似的，脸上的妊娠斑也明显起来。孕妈妈不要为此而担心，宝宝出生后就会有所好转。

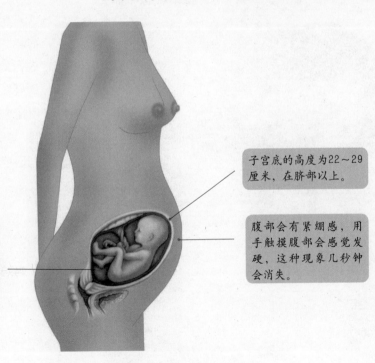

子宫底的高度为22~29厘米，在脐部以上。

腹部会有紧绷感，用手触摸腹部会感觉发硬，这种现象几秒钟会消失。

子宫肌肉对外界的刺激比较敏感，如用手刺激下，会出现薄弱的宫缩。

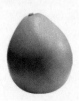

孕7月末期，胎宝宝的身长约35厘米，体重为1000~1200克，约为1个柚子的重量。

### ● 坏情绪来捣乱

胎宝宝在一天天长大，孕妈妈的子宫也在不断扩张，腹部时常会感到如针一般的疼痛。此时，孕妈妈会心绪不宁、睡眠质量不高，还会做些醒后记忆清晰的奇奇怪怪的梦，这是孕妈妈对即将承担为人母亲之重任感到忧虑不安的反应。孕妈妈此时要从胎宝宝健康发育的大局出发，保持良好的心境，可以适当地学习一些分娩课程，和其他孕妈妈交流交流心得。当然也可以向丈夫或闺中密友倾诉自己真实的内心感受，从而得到好的建议，放飞心情。

### ● 各种不适齐上阵，更加难受了

孕妈妈的腹部迅速增大，很容易感觉疲劳。一些孕妈妈在胳膊、腿，还可能会引发痔疮、静脉曲张等各种不适，这使得孕妈妈感觉更加难受，不过孕妈妈也不要过于担心，这些症状在产后会很快消失。

### ● 胎动更加明显了

现在孕妈妈已经能很明显地感觉到胎动了。每次胎动，孕妈妈都会觉得肚子里翻天覆地，有时候胎宝宝还会来一个"鲤鱼打挺"。因此，孕妈妈会越来越感到活动不便，身体不适。但是想一想这个即将见面的小家伙这么活泼、可爱，孕妈妈是不是就会觉得好受了点？

## 本月定期检查

- 检查胎宝宝的尺寸和身高
- 体重和血压检查
- 验尿
- 进行葡萄糖耐量实验（糖水），确定是否患妊娠期糖尿病
- 听胎宝宝的心跳声
- 通过超声波第二次筛查胎宝宝畸形
- 与医生讨论你的感觉和关注的问题

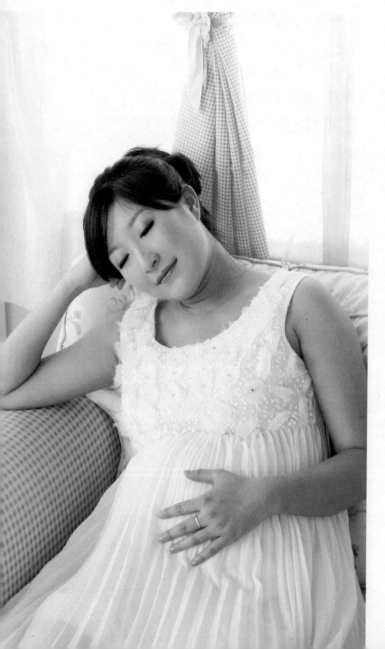

孕妈妈在闲暇时分，多做做深呼吸，同时用手感受胎宝宝，与胎宝宝共享这一刻。

# 本月胎教

### ● 进行脑呼吸胎教

头脑的发育到了最后完成的时期，此时需要更多的营养和氧气。孕妈妈要经常到树林中散步，通过冥想、短促呼吸、大脑体操等脑呼吸胎教，激发胎宝宝的情绪安定和潜在活力。此时，胎宝宝已经能分辨声音，并通过踢腿等动作做出相应的反应。另外，胎宝宝对外部的反应更加灵敏了，能在妈妈轻轻敲打腹部的地方做出踢脚的反应。准爸爸也要与胎宝宝交谈，增进亲子感情。

## 孕妈妈健康生活馆

1.这时，孕妈妈要预防孕期糖尿病。不过，对于已经出现尿糖阳性的孕妈妈，也不要过分紧张，因为孕期尿糖阳性不是糖尿病的诊断标准，要看糖耐量试验。妊娠糖尿病孕妇应在医生的指导下，适当控制饮食、运动，监测血糖，必要时用药，并加强对胎宝宝的监护，在现代的医学条件下，糖尿病孕妈妈也能生出一个健康的胎宝宝。

2.这个月，有的孕妈妈会觉得眼睛发干、发色、怕光，这些都是正常现象，不用过度担心。

## 完美准爸爸进修课堂

1.孕妈妈马上就要进入孕晚期了，腹部迅速增大，很容易感到疲劳，有的孕妈妈还会出现脚肿、腿肿、静脉曲张等不适状况。准爸爸此时就应该为孕妈妈做按摩，揉揉后背、肩，按摩腿部和脚部，减轻孕妈妈的不适。

2.准爸爸在生活中，可以坚持与胎宝宝保持亲密的言语互动，用温柔的声音告诉胎宝宝大家都爱他。准爸爸浑厚的低音更容易传达到子宫内部，久而久之会让胎宝宝对爸爸产生熟悉感，加深亲子感情。

---

**孕期便利贴**

**睡不好觉怎么办**

怀孕期间，许多孕妈妈都会被睡不好觉所困扰，这主要是潜意识中对怀孕、分娩和即将为人母的事实感觉困惑或紧张所致。所以，不少孕妈妈会梦到到处跑或突然从悬崖等高处坠落。孕妈妈不要过分担心，只需放松心情，白天适当进行如散步、做孕妇操等适度活动，定能减轻紧张情绪，提高睡眠质量。

**腰酸背痛怎么办**

孕妈妈从现在开始就一定要注意充分休息，不要过于劳累，避免久站久坐，也不要经常弯腰或伸手向高处够物，晚上睡觉时可以将枕头或坐垫垫在膝窝下面，白天最好穿轻便低跟或平跟的鞋子。

在饮食方面，可以多摄取钙含量高的食物，以减轻腰背不适。此外，在腰痛厉害时，可以用热水袋进行热敷，也可减轻疼痛。

# 孕中期的不适症状&应对措施
## 瘙痒、刺痛等接连来袭

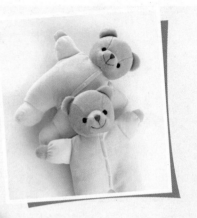

孕中期是妊娠期间孕妈妈和胎宝宝都比较安定的一个时期。但是，孕妈妈的腹部渐渐隆起，身体上的各种不适接连来袭，要及时采取相应的措施。

## 孕早期虽过去，还有不少孕妈妈出现呕吐

孕中期，大部分孕妈妈过了呕吐的最严重的时候，但有的孕妈妈的呕吐一直持续到怀孕四五个月的时候。注意下面的减轻呕吐的方法吧。

每天保持高蛋白质、高钙的膳食。准爸爸可以亲自下厨，为孕妈妈烹调她喜欢的食物。

鼓励多喝流质食物，特别是牛奶。准备一个大水壶放在床边，同时还要避免喝咖啡，因为咖啡会使身体脱水。

尽量让孕妈妈远离能够产生恶心的场景或者气味，而且一些油腻和辛辣的食物也要尽量避免。

鼓励每天少食多餐，最好是每隔两至三个小时吃一顿。有一些办法减轻晨吐，你也可让妻子试一下：早晨起床，先喝一杯温开水，吃些食物，之后躺在床上休息20分钟左右再起床工作。

可以放一些小饼干和零食在床边，因为孕妈妈会随时需要一些食物，但尽量选择一些低脂肪、低盐、低糖的。

## 孕妈妈要重视腹泻问题

一般来说，孕妈妈比较容易发生便秘，往往是隔日或数日大便一次。如果孕妈妈在妊娠期间，每日大便次数增多，便稀，伴有肠鸣或腹痛，这是腹泻的表现，要引起孕妈妈的重视。

坚果类食物，如核桃等，适合孕吐的妈妈食用，但其热量比较高，吃2~3个为宜。

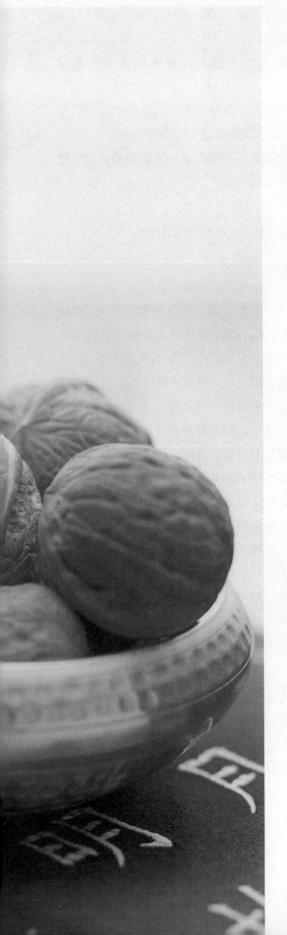

妈妈发生腹泻的常见原因有肠道感染、食物中毒性肠炎和单纯性腹泻等。对于单纯性腹泻，可以用止泻药来治愈，不会对孕妈妈造成伤害。对因肠道炎症引起的腹泻，孕妈妈大便次数会明显增多，比较容易引发子宫收缩甚至流产，应去医院请教医生。

患有食物中毒性肠炎更应立即去医院检查，否则会对妈妈、宝宝的健康造成威胁。

## 防治妊娠期滴虫性阴道炎

孕妈妈如果患有妊娠期滴虫性阴道炎，会发现白带增多，且呈灰黄色，伴有臭味，严重的还混带着血液。具体防治措施如下：

妊娠前应进行妇科病的检查，如发现滴虫，双方均要同时积极治疗，能有效防治妊娠期滴虫性阴道炎。

孕妈妈尽量不要去公共的浴池、浴盆、游泳池，使用公共坐便器和衣物等，以降低间接感染的概率。准爸爸如果受到滴虫感染，要尽早彻底治愈。

孕妈妈可以使用甲硝唑阴道栓剂，每晚睡前清洗外阴后，置入阴道深处1枚，10日为1个疗程。准爸爸可服甲硝唑，每次0.2克，1日3次，7天1个疗程，同时治疗。连续3个月经周期检查阴性，可停止治疗。

在治疗的过程中，为了防止重复感染，内裤、毛巾、浴巾应煮沸5~10分钟，以消灭病菌源。妊娠早期，孕妈妈不要服用驱虫药，否则易导致宝宝畸形。

## 如何预防尿路感染

孕妈妈最好不要去或尽量少去公共场所，杜绝各种感染机会。

孕妈妈要注意个人卫生和环境卫生。平时要注意外阴部的清洁卫生，居室中最好保持良好的通风和日光照射。

孕妈妈至少每月或每两周去医院检查一次小便，以便及时发现和治疗因尿路感染而导致的不适症状。

## 预防妊娠高血压疾病的妙招

产前检查，做好孕期保健工作。妊娠早期应测量1次血压，作为孕期的基础血压，以后定期检查，尤其是在妊娠20周以后，应每周观察血压及体重的变化，有无蛋白尿及头晕等症状。

加强孕期营养及休息。加强妊娠中、晚期营养，尤其是蛋白质、多种维生素、叶酸、铁剂、钙剂的补充，对预防妊娠高血压疾病有一定作用。

重视诱发因素，治疗原发病。如果有高血压的家族病史，就要考虑遗传因素了。孕妈妈如果孕前患过原发性高血压、慢性肾炎或糖尿病等，均易发生妊娠高血压疾病。妊娠如果发生在寒冷的冬天，更应加强产前检查，及早处理。

## 妊娠高血压饮食调养

- 控制热能和体重。妊娠高血压患者要适当控制每日的进食量，不是"能吃就好"地无节制进食，应以孕期正常体重的增加为标准调整进食量。
- 口味要清淡，如果水肿严重，尿量过少，可采用低盐饮食。每天的食盐量限制在2克左右。
- 控制水分的摄入，每天饮水量不超过1000克（包括茶水、汤汁在内）。
- 及时补充从尿液中流失的蛋白质，每天每千克体重摄入1.2~1.5克蛋白质。
- 少吃菠菜等草酸含量较多的蔬菜，以免增加肾脏负担。

## 缓解腰酸背痛的妙方

- 避免久坐或久站，只要坐或站了一段时间，就应该变化姿势了。
- 适当锻炼腰、腹、背等部位的肌肉。但从孕7月起，做任何运动都要避免长时间采取躺姿，因为这样会压迫孕妈妈腹部的大血管，造成血液循环不畅。
- 站立时骨盆稍后倾，抬起上半身，肩部稍向后落下，同时避免长时间站立。坐时，后腰要舒服地靠在椅背上，上半身伸直，不要长时间坐无靠背的椅子。
- 行走时全身放松，穿平底鞋。
- 采用蜷曲侧卧式睡姿，使用侧睡枕。仰卧时，将枕头垫于膝关节下。
- 每天的站立时间在4~5小时的孕妈妈，可以用护腰带，能起到好的效果。
- 多晒太阳，保证摄入充足的钙质，增加骨骼的强度。

## 胃胀气怎么办

孕妈妈的早孕反应虽然结束，但胃胀气还一直伴随着。每次吃一点点东西胃里就难受，多喝点儿水也不舒服，都要在打过几个嗝或呕吐后，才觉得胃里舒服些。但是，胀气依然存在。

不少孕妈妈从每天傍晚开始，特别是吃完晚

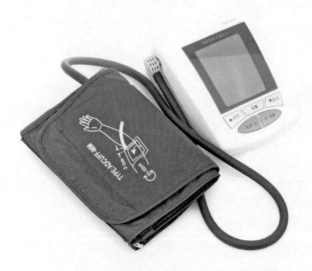

定期测量血压，采取饮食、运动等措施让自己的血压保持在健康状态。

饭后，肚子和胃都会胀得难受，走路、躺下和坐下都会感觉难受，晚上睡觉睡不安稳，到了早上就会马上消失了。

当出现胃胀气时，建议孕妈妈用酸牛奶来代替牛奶和豆浆。酸牛奶能健脾开胃，促进消化，帮助排便，减轻胀气的感觉。还可以喝一点柠檬水，也能让孕妈妈感到轻松。

# 预防水肿从现在开始

### ● 穿孕妈妈专用的弹性长筒袜

这种弹性袜是为孕妈妈设计的，穿着后可以给腿部适当加压，让静脉失去异常扩张的空间，从而缓解水肿。穿着弹性袜需要长期坚持，最好每天早上就穿上，晚上睡觉时脱下。孕妈妈经常穿着弹性袜，一般较轻的不适，如疼痛、抽筋、水肿、瘀血性皮肤炎等，都将随着静脉逆流的消除与静脉回流的改善而逐渐消除。

### ● 水中运动减轻水肿

研究发现，站在深至腋窝的水中45分钟，可有效减轻水肿现象。对孕妈妈来说，可以进行30分钟的有氧运动，方法是在深及腋窝的水中缓缓行走5分钟先暖身，随后上肢扶着泳圈，加速继续行走10分钟，然后双脚夹着圆筒漂浮10分钟，最后5分钟逐渐停下来。

# 疲劳困乏及时调节

孕妈妈一个人身担两副担子，非常容易疲劳。所以孕妈妈要学会及时休息，缓解疲劳。

即使工作中的孕妈妈没有感到疲劳，也要在1小时休息一次，哪怕是5分钟也好。如果条件允许，最好能到室外或阳台上去呼吸下新鲜的空气，活动一下身体。

需要长时间坐着的孕妈妈可以在脚下垫上小凳子，这样能够抬高脚的位置，避免水肿的发生。

孕妈妈做的如果是事务性的工作，如话务员、打字员等，需要长时间保持同一姿势，容易感到疲劳，可以不时地转变转变姿势，伸展伸展四肢，能够缓解疲劳。

冬季办公室或卧室暖气过热，空气不新鲜，很容易让孕妈妈感到不舒服，最好能够时常开开窗、换换气。孕妈妈最好能在晚上睡觉前和早上起床后开窗、开门，使室内外的空气对流。

随着宝宝的慢慢长大，孕妈妈的血液循环加快。孕妈妈在突然站立、向高处伸手放东西或者拿东西时，容易发生眼花或脑缺血，容易摔倒，所以，孕妈妈的一切行动都要采取慢动作，慢慢进行。

**聊天** 聊天是一种排除烦恼、有益心理健康的好方法，不但能够释放和减轻心中的各种忧虑，还可以获得最新的信息。在愉快的聊天中，忘却身体的不适。

**按摩** 孕妈妈可以闭目养神片刻，然后用手指尖按摩前额、两侧太阳穴和后脖颈，每处拍16

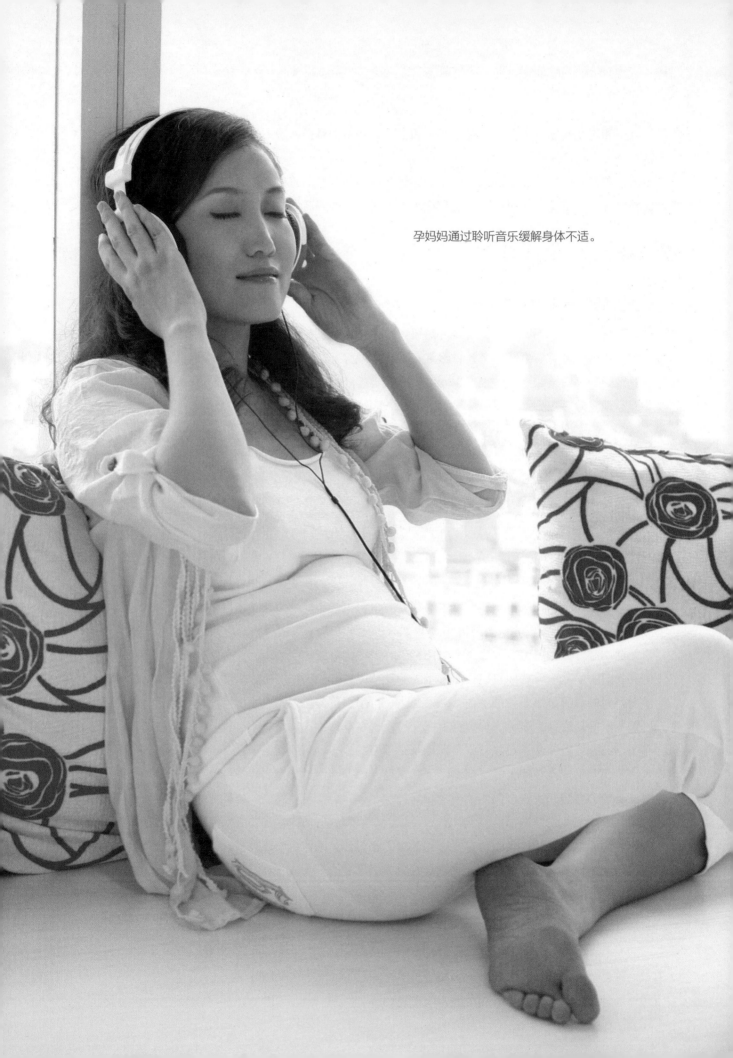

孕妈妈通过聆听音乐缓解身体不适。

下，有健脑的作用。

**听听音乐** 孕妈妈选择一些优美抒情的音乐或胎教磁带来听，能够调节孕妈妈的情绪。

## 缓解水肿的方法

- 平躺，把脚抬高。这样可以使血液更容易回到心脏，水肿也就比较容易消除了。
- 坐着的时候，把脚稍稍垫高。坐在椅子上的时候，可以把脚放在小台子上；坐在地板上的时候，就用坐垫等把脚垫高。
- 游泳。游泳可以锻炼腿部，使静脉血更容易回到心脏，但是游泳前要得到医生的许可。
- 适当的散步。借助小腿肌肉的收缩力可以使静脉血顺利地返回心脏，因此散步对于水肿的预防是很有效果的。
- 扶住支撑物，脚上下活动。做这种运动时，脚上下活动，会使得小腿的肌肉收缩，从而有助于预防静脉曲张。肚子变大很容易失去平衡，所以一定要扶住柱子、墙壁或桌子等支撑物。
- 按摩。从脚向小腿方向逐渐向上，从而有助于血液返回心脏。睡前进行的话可以缓解腿部酸痛，有助于睡眠，洗澡时按摩也是个不错的选择。
- 注意饮食平衡。要注意盐分的摄入量，过多的盐分会引起水肿。快餐里含有大量盐分，所以建议孕妈妈尽量少吃快餐。

## 缓解静脉曲张的方法

- 不要提重物。重物会加重对下肢的压力，不利于症状的缓解。
- 不要穿紧身的衣服。腰带和鞋子也不能过紧，而且最好穿低帮鞋。
- 不要长时间站或坐。当然也不能总是躺着。在孕中晚期，要减轻工作量并且避免长期一个姿势站立或仰卧。坐时两腿避免交叠，以免阻碍血液的回流。
- 采用左侧卧位。休息或者睡觉时，孕妈妈采用左侧卧位更有利于下肢静脉的血液循环。另外睡觉时可用毛巾或被子垫在脚下面，这样可以方便血液回流，减少腿部压力，缓解静脉曲张的症状。
- 避免高温。高温容易使血管扩张，加重病情。
- 控制体重。如果体重超标，会增加身体的负担，使静脉曲张更加严重。

# 孕期乳房护理的方法
## 为母乳喂养准备着

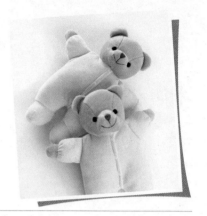

乳房对孕妈妈及胎宝宝都是至关重要的，因为它对哺育新生儿具有重要的意义。因此，必须对乳房进行很好的保健。

## 孕期乳房保健

不要挤压乳房。睡眠时要侧卧或仰卧，不要俯卧，以免使乳房受到挤压。

不要穿过紧的衣服，更不要束胸，不然会影响乳腺发育，甚至会造成腺管阻塞，使产后乳汁排出不畅，造成乳腺炎。

保持乳房清洁。要经常用温开水清洗乳头，用毛巾轻拭乳头，这样既可以保持乳房的卫生，也可以增加乳头表皮的韧性，以便以后喂奶时经得起的吮吸。

如果乳房出现胀痛，可用手握住对侧的乳房，轻轻按摩，两手交替进行。如果不能缓解，应当去医院查看。

禁用丰乳霜或减肥霜。丰孕霜和减肥霜都含有一定的激素或药物成分，如果使用会影响乳房的正常发育。

使用松紧适宜的乳罩，这样既不会影响乳房的正常发育，以利分娩后哺乳，又能使乳房不过于下垂。

按摩乳头。将按摩油或按摩膏涂在乳头和乳房上，轻轻地按摩，使乳头表皮增厚并富有弹性，使乳房皮肤光滑，促进乳腺导管发育成熟。

少刺激乳头。乳头分布有丰富的神经，在怀孕期间乳头更敏感，因此在怀孕期间少刺激乳头，以免刺激期过大增长，同时还可避免子宫的过多收缩，避免流产。

防止出现大小乳房。怀孕期间，由于雌激素增多，乳腺导管出现增生，血量供应增加，乳房内基质增多，脂肪沉积，乳房此时的体积和重量都增大。此时，睡觉时尽可能不要经常性地侧向固定一边，要均匀地两边侧睡，以免产后乳房变成一边大一边小，也可适当多按摩小一边的乳房。

结实乳房。由于怀孕期间脂肪的沉积、乳房的增大，容易造成产后乳房松垂，在怀孕期产可每星期做一次胸膜，就是用面膜膏涂于乳房或胸肌上，令乳房和胸肌增强收缩力。

### 孕期便利贴

就要和胎宝宝见面了，为了顺利地给胎宝宝进行哺乳，建议孕妈妈提前做乳房和乳头的按摩和矫正。5个月开始坚持做乳房按摩，有利于产后下奶。乳房按摩要一天做1次，1次大概2~3分钟。在身体舒服的状态，如睡觉之前或每天沐浴时或沐浴后的时间，用按摩霜或橄榄油按摩乳房和乳头，效果更好。如果出现下腹疼痛的情形，应立即停止按摩，以免乳头受到刺激，引起子宫收缩。

## 乳房按摩的方法

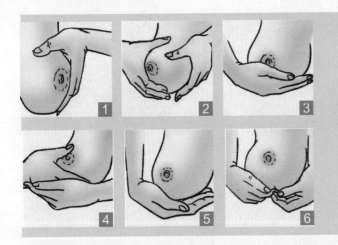

1.用一只手包住乳房。

2.用另一只手的拇指贴在乳房的侧面，画圈用力摩擦。

3.按摩时用一只手固定住乳房，从下往上推。

4.另一只手稍微弯曲地贴在支撑着乳房的手的外部，用力往上推，再放下。

5.将乳房放在手掌上。

6.另一只手的小拇指放在乳房正下方，用力抬起。

## 矫正乳头扁平或凹陷的按摩方法

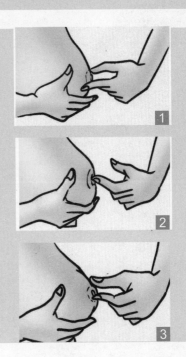

怀孕33周以后，初乳开始分泌。此时按摩乳房除了可以促进乳汁分泌，还可以预防乳头裂伤。奶头扁平或凹陷的孕妈妈，现在开始矫正，否则到时候胎宝宝就喝不到营养丰富的母乳了。

其实如果妊娠过程顺利的话，在36周前后，就可以开始乳头的护理了。

第一步：用一只手托着乳房，用另一只手掐住乳晕和乳头捏弄。

第二步：抓住乳头，往里压到感到疼痛为止。

第三步：用手指拉住乳头后拧，反复2~3次。

### 孕期便利贴

### 内衣

乳房的护理还要注意内衣的选择，内衣要选择宽松的。妊娠期间因乳腺发育，胸部急剧膨大。为避免刺激乳头，建议不要束紧胸部，要选择尺码稍大的内衣，最好是能较松地包裹支撑乳房的半杯型胸衣。

### 用一些工具来帮忙矫正乳头

如果用以上方法乳头仍不能复原，则可以使用乳头吸引器和矫正胸罩来矫正。使用的时候要注意，一旦发生下腹疼痛则应立即停止。曾经早产过的人尽量避免使用这种方法刺激乳头。

# 胎动是胎宝宝健康的标志
## 了解不同月份的胎动变化

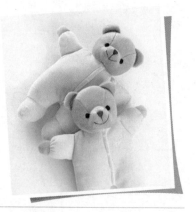

妊娠5个月开始能够感觉到胎动。胎宝宝在妊娠8周左右开始换位置或稍微移动身体，但实际上孕妈妈能感觉到胎动的时间是在妊娠18周左右，初产妇腹壁厚，感觉晚些，经产妇腹壁薄，感觉早些。

## 胎动的指示

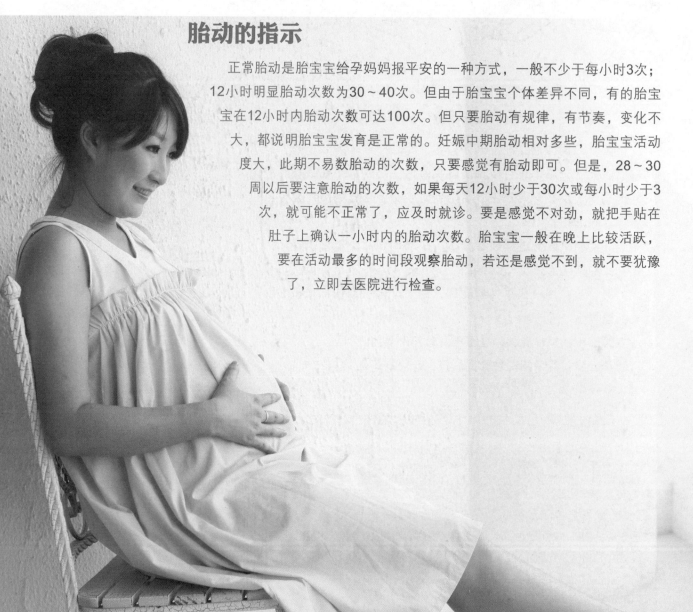

正常胎动是胎宝宝给孕妈妈报平安的一种方式，一般不少于每小时3次；12小时明显胎动次数为30~40次。但由于胎宝宝个体差异不同，有的胎宝宝在12小时内胎动次数可达100次。但只要胎动有规律，有节奏，变化不大，都说明胎宝宝发育是正常的。妊娠中期胎动相对多些，胎宝宝活动度大，此期不易数胎动的次数，只要感觉有胎动即可。但是，28~30周以后要注意胎动的次数，如果每天12小时少于30次或每小时少于3次，就可能不正常了，应及时就诊。要是感觉不对劲，就把手贴在肚子上确认一小时内的胎动次数。胎宝宝一般在晚上比较活跃，要在活动最多的时间段观察胎动，若还是感觉不到，就不要犹豫了，立即去医院进行检查。

# 不同月份的胎动变化

## 怀孕第5月

胎动运动量：小，动作不激烈

妈妈的感觉：细微动作，不明显

位置：肚脐下方

这一时期是刚刚开始能够感知到胎动的时期。胎宝宝的运动量不是很大，动作也不激烈，孕妈妈通常觉得细微的胎动就像鱼在游泳，或是"咕噜咕噜"吐泡泡，跟胀气、肠胃蠕动或饿肚子的感觉有点像，没有经验的孕妈妈常常会分不清。

## 怀孕第6月

运动量：大，动作激烈

妈妈的感觉：非常明显

位置：靠近脐部，向两侧扩大

这个时候的宝宝正处于活泼的时期，而且因为长得还不是很大，胎宝宝可以在羊水中上下左右地移动，做多种动作，因此胎动更加明显。孕妈妈可以感觉到宝宝拳打脚踢、翻滚等各种大动作。丈夫或其他家人把手贴在孕妈妈肚子上也能感觉到胎动。

## 怀孕第7月

运动量：大，动作激烈

妈妈的感觉：很明显，还可以看出胎动

位置：靠近胃部，向两侧扩大

此时是羊水量最多的时期，但还有足够的空间使胎宝宝在羊水里自由移动，他会做踢腿等动作。要是孕妈妈的皮肤薄，就可以看出胎动。

## 怀孕第8月

运动量：大，动作激烈

妈妈的感觉：疼痛

位置：靠近胸部

这是最容易感觉到胎动的时期，胎动强到会让孕妈妈感觉到疼痛。胎宝宝开始头朝下固定住位置，脚往上偶尔会踢到孕妈妈的胸部下方，让孕妈妈感觉到胸痛。

## 怀孕第9月

运动量：大，动作激烈

妈妈的感觉：明显

位置：遍布整个腹部

手脚的活动增多，也变强，能区分活动的是手还是脚。有时手或脚突然凸出或活动激烈到让孕妈妈醒过来。孕妈妈会感觉到好像有个锐利的东西从里头刺似的疼痛。

## 怀孕第10月

运动量：小，动作不太激烈

妈妈的感觉：明显

位置：遍布整个腹部

因为临近分娩，宝宝慢慢长大，几乎撑满整个子宫，所以宫内可供活动的空间越来越小，施展不开，而且胎头下降，胎动就会减少一些，没有以前那么频繁。胎动的位置也会随着胎宝宝的升降而改变。

# 摄取钙和纤维素是孕中期的营养关键
## 高蛋白低热量让母子都健康

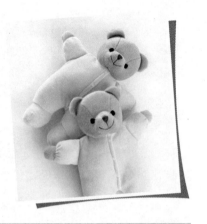

孕中期是胎儿生长发育对营养需要最关键的时候。随着胎儿的长大，从母体吸收的营养越来越多，孕妈妈的营养需求量便随着增大，所以孕妈妈要注意从饮食中补充各种营养，否则易致贫血，影响胎儿的生长发育。其中钙和纤维素是孕中期的营养关键。

## 孕中期饮食原则

### ● 注意补钙

此时，胎宝宝正在长牙根，对钙的需求量增加。如果供给不足，宝宝就会抢夺母体储存的钙，缺乏严重时，胎宝宝还会得软骨病。因此，继续补充维生素D和钙质，有利于胎宝宝的骨骼发育。每日应摄入1000毫克钙，每日饮用200~300毫升牛奶，还要摄入含钙丰富的食物，如奶酪、芝麻、蛋、禽、鱼、瘦肉等，必要时可在医生指导下服用钙制剂，缓解缺钙引起的不适。

### ● 补充维生素C

少吃油炸、含色素的食物，控制糖分摄入，应吃富含膳食纤维的蔬菜、水果和富含维生素C的食物，能增加细胞膜的通透性和皮肤的新陈代谢功能，淡化并减轻妊娠纹。

### ● 注意补铁补血

胎宝宝和孕妈妈都需要铁质来满足造血功能，预防妊娠期贫血。孕妈妈要多吃富含铁质的食物，如木耳、瘦肉、蛋黄、动物肝脏和血、绿叶蔬菜等。含铁食物与富含维生素C的食物一起食用，吸收效果更好。

### ● 补充维生素A

补充能促进骨骼和视力正常发育的维生素A，如动物肝脏、胡萝卜、豆瓣菜、圆白菜、西葫芦、红薯、瓜类、芒果、西红柿等。

### ● 饮食多样化

饮食多样化，多吃海带、芝麻、豆腐等含钙丰富的食物，避免出现腿抽筋。另外，每天喝一杯牛奶。蔬果中的维生素能帮助恢复牙龈健康，防止牙龈出血，清除口腔中过多的黏膜分泌物和废物。因此，要多吃橘子、梨、番石榴等。

## 孕中期宝宝发育与核心营养素

| 妊娠周数 | 胎宝宝器官系统发育 | 需重点补充的营养素 | 食物来源 |
|---|---|---|---|
| 第13~16周 | 骨骼正在迅速发育，能做很多动作和表情了 | 钙、磷、维生素D、维生素$B_1$、维生素$B_2$、维生素$B_{12}$、维生素A | 胚芽米、麦芽、酵母、牛奶、动物肝脏、蛋黄、胡萝卜、豆制品 |
| 第17~18周 | 循环系统、泌尿系统开始工作，肺部发育，听力形成 | 蛋白质、钙、铁、维生素A | 牛奶、蛋、肉、鱼、豆类、黄绿色蔬菜 |
| 第19~20周 | 开始形成视网膜，对强光有反应，大脑功能分区 | 蛋白质、亚油酸、钙、磷、维生素A | 肝、蛋、牛奶、乳酪、鱼、黄绿色蔬菜、坚果 |
| 第21~24周 | 视网膜形成，乳牙的牙胚开始发育 | 钙、磷、维生素A、维生素D | 肝、蛋、牛奶、乳酪、黄绿色蔬菜 |
| 第25~26周 | 听力发展，呼吸系统正在发育 | 蛋白质、钙、维生素D | 蛋、牛奶、海产品、豆类、鱼、红绿色蔬菜 |
| 第27~28周 | 外生殖器官发育，听觉神经系统发育完成，脑组织快速增殖 | 蛋白质、维生素A、B族维生素 | 肝、蛋、牛奶、乳酪、黄绿色蔬菜、鱼 |

## 孕中期每日食谱推荐

| 餐次 | 用餐时间 | 推荐食谱 |
|---|---|---|
| 早餐 | 7：00~8：00 | 小米粥1碗，鸡蛋1个，肉饼1块 |
| 加餐 | 10：00 | 牛奶250毫升 |
| 午餐 | 12：00~13：00 | 猪肝西红柿面1碗，花生米1份 |
| 加餐 | 15：00 | 香蕉1根 |
| 晚餐 | 18：00~19：00 | 米饭1碗，萝卜炖牛肉1份，清炒菠菜1份，豆腐青菜汤1碗 |
| 加餐 | 21：00 | 藕粉1小碗 |

## 孕中期健康饮食宜忌

### ● 准备点健康零嘴

早孕反应即将过去，孕妈妈的食欲会增加，经常会感到饥饿，总想吃东西，这是正常的。这时候，胎宝宝的身体大部分已构造完成，接下来就会进入全速发育阶段，需要大量能量。孕妈妈这时候可以准备点健康的小零食。适合孕期食用的零食一类是新鲜水果，如苹果、香蕉、葡萄干等；也可以准备些核桃、板栗、腰果、杏仁等坚果。

但是，坚果含脂肪量较高，吃多了容易发胖或影响食欲，不能多吃。还应备一些抗饿的食物，如全麦面包、苏打饼干、高纤饼干等，在两次正餐中间吃，补充能量。

## ● 补充膳食纤维，防治便秘

现在，孕妈妈的体重在稳步增加，应该多吃一些富含膳食纤维的润肠食物，来缓解子宫增大压迫直肠所形成的便秘。

膳食纤维可以增强自身的免疫力，促进消化，由此为胎宝宝提供更充足的营养来源；而且膳食纤维还有降低胆固醇、降低血压、预防糖尿病等功效，孕妈妈摄入足够的膳食纤维，可以有效地预防妊娠并发症的发生；另外，孕妈妈合理补充膳食纤维，还可以起到通便、利尿、清理肠胃的作用。

但是需要注意的是，如果患有胃肠及消化道疾病，则不宜多食富含膳食纤维的食物。

## ● 这样合理补充膳食纤维

建议孕妈妈膳食纤维每日总摄入量20~30克。

一般情况下，人们每日从膳食中摄入8~10克膳食纤维（相当于摄入500克蔬菜、250克水果）。

富含膳食纤维的食物包括：谷类（特别是一些粗粮）、豆类及一些蔬菜、薯类、水果等。目前也有一些膳食纤维含量高的保健食品上市，特别是一些可溶性膳食纤维，由于食用非常方便，体积小，无异味，是较好的保健食品。

## ● 补足促进甲状腺发育的碘

在孕14周，胎宝宝的甲状腺开始起作用，自己制造激素。碘对甲状腺有重要的调节作用。孕妈妈如果摄入碘不足，会导致胎宝宝的甲状腺功能低下，身体发育迟缓，还会影响中枢神经系统，尤其是大脑的发育，所以，孕妈妈一定要注意碘的摄入。

食用盐中一般都加入了碘，常人正常吃盐就可以补充足够量的碘，但孕妈妈在孕期不宜多吃盐，需要控制在5克以下。所以需要再吃些含碘丰富的食物。并每天可摄入150微克碘化钾，以补充食物摄入碘的不足。

含碘丰富的食物一般都是海产品，如鱼类、贝类、海藻等，孕妈妈每周可吃2次海产品。

## ● 体重超标这样吃

体重超标的孕妈妈要考虑减少碳水化合物的摄入，用蔬菜和水果来补充。为预防碳水化合物摄入过度，孕妈妈可以在进餐时先进食蔬果，将碳水化合物含量丰富的谷类等食物放到后面。此外，不要吃太多的甜食。但是，体重超标的孕妈妈千万可不能用节食的方法控制体重，否则对妈妈宝宝的健康都不利。

## ● 体重不达标这样吃

孕妈妈若体重不达标，各类营养素都要适当均衡地增加摄入量。如果孕妈妈食量较小，可以减少些蔬果的摄入，以碳水化合物和蛋白质补充。另外，要增加一些零食，坚果和牛奶都是不错的选择，还可以喝些孕妇奶粉。实在吃不下饭的孕妈妈需要遵医嘱补充药用维生素、微量元素及宏量元素等。但是，体重不达标的孕妈妈千万不要靠吃甜食来增重哦。

## ● 这样让钙质的吸收利用达到最大

少量多次补钙。人体吸收钙能力有限，如一次性摄入过多，钙来不及吸收就会被排出体外，不但浪费，还会造成身体的负担。钙片选择剂量小的，并且每天分2~3次服用；牛奶分2~3次喝，补钙效果就可以大大提高。

选择合适的补钙时间。血钙浓度在后半夜和早晨最低，睡前半小时补钙能提高吸收率，最好喝鲜牛奶。

### ● 补铁防妊娠贫血

铁能够参与血红蛋白的形成，从而促进造血。孕妈妈如不注意补铁，会引起缺铁性贫血，很容易导致早产、宝宝体重低及生长迟缓等。

怀孕期间，需铁量会增加。在孕4～6个月，平均每日应摄入25毫克；孕7～9个月，平均每日应摄入35毫克；产前和哺乳期，平均每日应摄入25毫克。

食物中，动物肝脏、动物血、瘦肉、海带、紫菜、木耳、红糖、丁果、蛋、豆类、桃、梨、葡萄、菠菜、芹菜等水果和蔬菜中都含有丰富的铁质，孕妈妈适宜常食。此外，芝麻、花生、核桃等坚果类，对孕妈妈补铁健身也极为有益。

### ● 补碘让宝宝更聪明

碘是参与甲状腺"工作"的重要微量元素，能促进蛋白质的生物合成以及宝宝的生长发育。此外，碘还能促进宝宝的智力发育和机体生长。孕妈妈在怀孕期间，碘的需求量增加，如果没有及时补充，很容易造成碘缺乏。

孕妈妈为了自身的健康和宝宝的正常发育，一定要重视补碘，特别是处在缺碘地区的孕妈妈更要多吃富含碘的食物。在食物中，海带、紫菜、鱼肝、海参、海蜇、蛤蜊等海产品含碘量比较高。此外，山药、大白菜、菠菜、鸡蛋等也含有较多的碘。目前推荐孕期每天正常饮食基础上再补碘150微克，补充剂型最好为碘化钾。

补钙的时候，尽量避免和碱性食物、富含铅的食物同食，否则会影响人体摄入钙元素的能力。

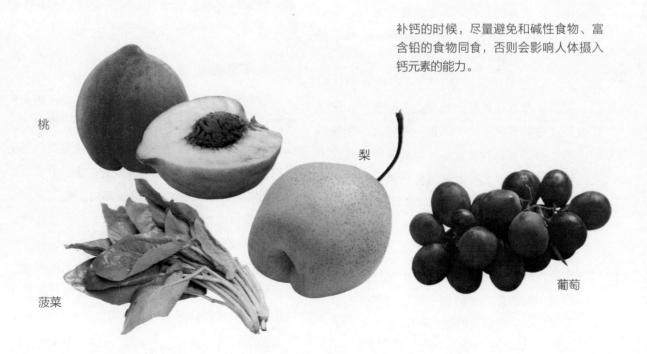

桃

梨

菠菜

葡萄

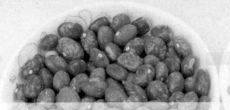

### ● 补硒对孕妈妈预防高血压有益

硒是一种微量矿物质，能维持心脏的正常功能。据调查，硒可以降低孕妈妈的血压，消除水肿，清除血管中的有害物质，改善血管症状，预防和治疗妊娠高血压疾病。

孕妈妈的血硒含量会随着孕期的进程逐渐降低，分娩时降至最低点，有流产、早产等妊娠病史的女性，血硒含量要明显低于无此病史者。由此可见，孕期补硒很重要。

**硒的来源**

含硒丰富的食物有动物肝脏、海产品（如海参、鲜贝、海带、鱿鱼、龙虾、海蜇皮、牡蛎、紫菜、魔芋等）、猪肉、羊肉、蔬菜（如西红柿、南瓜、大蒜、洋葱、大白菜、菠菜、芦笋、西蓝花等）、大米、牛奶和奶制品以及各种菌类。

### ● 妊娠糖尿病要避免高糖饮食

孕妈妈如果有妊娠糖尿病，是高危妊娠，需要严格控制血糖。预防妊娠糖尿病，最基本的就是少吃高糖食品。

喜欢吃甜食的孕妈妈尤其要注意忌口，高糖的蛋糕、面包、糖果、含糖量高的水果都不能多吃。

另外，需要提醒的是，现在有的食物如面包、蛋糕、零食等虽然都宣称是无糖食品，但其实这些食物并不是无糖，而是没有添加精制糖，如蔗糖、蜜糖等。制作这些食物的面粉都是碳水化合物，进入身体后可以升高血糖值。所以，不能看见"无糖"就无所顾忌地多吃这类食品。

### ● 要限制盐分的过量摄入

孕妈妈的饮食应清淡低盐，少吃盐。但不可过分忌盐，因为如完全忌盐，容易导致体内钠不足，同样会影响孕妈妈的健康和胎宝宝的发育。

孕妈妈每天的盐摄入量应以5~6克为宜。如已经吃了一些如火腿、咸鱼等含盐的加工产品，需要适当减少食盐的量。如果孕妈妈患有严重水肿、高血压等疾病需要忌盐，每天吃盐不得超过2克。孕妈妈如果一直口味比较重，就难以适应低盐食品。可以在饭菜中适当增加一些不含盐的提味物质，如新鲜番茄汁、无盐醋渍小黄瓜、柠檬汁、醋、无盐芥末、香菜、洋葱、香椿、肉豆蔻等提高饭菜香味。

### ● 忌长期采用高脂肪饮食

怀孕期间，孕妈妈肠道吸收脂肪的功能增强，血脂相应升高，体内脂肪堆积也增多。孕期能量消耗较多，而糖的储备减少，这对分解脂肪不利，会因为氧化不足而产生酮体，引发酮血症，出现尿中有酮体、严重脱水、唇红、头昏、恶心、呕吐等症状。

孕产科专家认为，脂肪本身不会致癌，但如果长期多食，容易使大肠内的胆酸和胆固醇浓度增加，这些物质的蓄积容易诱发结肠癌。同时，高脂肪食物容易促进催乳激素的合成，诱发乳腺癌，这对孕妈妈和胎宝宝的健康都不利。

### ● 不要滥服滋补药品

有的孕妈妈常常买回来许多滋补药品，如人参蜂王浆、鹿茸、鹿胎胶、鹿角胶、胎盘、洋参丸、蜂乳、参茸丸、复合维生素丸和鱼肝油丸等，长期服用，希望借此让胎宝宝健康发育。实际上，孕妈妈滥用补药弊多利少，容易造成不良后果。

孕妈妈应以食补为主。胎宝宝生长发育需要供给的是蛋白质、脂肪、糖、矿物质和多种维生素，这些物质在各种营养丰富的食物中存在着。孕妈妈要吃得好、吃得健康、吃得营养，这是体质虚弱的孕妈妈养胎的明智举措。

# 补钙饮食

## 水晶虾仁

材料：虾仁300克，鲜牛奶、鸡蛋清各50克。

调料：淀粉、料酒各5克，盐3克。

做法

1.虾仁洗净，挑去虾线，加上盐、淀粉、料酒腌渍15分钟。

2.牛奶、鸡蛋清、淀粉、盐和腌虾仁同放碗中，充分搅拌均匀。

3.锅置火上，放油烧热，倒入拌匀的牛奶、虾仁，用小火翻炒。

4.炒至牛奶刚熟，凝结成块，起锅装盘即可。

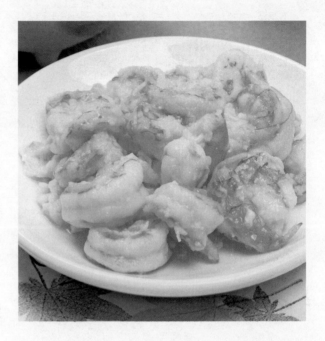

## 冬瓜虾仁汤

材料：冬瓜300克，虾仁50克。

调料：盐4克，鸡精1克，香油、鱼高汤各适量。

做法

1. 冬瓜去皮、去瓤，洗净，切小块；虾仁去除虾线，洗净。

2. 汤锅置火上，倒入鱼高汤大火煮沸，放入冬瓜块，大火煮沸，转小火煮至冬瓜熟烂，加入虾仁煮熟。

3. 加入盐、鸡精调味，淋入香油即可。

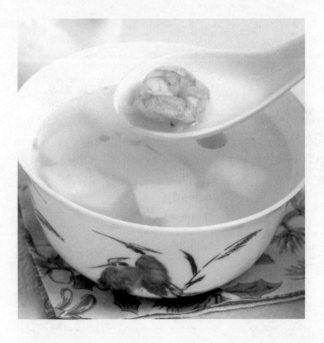

# 准爸爸对孕中期妻子的照顾

## 呵护好身体各种疼痛的妻子

到了孕中期，孕妈妈会觉得全身都不舒服和疼痛。准爸爸要抽出时间和精力伸出爱的双手，陪陪妻子，为她按摩、做饭、讲笑话等，让胎宝宝多感受到爸爸的存在。

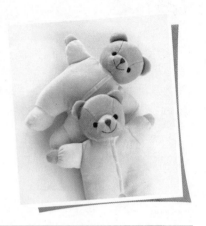

## 为妻子按摩腹部、腰部、腿部等

腰背疼痛、腿脚抽筋是孕晚期经常出现的状况，准爸爸应在每晚睡前或闲暇时间，帮妻子进行按摩，缓解孕妈妈的不适。

宝宝5个月大了，孕妈妈的负担加重了，准爸爸要帮孕妈妈做一些力所不能及的事，如提重物、弯腰拾东西等。当然，跟孕妈妈交流、一起感受胎宝宝也是不能忽视的哦。

## 一起去做定期检查

抽时间配妻子一起去医院做产检，不仅能了解妻子的妊娠情况、亲耳听医生讲解注意事项，还可以将不清楚的问题直接向医生询问。在妇产科的候诊室或走廊里等待就诊的时间，也是一种奇妙的人生体验。

## 珍惜两人时光

再过一段时间，宝宝就出生了，二人世界的日子即将结束。因为在一段时间内需要给宝宝哺乳，没有办法一起去看电影、听音乐，也不会再有更多的休息时间和假日了。因此，在分娩之前，尽量多抽出时间与妻子待在一起，珍惜这些宝贵的时光。

## 留意孕妈妈的行动安全

孕中期，孕妈妈的腹部向前凸出，看不到脚下，准爸爸要更加留意孕妈妈的行动安全。去做产检和进行产前培训的时候，准爸爸要全程陪护，给孕妈妈和胎宝宝足够的关爱，让妻子更加安心、更加幸福地孕育胎宝宝。

## 多与妻子交流

孕妈妈活动越来越不方便，交际的机会也比较少了，也许这会让孕妈妈产生孤独感。准爸爸千万不要冷落了妻子。多陪伴妻子，与她谈谈心，商量一下关于分娩的一些事情，例如选择哪种分娩方式，在哪家医院进行分娩等，这些都是萦绕在孕妈妈心中容易造成困扰的问题，两个人应该一起面对。

## 扮演好爸爸的角色

这个月，胎宝宝已经有成人头一样大小了，各个重要器官已经分化发育完成。准爸爸从现在就开始进入"爸爸"的角色吧！下班早点回家，陪妻子吃晚饭，跟胎宝宝说说话，感受一家三口的其乐融融。

## 要多注意孕妈妈的饮食健康

因为胎宝宝生长发育迅速，对各种营养素的需求就更大，孕妈妈食欲大增，准爸爸要在以前的基础上加几个菜，不过，要注意监督孕妈妈不要吃得太多，体重增长过快对孕妈妈和胎宝宝都没有益处。

## 帮孕妈妈洗澡

随着怀孕月龄的增加，洗澡时也会有所不便，而且出现滑倒的可能性较大，准爸爸也要帮助孕妈妈洗澡了。

## 将室内的温度控制在20℃～22℃

温度如超过25℃会让人感到烦躁不安、精神不振、头昏脑涨；如低于10℃会使人懒于活动，出现精神抑郁，对胎宝宝的生长发育不利。

## 将室内的湿度调节为50%左右

房间太干燥，会感觉口干舌燥、喉痛、流鼻血或便秘等；湿度过高，房间内的衣被容易发潮，可能引起皮肤过敏、肢体关节酸痛、水肿等，甚至还会导致消化功能失调。

## 及时除螨灭蟑

螨虫的分泌物容易引起过敏性哮喘、过敏性鼻炎和虫咬性皮炎等疾病，蟑螂能携带的细菌病原体有40多种，严重危害孕妈妈和胎宝宝的健康。螨虫在地毯、枕巾、浴室的湿毛巾和屋子角落的灰尘里等地栖息着，准爸爸要认真打扫和清洗这些地方。

## 延迟房屋装修

装修材料中有甲醛、苯、氨等有害物质，易损害孕妈妈和胎宝宝的健康。因此，孕期最好不要装修房子。如需要装修，要选择环保、无污染的材料。装修后要闲置3个月再入住。入住前最好能请环保机构检测空气质量，保证家人的健康。

## 负担起外出采购的任务

超市和商场人多拥挤，孕妈妈拖着沉重的身体实在是不便，准爸爸应该担负起采购的任务。采购之前，孕妈妈可以列出清单，说明要采购东西的品牌、款式、型号、大概价格等，以免买得不合适。

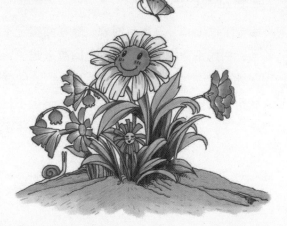

# 孕8月（第29～32周）
## 易发生早产

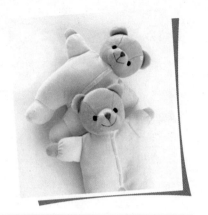

从现在开始，孕妈妈需要每两周进行一次定期检查。这也是分娩临近的信号，一切都需要小心谨慎。胎宝宝会对光线做出反应了，肺部与消化器官几乎都已经形成，每天都有新的变化。

## 本月记录

| 29周 | 胎宝宝身长26厘米，体重约1.25千克 |
|---|---|
| 30周 | 胎宝宝身长27厘米，体重约1.35千克 |
| 31周 | 胎宝宝身长28厘米，体重约1.6千克 |
| 32周 | 胎宝宝身长29厘米，体重约1.8千克 |

## 我们的宝宝长得怎样了？

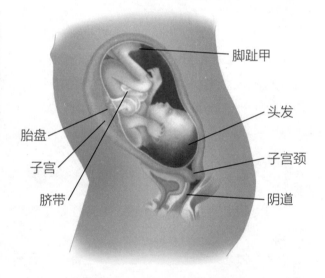

胎宝宝已经基本长成，充满了整个子宫。

### ● 会眨眼的宝贝儿

胎宝宝的肌肉和肺正在继续成熟，胎宝宝的大脑中正在生成着数十亿神经元细胞。为了容纳大脑的发育，胎宝宝的头部也在增大，胎宝宝的营养需求比以往增加了许多。所以，需要妈妈补充大量的蛋白质、维生素、叶酸、铁及钙，以获取全面的营养支持。胎宝宝现在已经有睫毛了，说不定此刻胎宝宝正在眨眼睛呢。

### ● 告别皱巴巴的外形

胎宝宝被0.85升羊水包围着，随着胎宝宝不断长大，妈妈子宫中的"富余"空间越来越少，所以羊水也会减少。胎宝宝的皮下脂肪继续增长，胎宝宝的皮肤也变得光滑、细嫩，再也不是皱巴巴的了，如果胎宝宝发育正常的话，胎宝宝

应该已经对声音会有所反应。现在已能够分辨出光亮和黑暗了，胎宝宝甚至能够来回地追随光源，和光线"捉迷藏"了。胎宝宝在这个时候的胎动会逐渐减少。

### ● 男女特征发育

如果是男宝宝，睾丸此刻正在向阴囊下降；如果是女宝宝，阴蒂已经很明显了。

### ● 会看、会听、能记忆的小天才

胎宝宝能够把头从一侧转向另一侧了。胎宝宝的皮下脂肪明显增多。胎宝宝在最近几周积蓄的脂肪层还会让胎宝宝的小胳膊和小腿都变得丰满起来。

胎宝宝的骨骼、肌肉和肺部发育日趋成熟。胎宝宝大脑的发育也非常迅速，已经有了思考、感受、记忆事物的可能性了。

此时胎宝宝的眼睛时开时闭，能够区分光明和黑暗，甚至能较长时间地跟踪光源了，胎宝宝的眉毛和睫毛也变得更加完整。

### ● 头朝下做最后的冲刺

胎宝宝的手指甲和脚指甲已经完全长出来了。胎宝宝全身的皮下脂肪更加丰富，皮肤也不再又红又皱了，身体开始变得圆润，看起来更像一个婴儿了。

现在胎宝宝的头骨很软，还没有闭合，这是为了在出生时能够顺利通过产道，但胎宝宝身体其他部位的骨骼已经很结实了。

胎宝宝身体的各个器官继续发育完善，呼吸系统和消化系统发育已经接近成熟。胎宝宝的身体长大许多，现在已经占据了妈妈子宫里很大的地方，狭窄的空间使胎宝宝的活动水平大打折扣，胎宝宝已经不能够再像以前那样在妈妈的肚子里施展手脚了，胎宝宝胎动的次数会比原来少，动作也有所减弱。

## 妈妈的身体会发生什么变化?

### ● 不规则宫缩出现

从现在开始，孕妈妈正式进入孕晚期。这一阶段孕妈妈的体重将增加5千克左右，时常会觉得肚子一阵阵发硬、发紧，这是不规则宫缩，不

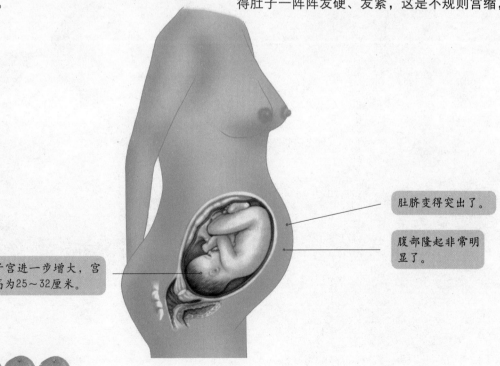

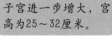
子宫进一步增大，宫高为25～32厘米。

肚脐变得突出了。

腹部隆起非常明显了。

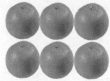
孕8月末期，胎宝宝的身长为41~44厘米，体重为1600~1800克，约为6个橙子的重量。

必紧张。不过，孕妈妈不要走太远的路，站立的时间也不要过长。这时孕妈妈会感觉疲劳，行动不便，食欲也会因胃部不适而有所下降。不过孕妈妈还是要适当活动。

### ● 身子更沉了，呼吸更困难了

孕妈妈会感到身子越发沉重，呼吸困难，力度不大的一个动作都可能会让孕妈妈喘不上气来，吃饭后更觉胃部不适。这是因为此时孕妈妈的子宫底约在脐上三指，子宫的顶部已经上升到横膈膜，而胎宝宝、胎盘和子宫还将继续增大。孕妈妈的行动越来越吃力，所以行动时要更加小心。孕妈妈要注意休息，条件允许的话，最好能睡个午觉，这对缓解以上症状是最有效的。

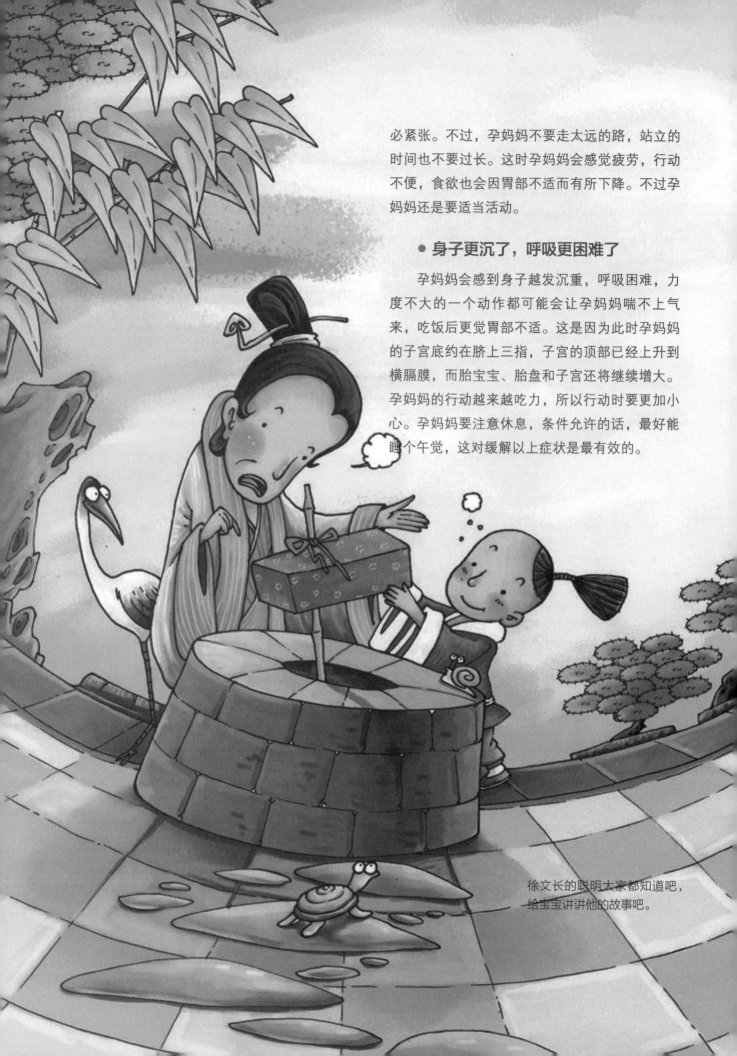

徐文长的聪明大家都知道吧，给宝宝讲讲他的故事吧。

## 本月定期检查

- 检查子宫大小与高度
- 检查皮疹、静脉曲张、水肿等项目
- 体重与血压检查
- 验尿
- 如有必要，检查血色素及血细胞比容
- 检查你的饮食习惯，必要时，与医生讨论下你的体重变化
- 听胎宝宝的心跳
- 必要时，可通过超声波了解胎宝宝发育情况
- 如果你的主治医生认为有必要，会建议你在第7~8个月，每两周做一次产检
- 与医生讨论你的感受和关注的问题

## 本月胎教

### ● 讲故事，给宝宝传达各种各样的信息

胎宝宝的神经细胞逐渐成熟，记忆力增强了，听力更加完善，能够明确地区分声音的强弱高低了。胎宝宝根据妈妈的声音强弱，能够感知妈妈的情绪。此外，胎宝宝还会区别家里不同人的声音，并有不同的反应了。

在讲述卡通故事时，最好能做到绘声绘色。此时，孕妈妈所看到的、听到的、感觉到的一切信息，都会成为胎教的内容。因此，孕妈妈应尽量去体验多方面的内容，并及时传递给胎宝宝。

## 孕妈妈健康生活馆

1.这个月，容易有腰酸背痛腿抽筋的毛病，孕妈妈注意多休息。除了走路就不需要运动了。这时，孕妈妈也可能有些健忘，这是正常的，因为除了宝宝你心里已经装不下任何东西了。

2.到了孕晚期，胎宝宝长得特别快，体重一般都是在这个时期增加的。因此，孕妈妈要注意合理饮食，如果营养摄入过多，容易使胎宝宝长得太大，分娩时容易难产，所以要合理安排饮食。

## 完美准爸爸进修课堂

1.准爸爸要给予孕妈妈和胎宝宝更多的关爱。平时多陪陪孕妈妈，和孕妈妈一起去散步、产检、听孕产知识课，这将会给孕妈妈莫大的心理支持，让她更有安全感。

2.包揽下所有的家务活吧，因为孕妈妈即使想做家务也是有心无力，需要更多的精力为分娩做准备。

---

### 孕期便利贴

#### 不宜过早入院待产

理由一：宝贵的医疗资源是有限的，如果每个孕妈妈都过早入院待产，就会加剧已然紧张的医疗设备配制使用情况，这样势必会影响到孕妈妈的生活，因为医院不会像家中那样舒适、安静和方便。

理由二：入院后较长时间不临产，孕妈妈会有紧迫感，特别是看到后入院者一个个都比自己提前分娩，不免心中更加焦躁不安，对胎宝宝也较为不利。

理由三：病房内的不良刺激。孕妈妈住院期间，病房内发生的每一件事都可能会影响到孕妈妈的情绪，这种影响很多时候对孕妈妈来说是不良刺激。

# 孕9月（第33～36周）
## 气喘、尿频等愈发严重

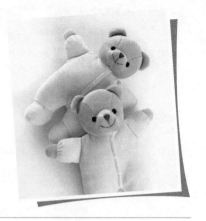

胎宝宝头部的骨骼变得坚硬，手指甲和脚指甲不断生长，皮下脂肪逐渐增多。此时，子宫底高度达到最高，是孕妈妈最为辛苦的时候，会出现气喘、尿频等不适，要及时调节，并开始为胎宝宝的降临做准备了。

## 本月记录

| 33周 | 胎宝宝身长30厘米，体重约2千克 |
| --- | --- |
| 34周 | 胎宝宝身长32厘米，体重约2.28千克 |
| 35周 | 胎宝宝身长33厘米，体重约2.5千克 |
| 36周 | 胎宝宝身长34厘米，体重约2.75千克 |

## 我们的宝宝长得怎样了？

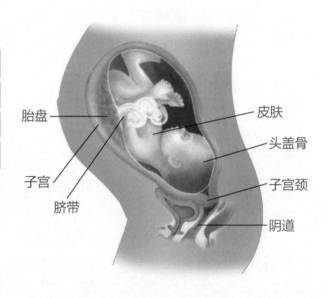

感觉系统发育成熟，一有声音就会侧耳倾听。

### ● 长出了一头胎发

胎宝宝变得红润起来，不再像以前那样皱巴巴的，像个干瘪的小老头。如果正常的话，胎宝宝已长出了一头胎发，即使胎宝宝出生后头发稀少，也没关系，因为这与胎宝宝将来头发的多少并无关系，所以爸爸妈妈不必太在意。

### ● 男宝女宝性别特征更明显了

胎宝宝的五官现在都在工作着。到这个月月末，如果胎宝宝是女孩，大阴唇已明显隆起，左右紧贴并覆盖生殖器，这标志着外生殖器发育彻底完成。如果胎宝宝是个男孩，胎宝宝的睾丸很可能已经从腹腔下降到阴囊，但是也有个别的一个或两个睾丸在出生后当天才降入阴囊。妈妈不必为此而担心，因为绝大多数男孩都会是正常的。

### ● 胎宝宝在快速"发福"

这个月一开始，胎宝宝就把主要精力都用在快速增重上，直到出生，胎宝宝在这期间增加的体重占出生体重的一半还多。胎宝宝越发圆润了，胎宝宝的皮下脂肪将会在胎宝宝出生后调节体温，以快速适应子宫外的生活。

### ● 为见爸爸妈妈准备着

本月胎宝宝的头转向下方，头部进入骨盆，这是为见爸爸妈妈做好准备了。但这个姿势并没有完全固定，还有可能发生变化，需要密切关注。胎宝宝的头骨现在还很柔软，而且骨头之间还留有空隙，这种可松动结构可以使胎宝宝的头在经过相对狭窄的产道时有伸缩性，有利于分娩的顺利进行。

### ● 活动幅度减小了

胎宝宝越长越胖，变得圆滚滚的，几乎占据了妈妈子宫的绝大部分空间，所以胎宝宝已经不是在羊水里漂浮着，也不太可能再翻跟斗了，但是胎宝宝仍然在不停地活动着。

### ● 小耳朵足够敏锐了

此时胎宝宝的听力已经充分发育，两个肾脏也已经发育完全，肝脏也能够自行代谢一些废物了。尽管胎宝宝的中枢神经系统尚未完全发育成熟，但是现在胎宝宝的肺部已基本发育完成，如果在此时出生，胎宝宝存活的可能性为90%。除此之外，胎宝宝的指甲长长。

### ● 胎脂开始脱落了

覆盖胎宝宝全身的绒毛和在羊水中保护胎宝宝皮肤的胎脂正在开始脱落。胎宝宝现在会吞咽这些脱落的物质和其他分泌物了，这些将积聚在胎宝宝的肠道里，直到胎宝宝出生。这种黑色的混合物叫做胎粪，它将荣幸地成为胎宝宝出生后尿布上的第一团粪便。

## 妈妈的身体会发生什么变化?

### ● 尿频、腰背痛等不适再度加重

孕妈妈现在会感到尿意频繁，这是因胎头下降压迫膀胱所致。还会感到骨盆和耻骨联合处酸疼不适，以及手指和脚趾的关节胀痛和腰背痛加重等。这些现象标志着胎宝宝在逐渐下降，全身的关节和韧带逐渐松弛，是在为分娩做身体上的准备。

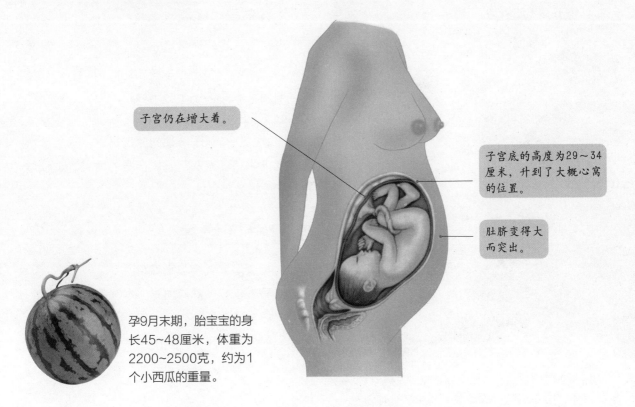

子宫仍在增大着。

子宫底的高度为29～34厘米，升到了大概心窝的位置。

肚脐变得大而突出。

孕9月末期，胎宝宝的身长45~48厘米，体重为2200~2500克，约为1个小西瓜的重量。

有上述症状出现的孕妈妈平时要注重日常保健，并加强监护。例如，腰背疼的孕妈妈要适度锻炼，以增强腰背部的柔韧性。此外，还要注意保暖，睡硬板床或在过软的床垫下垫一块木板，穿轻便的低跟软鞋走路，以及在水中慢慢地游动或泡上10分钟的热水澡等，这些对缓解腰背痛都有一定的帮助；尿频的孕妈妈，若不伴有尿痛及烧灼感就不用太担心，这是正常的生理性症状。但若同时伴有尿痛、血尿等，就极有可能是泌尿系统感染，应及时就医，切不可延误病情。孕妈妈此时还会出现不规则宫缩的次数增多、腹部时常阵发性地变硬变紧、外阴变得柔软而肿胀等生理现象。

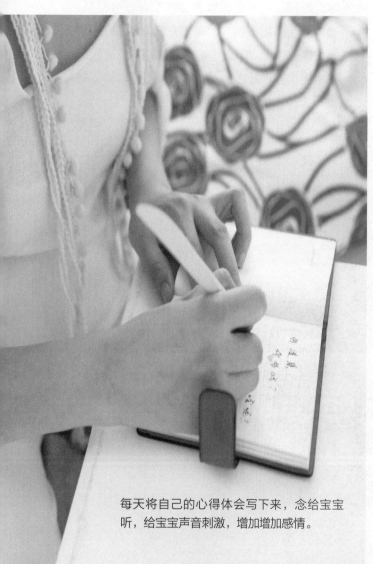

每天将自己的心得体会写下来，念给宝宝听，给宝宝声音刺激，增加增加感情。

### ● 水肿更厉害了

由于下肢静脉回流受阻，本月孕妈妈可能会发现手、脚、脸肿得比以前更明显了，脚踝部更是肿得很高，特别是在温暖的季节或每天的傍晚，肿胀程度会有所加重。此时不要限制水分的摄入量，因为孕妈妈自身和胎宝宝都需要大量的水分。反之，摄入的水分越多，越能帮助孕妈妈排出体内的水分。有水肿加重情况的孕妈妈要注意多休息，控制盐分的摄入。

### ● 腹坠腰酸，行动更为艰难

胎宝宝在不断长大，逐渐下降入骨盆，此时你可能会觉得腹坠腰酸，骨盆后部附近的肌肉和韧带变得麻木，甚至有一种牵拉式的疼痛，使行动变得更为艰难。在有的孕妈妈身上，这种现象可能逐渐加重，并将持续到分娩以后，如果实在难以忍受，可以向医生寻求帮助。

### ● 体重已达峰值

现在孕妈妈的体重增长已达到最高峰，增重为11~13千克，需要每周做一次产前检查，以随时监测胎宝宝在子宫中的情况，必要时可以做一次胎心监护。

同时，从有利于分娩的角度出发，医生会根据胎宝宝的状况以及孕妈妈自身的情况，建议增加营养或适当控制饮食。

## 本月定期检查

- 检查子宫大小与高度
- 检查皮疹、静脉曲张、水肿等项目
- 体重与血压检查
- 验尿
- 如有必要，检查血色素和血细胞比容

- 检查肝肾功能和凝血功能，每周做一次胎心监护
- 检查你的饮食习惯，如有必要，与医生讨论体重的变化
- 听胎宝宝的心跳
- 必要时，可通过超声波看看胎宝宝
- 与医生讨论你的感受和关注的问题

# 本月胎教

## ● 保持平和的心情

胎宝宝的大脑已经发育成熟了，感情也更加丰富了。大脑具备了高等动物的条件，能将复杂的感情和情绪进行潜在的记忆。胎宝宝在妈妈的肚子中能做出花样繁多的表情。为了让胎宝宝的感情更加丰富，妈妈应抱着更幸福的想法去迎接分娩。妈妈如果害怕、吃惊或激动，会妨碍胎宝宝的睡眠，因此需要努力使自己保持平和。

# 孕妈妈健康生活馆

1.需要注意的是，37周前，孕妈妈需要每2周做一次产检，到了37周以后就需要每周做1次产检了。

2.不少孕妈妈可能会发现自己很多东西都没有准备好，即使这样也不必过于着急。现在准备也是来得及的，列好清单一次性采购齐全。

# 完美准爸爸进修课堂

1.孕妈妈处在最后的冲刺阶段，心理和生理上都承受着巨大的压力，身体的不便又使得孕妈妈做很多事情都不如意，懒散又失望。这时候就是准爸爸发挥巨大安慰作用的时候了。

2.准爸爸要学习分娩知识，熟悉孕妈妈的身体变化，消除内心的顾虑，将信心和平静的心态传递给孕妈妈，让孕妈妈轻松、有信心地面对分娩。

---

**孕期
便利贴**

## 决定分娩顺利进行的5要素

1. 孕妈妈的身体状况。孕妈妈身体健康，无异常。

2. 胎宝宝的情况。分娩的顺利与否也取决于胎宝宝大小，胎位及有无畸形。

3. 产道的状况。产道是胎宝宝顺娩的必经之路，由骨产道与软产道两部分构成。其中骨盆构成了骨产道，子宫口、阴道、外阴构成了软产道。这二者的努力扩张才能使胎宝宝顺利通过。其中最重要的是骨盆无异常，因为有时无法预测软产道是否会影响胎宝宝顺娩，这在分娩过程中医生会妥善处理的。

4. 产力情况。产力是指将胎宝宝及其附属物从子宫内逼出的力量，包括子宫收缩力、腹肌及膈肌收缩力和肛提肌收缩力。这取决于孕妈妈的努力和平时的锻炼。

5. 精神因素。分娩时刻即将来临，孕妈妈在喜悦和期盼之余，难免会有恐惧和担忧，再加上宫缩可能会让孕妈妈无法很好休息，不思饮食等，这些都会导致宫缩无力，产程延长。因此，孕妈妈本人和准爸爸等周围的亲人都应坚定自然分娩的信心，以轻松愉快的心情看待分娩。

# 孕10月（第37～40周）
## 宝宝马上就降临了

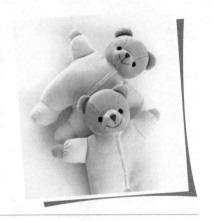

胎宝宝所有的身体器官都已经发育完成，做好出生的准备了。孕36周后，最好每周进行1次产检。由于这个月，胎宝宝随时都有可能出生，因此，平时一定要做好一切准备。

## 本月记录

| 37周 | 胎宝宝身长35厘米，体重约2.95千克 |
|---|---|
| 38周 | 胎宝宝身长35厘米，体重约3.1千克 |
| 39周 | 胎宝宝身长36厘米，体重约3.25千克 |
| 40周 | 胎宝宝身长37~38厘米，体重约3.4千克 |

## 我们的宝宝长得怎样了？

### ● 胎宝宝足月了

恭喜胎宝宝吧！ 本月胎宝宝已经完全入盆，到这月末，胎宝宝就可以算是足月的宝宝了——这意味着胎宝宝现在已经发育完全，为子宫外的生活做好了准备。

### ● 临近出生，加紧练习

胎宝宝已经胖起来了，昔日妈妈那宽敞明亮的"小房子"对于现在的胎宝宝来说已经不够用了，所以有时胎宝宝会整个蜷缩起来像个小球一样，头朝下，变成准备出生的姿势。

这时候，妈妈会因为胎宝宝的入盆而对胎宝宝活动的次数及强度感觉不如以前明显。殊不知，胎宝宝丝毫也没有闲着，胎宝宝要在这最后的几周里，抓紧时间加紧练习吸吮、呼吸、眨

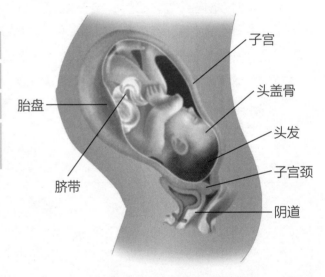

子宫
头盖骨
头发
子宫颈
阴道
胎盘
脐带

活动空间变小，动作变得相当迟钝了。

眼、踏步、转头、吮拇指、握拳、手指交叉紧握等在胎宝宝亮相于这个世界时需要的各种动作。本月胎宝宝的器官已经完全发育，并各就其位，胎宝宝的肺部和大脑已经足以发挥功能了，但是它们将在胎宝宝的整个童年时期继续发育。

### ● 胎宝宝安静了许多

胎宝宝已经准备好来到这个世界上了！胎宝宝的脂肪层正在加厚，这会帮助胎宝宝在出生后控制体温。一般情况下，男孩往往比女孩略重一些。这一周胎宝宝身体的各器官都已经完全发育，并各就其位了。胎宝宝的外层皮肤正在脱

落，取而代之的是下面的新皮肤。胎宝宝的活动越来越少了，安静了许多，不过请妈妈不要担心，这主要是因为胎宝宝的头部已经固定在骨盆中了，正在为分娩做最后的准备呢!

### ● 胎宝宝随时都会来"报到"

此时，胎宝宝和新生宝宝已经没有什么区别了，胎宝宝身体上的皱纹已消失，皮肤呈现淡红色，肉乎乎的，可爱极了。随着时间一天天过去，胎宝宝还会不停地长大，胎宝宝的指甲和头发也会继续生长。"变形金刚"头颅骨还没有连接在一起，在分娩时它会被挤压，从而变形或被拉长，以便顺利地通过产道。这种状况一直会保持到胎宝宝出生。妈妈如若不信，在胎宝宝出生后的一年或更长时间内，都可以在胎宝宝的头上

摸到这些柔软的部位——囟门。

胎宝宝绝大多数器官都成功地完成了自己的"使命"，只有肺还没有最后"定型"，这要等到胎宝宝出生后几小时之内才能建立起正常的呼吸模式。现在，一切准备就绪了，胎宝宝随时都会出来"报到"，爸爸妈妈，你们做好准备了吗?

## 妈妈的身体会发生什么变化?

### ● 身体更加沉重，胃口似乎好起来

孕妈妈的肚子会越来越大，感觉身体更加沉重，动作也越发笨拙费力，子宫底的高度为32~35 厘米。孕妈妈会觉得突出的腹部逐渐下坠，这是因为胎儿的先露部分开始下降至孕妈妈的骨盆，即通常所说的"入盆"，是在为分娩做

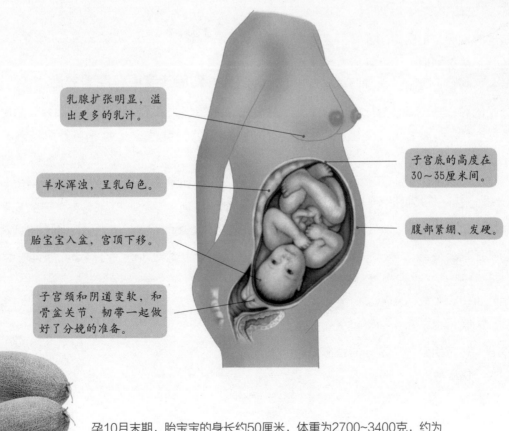

乳腺扩张明显，溢出更多的乳汁。

子宫底的高度在30~35厘米间。

羊水浑浊，呈乳白色。

腹部紧绷、发硬。

胎宝宝入盆，宫顶下移。

子宫颈和阴道变软，和骨盆关节、韧带一起做好了分娩的准备。

孕10月末期，胎宝宝的身长约50厘米，体重为2700~3400克，约为2个哈密瓜的重量。

准备。因胎宝宝位置的降低，孕妈妈胸部下方和上腹部变得轻松起来，对胃的压迫变小了，胃口也跟着好了起来，但是行动却日益困难，同时不规则宫缩频率增加，小便次数也在增加。

### ● 仍感觉不适，对分娩有焦虑

孕妈妈还是会觉得不舒服，平时要注意小心活动，避免长期站立等。孕妈妈现在既盼望快点与小宝宝见面，又害怕分娩的疼痛，担心自己是不是真的能够挨过分娩的阵痛。为此，可能会出现紧张、烦躁、焦虑等负面情绪，这都是正常现象，相信有准备的你应该很快就可以调整过来。

孕妈妈要适当活动，充分休息，还要密切关注自己身体的变化，一出现临产征兆，就要入院待产。

### ● 为了宝宝，要吃好睡好

虽然这时候胎宝宝安静了许多，但是孕妈妈不舒服的状况会更加明显，几乎所有的孕妈妈现在都会感到心情极度紧张，或是对分娩的焦虑，或是对分娩的种种期待。但是你能做的唯有吃好睡好，放松心情。此外，尤其要注意观察是否有临产迹象。

### ● 日夜守候，只为那一刻

正所谓"万事俱备，只欠东风"。到了分娩期，一切都已准备妥当，孕妈妈要做的就是静静地守候，等待那一激动人心时刻的到来。这期间，你仍然可以对你的小宝宝施以最本能的爱抚或对他喃喃细语，因为对于他来说，你就是整个宇宙的中心，你将给他一个最好的生命之初，让他拥有健康、快乐的未来。

## 本月定期检查

- 检查子宫大小与高度
- 子宫触诊来确定宝宝的位置
- 如有必要，进行内诊
- 测量体重与血压
- 如有必要，用超声波确定胎宝宝的大小和位置及羊水量
- 验尿
- 每周一次胎心监护
- 讨论分娩开始后，什么时候该到医院
- 讨论真假分娩征兆的区别
- 讨论哪些迹象表明分娩正式开始了
- 讨论下什么时候该到产房或医院
- 讨论你的分娩计划
- 和医护人员讨论你的感受和关注的问题

## 本月胎教

### ● 对胎宝宝说些期盼的话

胎宝宝已经发育成熟了，做好了随时跟爸爸妈妈见面的准备了，就等着离开妈妈子宫的时刻。胎宝宝的感情和反射神经更加敏感了。因此，孕妈妈准爸爸这个月可以多跟胎宝宝说一些盼望相见面的话。此时，更为重要的是要克服对分娩的恐惧感，经常抱着轻松的心情进行冥想，多了解点分娩的知识，有助于克服分娩恐惧。

## 孕妈妈健康生活馆

1.有的孕妈妈会比预产期提前或推迟2周分娩，这都是正常的，不必要过于紧张。

2.由于有早产的可能，所以应做好一切准备，带好去医院的物品：保暖厚袜子、睡衣、外衣、喂奶大罩衫、内衣内裤、哺乳胸罩、卫生巾、拖鞋、洗漱用具、润口糖、小食品等。

## 完美准爸爸进修课堂

1.在这最后的时刻，孕妈妈难免会有紧张的情绪，甚至会对未来的分娩感到恐惧，这时就需要准爸爸给予孕妈妈更多的鼓励和勇气，让孕妈妈放轻松。

2.准爸爸要随时和孕妈妈保持联系，确保在孕妈妈需要的时候第一时间来到孕妈妈的身边。

### 孕期便利贴

#### 减轻产前焦虑

对策1：正确认识其危害性孕妈妈的心理状态会直接影响到分娩过程和胎宝宝的健康状况。孕妈妈产前焦虑易造成产程延长、新生宝宝窒息、产后发生围产期并发症等不良后果。焦虑会使孕妈妈肾上腺素分泌增加，导致代谢性酸中毒，引起胎宝宝宫内缺氧。焦虑还可引起自主神经紊乱，导致生产时宫缩无力而造成难产。

对策2：学习分娩知识，增进了解孕妈妈要主动学习有关分娩的知识，纠正对生产的错误认识，增加对自身的了解，增强生育的自信心。要知道，你知道得越多就越不担心。

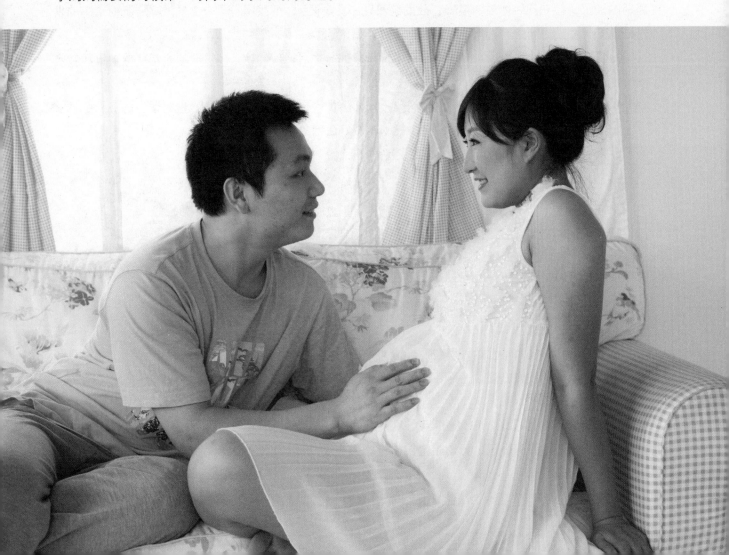

# 孕晚期的不适症状&应对措施

## 分清危险信号与分娩信号

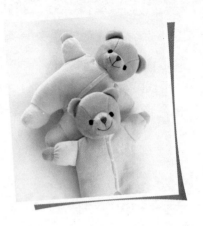

孕晚期很多令人烦恼的不适症状，大部分是孕妈妈的腹部日渐隆起压迫所引起的，或者是分娩临近的信号。其中，有鸡毛蒜皮的小问题，也是有可能引起早产的大问题，需要尽可能仔细地分析。

## 患上妊娠糖尿病怎么办

患上妊娠糖尿病的孕妈妈，尽管有一部分人分娩后还存在糖耐量异常的现象（但是没有达到糖尿病的标准），但大部分产妇随着分娩的结束，胎盘排出体外，血糖也会恢复正常。

不过需要注意的是，妊娠期发生糖尿病的女性，成为隐性糖尿病患者的可能性极大，因此重视妊娠期的调整，控制产后体重的增长，鼓励纯母乳喂养6个月，继续喂养到1~2岁，对降低糖尿病的发生概率有着重要的意义。

只要配合医生的治疗，并按照下面的建议积极进行生活调理，绝大多数孕妈妈都能给自己和宝宝一个健康、安全的未来。

饮食均衡，营养全面，控制热量和糖分摄入，少食多餐，增加膳食纤维。进行适当的户外运动。

配合医生，按照要求进行必要的药物控制，做好血糖的自我检测。

保持心情舒畅，认真对待病情，避免无谓的担忧。

## 胎儿臀位如何处理

随着胎龄的增加，胎宝宝在子宫中的位置相对固定了。

为了在孕妈妈分娩时能冲出产道，胎宝宝的头朝向宫颈开口，也就是说胎宝宝正好和孕妈妈的位置相反，孕妈妈站着，胎宝宝倒立着。如果胎宝宝的位置和孕妈妈一样，那就是臀位了。

在以前，科学技术不发达，臀位是造成难产的重要原因。随着产科学的发展，臀位已经不再是导致难产的原因了。一般在妊娠7~8个月之前，胎宝宝臀位不必担心，因为他有可能自己会转过来。如果8个月以后还是臀位，医生会让孕妈妈采取膝胸卧位，帮助胎宝宝转位。如果进入

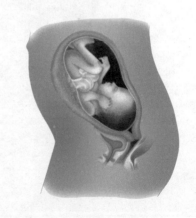

现在宝宝在子宫里的位置应该是头朝下的，如果发现宝宝是头朝上，屁股朝下的话，就要警惕了。

9个月还没有转过来，臀位产的可能性就比较大了。不过就算转不过来，孕妈妈也不必担心，在医生和助产士的帮助下选择合适的分娩方式，会顺利分娩的。

## 胎宝宝头偏大怎么办

有些孕妈妈在做B超的时候，可能会发现胎宝宝的头偏大，于是孕妈妈就会十分担心，害怕胎宝宝出生后是畸形，有些偏激的孕妈妈甚至要终止妊娠。

其实，要知道B超是影像学，虽然能比较客观地反映出胎宝宝的大小，但是却是由B超医生来做判断和测量的，这就会有一定的误差。还有，B超反映的只是胎宝宝的实际大小，而不是根据末次月经计算出来的妊娠周数，这里面也会有一定的误差，所以孕妈妈不必太担心，如果彩超后没发现有畸形的话，就安心养胎吧。

## 如何预防早产

早产是指在孕满28周至孕37周之间分娩，孕妈妈早产的概率占分娩总数的5%~15%。在此期间出生的体重在1000~2499克，且身体各器官未成熟的新生儿，为早产儿。

早产儿的各器官系统尚未发育成熟，因此生存能力弱，容易患上如肺部疾病、颅内出血、感染、硬肿症等疾病，少数可留有智力障碍或神经系统的后遗症。一般胎龄越小、体重越低，死亡率越高。

### ● 哪些孕妈妈容易早产

怀孕年龄小于18岁或大于40岁。

孕前体重过轻或孕前体重超过80千克的。

产后半年内再怀孕的。

曾发生过早产、早发阵痛及妊娠早期或中期流产的。

曾有"子宫颈闭锁不全"现象，或有不良产科病史的。

### ● 预防早产的生活习惯

- 保证充足的休息和睡眠，放松心情，减少压力。
- 进行适当的运动，但不要进行剧烈的运动。孕期从事剧烈的运动会造成子宫收缩，如果身体状态不佳时，要适当地休息。
- 均匀摄入营养丰富的食物，不吃过咸的食物，以免导致妊娠高血压病。
- 不要从事会压近到腹部的劳动，不要提重物。
- 经常清洁外阴，防止阴道感染。怀孕后期绝对禁止性生活。
- 一旦出现早产迹象，应马上卧床休息，并且取左侧位，以增加子宫胎盘的供血量，并尽早就医。

## 孕晚期的疼痛和缓解

| 孕期<br>疼痛部位 | 症状 | 产生原因 | 缓解方法 |
|---|---|---|---|
| 胸痛 | 位于肋骨之间，犹如神经痛，但无确定部位 | 与孕妈妈缺钙、膈肌抬高、胸廓膨胀有关 | 适量补充钙剂可以缓解 |
| 手痛 | 孕妈妈会感觉到单侧或双侧手部阵发性疼痛、麻木，有针刺感，即所谓腕管综合征。多发生在夜间 | 由于怀孕期间分泌的激素，尤其是松弛素引起筋膜、肌腱、韧带及结缔组织变软变松弛累及神经所致 | 睡觉时把双肩垫高，在手和手腕下垫一个枕头，避免牵拉肩膀的动作 |
| 耻骨分离痛 | 孕妈妈会感觉到大腿根部疼痛，其疼痛可延伸到两侧股骨转子，使髋关节无法内收及外展，或造成下背疼痛 | 孕晚期为适应胎宝宝日益增大的需求，耻骨联合分离所致 | 若已经导致韧带拉伤、水肿、行走困难，就必须卧床休息。定期检查，了解耻骨分离情况，加强体育锻炼，增强肌肉与韧带张力和耐受力是有效的预防办法 |
| 外阴痛 | 外阴部肿胀，皮肤发红，行走时外阴剧烈疼痛 | 外阴静脉曲张 | 避免长期站立，避免穿过紧的裤鞋袜，不用过热的水洗浴。局部冷敷可减轻疼痛 |
| 坐骨神经痛 | 腰部以下到腿的位置产生强烈的刺痛感 | 与胎宝宝下降入骨盆，压迫坐骨神经有关 | 选择自己舒适的体位和睡眠方法，避免同一姿势站立过久，尽量不要举重物过头顶 |

## 腹部瘙痒怎么办

孕期腹部瘙痒的原因有很多，如果孕妈妈妊娠明显，那说明是皮肤表面张力比较大，部分肌纤维断裂，局部血液运行欠佳，才造成的瘙痒感，这时应该涂抹防止妊娠纹的药膏，同时要少站立，减少皮肤的张力，增加血液运行。而如果是妊娠期胆汁淤积综合征，也会引起皮肤瘙痒，而且不仅仅是腹部，全身都会瘙痒，这时就应该马上去医院治疗。

## 什么是前置胎盘

正常胎盘附着于子宫体部的后壁、前壁或侧壁。若胎盘附着于子宫下段，甚至胎盘下缘达到或覆盖宫颈内口处，其位置低于胎儿先露部，称为前置胎盘。

如果发现前置胎盘症状，应该马上去医院咨询，问题不大的，根据医嘱卧床休息，如果问题严重的话，就必须终止妊娠。

# 尚未入盆怎么办

进入孕10月了，一般现在这个时候，胎宝宝已经沉入到骨盆中，为顺利出生做好准备了。可是有些孕妈妈在进行产检时会发现，胎宝宝并没有入盆，孕妈妈就会开始惴惴不安了，害怕胎宝宝不能正常分娩。

其实，孕10月胎宝宝还没有入盆的情况，并不少见，并不能说明胎宝宝就不能自然分娩，有些到临产前才入盆的，甚至到了临产时也未能入盆的，最后也能顺利娩出，所以孕妈妈不要惊慌。可以做一些促进入盆的运动。

## ● 爬楼梯

到了孕10月胎宝宝还没有入盆的，医生会建议你去爬楼梯。爬楼梯可以锻炼大腿和臀部的肌肉群，帮助胎宝宝入盆，使第一产程尽快到来。

平时，孕妈妈可以爬单元楼内的楼梯，午后可以找一个小山包走一走。山上草木繁盛，14~16时正是草木释放氧气最强的时候，孕妈妈可以借爬山充氧。

如果觉得累，一定要及时休息。下楼或下山时要留心脚下，注意安全。当然，身边一定要有人陪伴。

## ● 散步

散步是孕晚期最适宜的运动方式，可以让你有机会呼吸到新鲜空气。在妊娠末期，散步还可以帮助胎宝宝下入骨盆，松弛骨盆韧带，做好分娩准备。散步的时候要边走动，边按摩，边和他交谈，和他一起聆听小鸟欢唱，蟋蟀喧鸣。

散步的时间以每次30分钟左右为宜，可分为早晚两次安排，也可早中晚三次，每次20分钟。

散步的地点最好选择环境干净、清幽的地方，远离污染物，不要在公路边散步，汽车尾气会带给你过多的铅。

孕妈妈在散步时，要注意身体的状况，请准爸爸陪同，随时注意是否临盆。

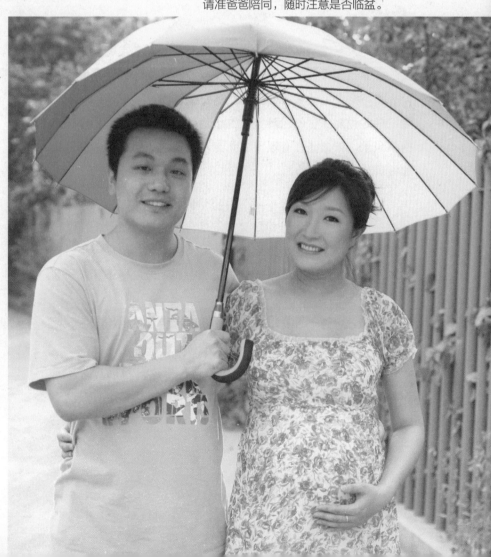

# 分娩必需品一览
## 选好必要物品，做精心准备

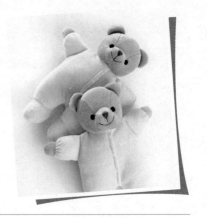

在孕8个月的时候，就应着手为即将出生的宝宝准备必需的物品，那么，需要准备什么，准备多少才合适，让我们来了解下吧。

## 购买前要制订计划

应先将卧具类、衣服类、必需品、沐浴用品，及其他用品等分门别类。然后制订出购买计划。在购买前，还要将需要自己购买的、可以借来使用的、还能继续使用的、也许有人送的等物品，做一个大概分类。

## 考虑分娩的季节

在购买分娩用品时，最重要的是必须考虑宝宝在哪个季节出生，要根据天气是冷还是热，昼夜温差等变化情况来考虑买什么和不需要买什么。秋季，气温变化较大，最好是购买在气温下降时也能保暖的包裹宝宝的小毯子。冬季最好是再厚一点的小毯子。如果是在有暖气的北方，空气会比较干燥，要考虑加湿器一类的物品。

## 不同季节准备分娩物品时的注意事项

**春季分娩时：**这是宝宝出生后最好的季节。选择宝宝的衣物时，不要太厚，质地柔软、长短适中。毛巾、毯子、被子等卧具也不用太厚。

**夏季分娩时：**容易出汗较多。要给宝宝准备棉质衣服、短上衣、淋浴毛巾、手巾、纱布等要准备多一些。

**秋季分娩时：**气候良好的10月初，可以穿短的贴身内衣和长的内衣裤了。到了深秋，天气开始转冷，要套上外套。

### 孕期便利贴

在产前的最后几周里，你会有很多必须在这个阶段要做的事，还要告诉一些该通知的人，所以要提前做好准备，力争做到万全的准备，不要让该做的事情遗留到分娩的那一天。下面是可以提醒你注意的自检备忘录，如果你还是担心自己会忘了什么，可以将这张备忘录放在方便够到的地方，随时把想到的事情添加进去。

把尚未完成的工作做个交接；到医院登记；提前熟悉一下产房；制订分娩计划，并与医生讨论；确定知道什么时候通知医生，什么时候该到医院；准备好小宝宝的全套衣物；为自己购买舒适的衣物：睡衣和哺乳奶罩。

**冬季分娩时：**跟其他季节比较，应更多准备点御寒的物品。作为御寒用的帽子、手套、袜套等，都必须准备着。

## 分娩需要准备的物品一览表

| 妈妈用品 | 新生宝宝用品 |
|---|---|
| 洗漱用品：盥洗用具1套及梳子、浴帽，棉质毛巾3条（分别用于擦脸、身体和下身），小方巾2条（擦洗乳房），小脸盆2个 | 喂哺用品：大、小奶瓶各1个，奶瓶消毒器、吸奶器、奶瓶清洁剂各1个，奶瓶刷1个，配方奶粉1袋或1桶，奶粉用量分格器1个（决定母乳喂养者可不必准备），目前"爱婴医院"是不允许携带这些物品入院的 |
| 衣物：前开襟的内、外衣各2套，棉质内裤4条，棉拖鞋1双，厚棉袜2双，哺乳文胸2件，乳垫、便于哺乳的前扣式睡衣、生理裤，收腹带1条，纸巾、卫生纸及卫生巾若干、产后卫生棉或医用纱布若干，帽子或头巾任选其一 | 婴儿护肤用品：吸鼻器、爽身粉盒、护臀霜、婴儿湿巾、纸尿裤2包或棉质内裤若干条 |
| 吃喝用品：有关餐具（如茶杯、汤匙、饭盒等），矿泉水（带吸管），松软食品（如巧克力或饼干等，以备饿了吃），参茶、果汁、红糖等 | 出院服装：宝宝和尚套、脚套各1套，内衣、袜子、帽子等，软毯或者抱被1条（根据季节准备） |
| 住院证件：户口簿、身份证（夫妻双方）、社会保障卡或生育保险卡、病历及有关产前检查的资料、准生证、住院押金 | 婴儿玩具：床头玩具（这个一定要有，新生宝宝锻炼视力很重要）、摇铃1套（锻炼听力，最好还能带磨牙胶的），黑白图片（锻炼宝宝视力发育） |

其他准备事项：照相机或摄像机（记录好宝宝的第一个瞬间）、保险单、手机、入院登记单、分娩计划（一份或几份）、最喜欢读的书籍或杂志，通讯录（以便第一时间通知亲友喜讯）

# 分娩辅助运动
## 消除分娩紧张

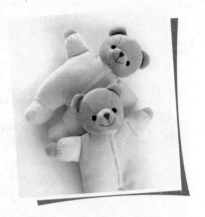

　　一般意义上，我们所说的预产期是按照怀孕40周加以计算的。实际上，预产期只是对宝宝大概出生时间的一种推算，并不是不变的具体日期。通常宝宝会在40周出生，但是也会提前或推后两周，这都是正常的。因此，孕妈妈的分娩准备要有一定的机动性。

　　要知道，绝大多数孕妈妈都是初产，并没有什么分娩经验可以直接拿来借鉴。这就要求孕妈妈提前了解与分娩相关的知识与技巧，以轻松应对即将到来的临产。例如，分娩时肌肉会不自觉地紧张，无形中会导致产程延长。那么，如何消除这种紧张呢？

## 调节分娩心理

　　随着产期的临近，孕妈妈的内心越发忐忑不安，想象分娩时的疼痛，担心分娩的种种不顺利，忧虑胎宝宝是否正常等。甚至对自己的身体过分敏感，以致将一些胎宝宝的蠕动、不规律的宫缩引起的轻微腹痛等正常现象误认为是临产的征兆而过分紧张。其实，这完全没有必要，孕妈妈要坚信，分娩是一个正常、自然的过程，坚信自己能够成功完成这个光荣而神圣的使命。

## 侧卧位放松法

　　孕妈妈侧卧位，上侧手臂在前，下侧手臂伸向后方，上侧腿屈膝向前，下侧腿轻度屈起。不管哪一侧在下，只要感觉舒服即可，或经常改变方向。为了减少下背部的紧张感，孕妈妈在练习时，可以在膝下放一个软垫或叠好的毛毯。该法可使孕妈妈身体的肌肉和关节放松。

### 孕期便利贴

　　从孕28周开始，假宫缩会经常出现。如果孕妈妈较长时间用同一个姿势站立或坐下，会感到腹部一阵阵变硬，这就是假宫缩。其特点是发生的时间无规律，程度时强时弱。临产前，由于子宫下段受胎头下降所致的牵拉刺激，假宫缩会越来越频繁。

# 呼吸法

在消除了产前心理紧张因素后，孕妈妈不妨放舒缓的轻音乐缓解紧张情绪，还可以采取呼吸法来促进分娩，帮助消除分娩时的紧张情绪，缓解分娩时肌肉的过度紧张。

| 呼吸法 | 动作要领 | 作用 |
| --- | --- | --- |
| 浅呼吸 | 仰卧平躺，嘴唇放松，微张口，进行轻而浅地吸气、呼气，二者之间要间隔相等。开始练习时做15秒钟，习惯后持续练习30秒钟 | 缓解腹部紧张，减轻疼痛 |
| 深呼吸 | 仰卧屈膝，由鼻平静吸气，待吸满空气，然后由口慢慢吐出 | 有镇静效果，能使紧张的肌肉完全放松 |
| 短促呼吸 | 仰卧平躺，双手紧握，用尽力量连续做几次短促呼吸 | 集中腹部的力量使胎宝宝的头慢慢娩出 |

# 肘、膝松弛法

孕妈妈肘关节和膝关节用力弯曲，然后伸直并放松。该运动法可以松弛全身肌肉的紧张，稳定情绪，消除肌肉僵硬，防止热量消耗。可在孕晚期每天练习半小时，能收到良好的效果。

## 孕期
## 便利贴

### 临产前准爸爸的四个任务

**别经常让爱妻独自在家**

孕晚期随时都有分娩的可能，准爸爸要尽可能地多抽时间在家陪伴妻子，并仔细监测胎宝宝的胎心、胎动，若发现异常，应及时陪妻子就诊。

**陪伴妻子做散步运动**

这时候孕妈妈的腹部如大西瓜，不适更明显，准爸爸要妥善安排好妻子的日常生活，陪她到户外散散步、听听音乐等，呼吸一下大自然的清新空气，也有利于调适心情。

**帮助妻子做做按摩**

孕9月的孕妈妈身体负担更重了，腰、背、手、脚都会有不同程度的酸胀、疼痛感，准爸爸需要一如既往地通过按摩，帮助孕妈妈缓解酸痛。如帮妻子按摩背部、腰部及腹两侧。准爸爸适时适度地出手按摩，不仅能缓解爱妻身体的不适，而且还能增进夫妻感情。

**和妻子一起准备分娩物品**

提前着手准备生产用品，多学习些分娩知识，能帮助孕妈妈放松紧张情绪，消除对分娩的恐惧和担忧。

# 摄取维生素是孕晚期的营养关键

## 为分娩储备营养

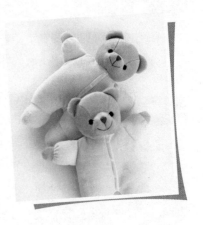

孕晚期，特别要注意控制体重的增加，尽管随着胎宝宝的体重增加，孕妈妈的体重也不可避免的增加。但是，在孕期的最后一个月，体重增加绝不能超过1千克以上，低盐、低热量的饮食为最佳。

## 孕晚期饮食原则

### ● 补充碳水化合物、优质蛋白质和钙

饮食上，以优质蛋白质、无机盐和维生素多的食物为主，特别摄入一定量的钙质，如豆腐、豆浆、海带、紫菜、坚果等。此时，胎宝宝生长速度达到最高峰，身体对各种营养的需求量都非常大。同时胎宝宝开始在肝脏和皮下脂肪储存糖原及脂肪。因此，仍需碳水化合物和适量脂肪。

### ● 预防消化不良，稳定体重

少食多餐，睡前一杯牛奶，能缓解孕晚期因胎宝宝压迫而产生的疼痛。尽量避免高热量食品，以免体重增长过快。孕晚期每周的体重增加300克左右比较适合，不宜超过500克。

### ● 多食富含膳食纤维的食物

多吃富含膳食纤维的食物，如芹菜、苹果、桃子、全谷类及其制品等。摄取足够的水分，多吃水分含量多的蔬果，缓解便秘。

### ● 不要盲目减肥

不少孕妈妈在这个时候发现自己体重超标，就采用克制进食的方法来控制体重，这样有害无益。咨询医生和营养师，根据自己的情况制定合适的食谱，才是最正确的方法。

### ● 保证优质蛋白的摄入

应多吃一些富含优质蛋白质的食物，如鱼、虾等，还要在饮食中增加瘦肉类和大豆类的食物。临近预产期，适当吃一些热量较高的食物，为分娩储备足够体力。

### ● 临产吃体积小、营养价值高的食物

临产时，可以选择吃一些体积小、营养价值高的食物，如动物性食品、巧克力等。适当限制甜食及肥肉的摄入，食用油也要适量。少吃过咸食物，每天盐摄入控制在6克以下。

## 孕晚期宝宝发育与核心营养素

| 妊娠周数 | 胎宝宝器官系统发育 | 需重点补充的营养素 | 食物来源 |
|---|---|---|---|
| 第29~32周 | 肺和消化系统发育完成，身长增长减缓，体重迅速增加 | 蛋白质、脂肪、碳水化合物、B族维生素、钙 | 蛋、肉、鱼、牛奶、绿叶蔬菜、糙米 |
| 第33~36周 | 各组织器官发育接近成熟，长出一头胎发 | 蛋白质、脂肪、碳水化合物 | 蛋、肉、鱼、牛奶、土豆、玉米 |
| 第37~40周 | 胎头双顶径大于9厘米，足底皮肤纹理已经比较清晰了 | 铁 | 蛋黄、牛奶、动物内脏、绿色蔬菜 |

## 孕晚期每日食谱推荐

| 餐次 | 用餐时间 | 推荐食谱 |
|---|---|---|
| 早餐 | 7：00~8：00 | 碎菜虾蓉粥1份，豆腐馅饼1个 |
| 加餐 | 10：00 | 葡萄15个 |
| 午餐 | 12：00~13：00 | 青菜肉丝面1碗，凉拌腐竹1份 |
| 加餐 | 15：00 | 香蕉1根 |
| 晚餐 | 18：00~19：00 | 米饭1碗，咖喱牛肉1份，蒜蓉生菜1份，猪骨萝卜汤1碗 |
| 加餐 | 21：00 | 牛奶250毫升 |

## 孕晚期健康饮食宜忌

### ● 每天需饮6~8杯水

现在孕妈妈要多饮水，每天需要饮6~8杯水，有水肿的孕妈妈晚上临睡前要少喝水。建议容易水肿的孕妈妈每天食用足量的蔬菜、水果，因为它们具有解毒利尿的作用；不吃或少吃难消化或易胀气的食物，以免引起腹胀，使血液回流不畅，加重水肿。

### ● 多吃些粗粮

孕妈妈在食用主食米、面之外，需要增加一些粗粮，如小米、玉米、燕麦片等，能帮助孕妈妈的消化。

同时还要多食玉米、花生、芝麻、植物油等含亚油酸的食物，能促进胎宝宝大脑增殖。海参、海米、海带、紫菜、海蜇等富含微量元素的海产品，不会使孕妈妈的体重增加得过快，不妨多吃些。

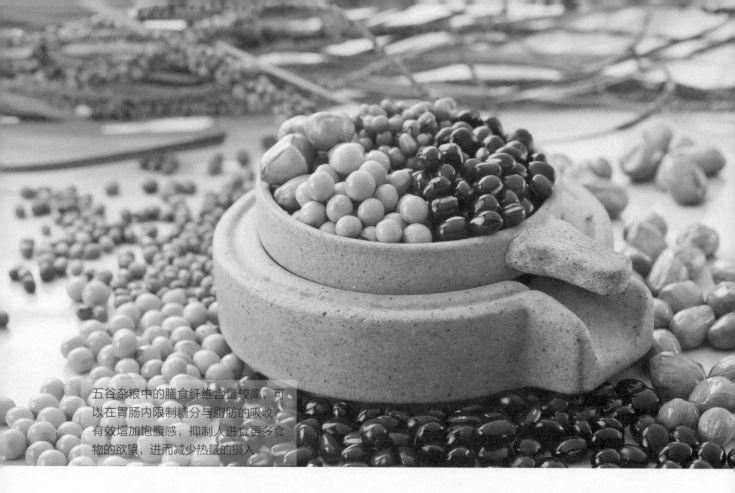

五谷杂粮中的膳食纤维含量较高，可以在胃肠内限制糖分与脂肪的吸收，有效增加饱腹感，抑制人进食更多食物的欲望，进而减少热量的摄入。

### ● 孕妈妈多吃鱼能降低早产概率

医学研究认为，孕妈妈吃鱼越多，怀孕足月的可能性就越大，出生时的婴儿也会较一般婴儿更健康、更聪明。

经常吃鱼的孕妈妈出现早产和生出体重较轻婴儿的可能性要远远低于那些平常不吃鱼或很少吃鱼者。

调查还发现，每周吃一次鱼，能降低孕妈妈早产的可能性。

### ● 要摄入充足的钙

孕晚期钙的需要量明显增加，一方面是增加母体钙质的储备，另一方面是帮助胎宝宝的牙齿和骨骼钙化。胎宝宝体内钙的一半是在孕期最后两个月储存下来的。一般说来，孕晚期钙的供给量是每日1200毫克，是孕前的1.5倍，孕妈妈应多食富含钙质的食物。

### ● 要及时调整食欲缺乏

孕晚期，肠胃受到子宫的压迫，一些孕妈妈会有食欲缺乏的倾向，再加上肚子越来越大，行动也感到不便，但这时期较之前更要补充营养，所以孕妈妈对于饮食的调理更要谨慎。多选择容易消化的食物，并分多次进食。

### ● 多吃高锌食物有助于自然分娩

国外有研究表明，分娩方式与怀孕后期饮食中锌的含量有关。也即孕后期每天摄入锌越多，自然分娩的机会就越大。锌能增强子宫有关酶的活性，促进子宫肌肉收缩，使胎宝宝顺利分娩出子宫腔。如果缺锌，子宫肌收缩力弱，无法自行驱出胎宝宝，需要借助如产钳、吸引力等外力才能娩出，增加分娩的痛苦，还有导致产后出血过多及其他妇科疾病的可能，严重影响母婴健康。在孕期，孕妈妈需要多吃一些富含锌元素的食物，如猪肾、瘦肉、海鱼、紫菜、牡蛎、蛤蜊、黄豆、绿豆、核桃、花生、栗子等。特别是牡蛎，含锌最高，可以多食。

### ● 保证蛋白质和脂肪的摄入

这时候的孕妈妈要保证每天75~100克蛋白质的摄入。蛋白质的来源很广泛，包括一些海产品，如味道鲜美、营养丰富的干贝，其可食部分每100克含蛋白质63.7克，比鸡蛋高3.2倍，同时还含有脂肪、糖类、钙、磷、铁等营养元素。与鸡肉、蛋类一起烹调，有更好的补益作用。

孕妈妈还要保证每天60克的脂肪的摄入量，以补充足够的体力。可以适当地食用一些南瓜、红薯、土豆、藕来代替米面等主食，它们不仅含淀粉、糖，还含有纤维素和一些微量元素，可以提供更全面的营养，而且热量较低。

### ● 孕晚期可以适量吃些玉米

鲜玉米很适合孕晚期的妈妈食用，因为鲜玉米是低热高营养的食物，每100克含热量444千焦，而粗纤维却比精米、精面要高4~10倍。此外，鲜玉米中还含有大量镁，能加强肠壁蠕动，促进体内废物的排泄，有较好的利尿、降脂、降压、降糖的作用。

### ● 这时候更要控制体重

为了控制新生宝宝的体重，孕妈妈应多吃新鲜蔬菜和蛋白质含量丰富的食物，少吃碳水化合物（每日应保证200~250克）、脂肪含量高的食物，并适当参加活动。

### ● 为分娩储备能量

分娩需要能量，如果能量储备不足，很容易出现宫缩无力，产力低下，最后可能需要借助助产工具或施行剖宫产手术才能完成分娩。为了避免这种情况的出现，孕妈妈在孕10月一定要合理安排饮食，为分娩储备些能量，摄取足够的碳水化合物和蛋白质。

当然，储备能量不是说就可以无限制地吃，要知道，如果这个时期摄入热量过多，很容易出现巨大儿，造成难产。碳水化合物每天摄入量不超过400克；蛋白质选用鸡蛋、牛奶、瘦肉、鱼类、豆制品等，蛋白质的摄入量每天不超过100克。

### ● 补充维生素B$_1$

孕10月必须补充各类维生素和足够的铁、钙、充足的水溶性维生素，尤其以维生素B$_1$最为重要。如果维生素B$_1$不足，易引起孕妈妈呕吐、倦怠、体乏，还可影响分娩时子宫收缩，使产程延长，分娩困难。维生素B$_1$在海鱼中的含量比较高。

谷类中，大米、面粉含维生素B$_1$较多；蔬菜中豌豆、蚕豆、毛豆的维生素B$_1$含量较多；动物性食品中，畜肉、内脏、蛋类食物中维生素B$_1$含量较多。

### ● 巧克力帮助孕妈妈分娩

很多营养专家和医生都推荐孕妈妈多吃巧克力。原因：营养丰富。含大量的优质碳水化合物，而且能在短时间内被人体消化、吸收和利用，产生大量的热能，供人体消耗。

体积小，发热多，而且香甜可口，吃起来很方便。所以，孕妈妈只需要在临产前吃上一块巧克力，就能在分娩过程中提供热量。因此，巧克力是当之无愧的"助产大力士"。

# 准爸爸对孕晚期妻子的照顾
## 给妻子分娩的勇气

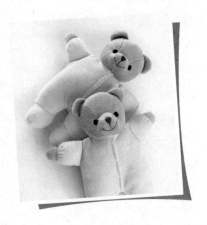

孕晚期，孕妈妈往往会对分娩感到害怕。而且，腰骨承受胎宝宝和羊水、子宫等重量，比较辛苦。准爸爸要努力减轻妻子的恐惧感和身体上的痛苦。

## 为爱妻出行做好安全保障工作

孕8月，很多孕妈妈仍需要上班、购物、探亲访友，身为准爸爸，需要为爱妻的出行做足安全保障工作。

### ● 乘坐公交车需要陪护

孕妈妈乘坐公交车方便省力，但准爸爸需要提醒孕妈妈，乘公交车上班要比平日提前10~20分钟起床，留出充足的时间，以免时间紧迫，慌张焦急，甚至追赶即将发动的汽车，这样都会造成危险。另外，孕妈妈最好避开上下班高峰期，因为此时乘车会非常拥挤，一旦不小心磕碰到或摔倒，都可能造成早产。特别是在孕晚期，孕妈妈行动不十分灵敏，上车后应该向售票员或其他乘客求助，给自己找一个座位，避免急刹车影响身体平衡而导致摔倒。准爸爸最好能够陪护，搀扶孕妈妈上车，为她找一个座位。一旦出现见红、破水的现象，应立即送去医院就诊。

### ● 坚持开车送孕妈妈上班

现在生活水平提高了，私家车走进寻常家庭，如果准爸爸能每天坚持开车送孕妈妈上班，那么孕妈妈的安全就有了保障。乘车时提醒孕妈妈系好安全带，避免紧急刹车时碰到或摇晃到腹部。

## 时常为孕妈妈做按摩

孕妈妈这一阶段会遇到多种身体不适，准爸爸要是能够为妻子做按摩，对缓解孕妈妈的身体不适会大有帮助，而且还会增进夫妻感情，让孕妈妈心情更加放松。

腰、背、手、脚都会有不同程度的酸胀、疼痛感，准爸爸需要一如既往地通过按摩，帮助孕妈妈缓解酸痛。如帮妻子按摩背部、腰部及腹两侧。在孕妈妈宫缩间隙，准爸爸要多鼓励妻子，制造一些轻松的气氛，尽量帮妻子放松精神。

## 在细节处关怀与体贴妻子

- 对待妻子要宽容，理解妻子的抱怨和牢骚。
- 保证妻子的睡眠与休息时间，鼓励她做适量的运动。
- 节制性生活，孕后期应禁止房事。
- 转移妻子的焦虑和不安，与她一起做一些有意思的事情，例如和她一起为宝宝取名字，跟胎宝宝聊聊天。
- 每晚睡觉前多与妻子说说话，分享白天开心的事情。

● 如果妻子一时手懒，不想记孕期日记了，准爸爸可以代劳。

# 帮助妻子放松精神

整个孕期，孕妈妈较怀孕前需要准爸爸表达更多的爱。孕妈妈有不同的需求，怀孕后，她们也不知道自己究竟需要多少爱。如果你属于不善于表达情感的类型，那么不用说出来，只是做出来也行。比如一起参加孕产培训班，送花给她，给她买孕妇装，送一张贺卡，陪她去医院做定期检查，鼓励她进入产房要勇敢，给她做孕期按摩，主动问她你在屋子里可以为她做些什么等。

# 准爸爸摆脱孕期抑郁

"孕期抑郁"已不再是孕妈妈的专利，有些准爸爸也会出现各种各样的心理障碍与抑郁情绪。

## ● 准爸爸孕期抑郁的原因

突然有了宝宝，心理准备不足，难免带来精神负担。

妻子怀孕，丈夫同样会感到疲劳。除了正常的工作外，还要照顾妻子，会感到压力增大。

女性怀孕后或多或少都会把相当部分精力花在胎宝宝身上，精神依托也会由丈夫转移到宝宝身上，从而减少对丈夫的关切和柔情，这对于一些男性来说可能是一种打击。而且孕期女性的压力比较大，不安的情绪难免会影响到准爸爸。

## ● 四类准爸爸容易产生孕期抑郁

性格内向的年轻男士；工作负荷较大的男士；独生子、成家较早的男士；追求完美的男士。

## ● 准爸爸摆脱孕期抑郁的小窍门

妻子怀孕了，准爸爸要积极对待，从书本上多学育儿知识，和孕妈妈一起对胎宝宝进行胎教，多与孕妈妈一起畅想宝宝出生后的幸福情景，那么，所谓心理或情绪上失调的状况，自然就不会发生或减轻许多。

很多准爸爸的抑郁不是来源于孩子，而是妻子怀孕之后，夫妻俩的沟通和交流变少所致，要多和妻子沟通。

通过运动、换个环境、转移注意力等方式来纾解压力，学习做一个快乐的准爸爸，这样你的宝宝也会更加快乐。

# 为妻子做好产前准备

在妻子临产的前一个月，准爸爸就要开始忙碌了，做好妻子产前的各项准备，迎接小宝宝的诞生吧。

## ● 清扫房间

在妻子产前，准爸爸应该将房间清扫好，保证房间的采光和通风情况良好，并尽量把房间布置得温馨、舒适，让母子能够在一个清洁、安全、舒服的环境里愉快地度过产期。

## ● 拆洗被褥和衣服

在孕晚期，妻子已经行动很不方便了，准爸爸应主动将自己家中的衣物、被褥、床单、枕巾、枕头拆洗干净，并在阳光下曝晒消毒，以备用。

## ● 购置食物

去超市买挂面或龙须面、小米、大米、红枣、面粉、红糖，这些是产妇必备食物。还要准备鲜鸡蛋、植物油、虾皮、黄花菜、木耳、花生米、黑米、芝麻、海带、核桃等食物。

## ● 购置洗涤用品

如肥皂、洗衣粉、洗洁精、去污粉等。

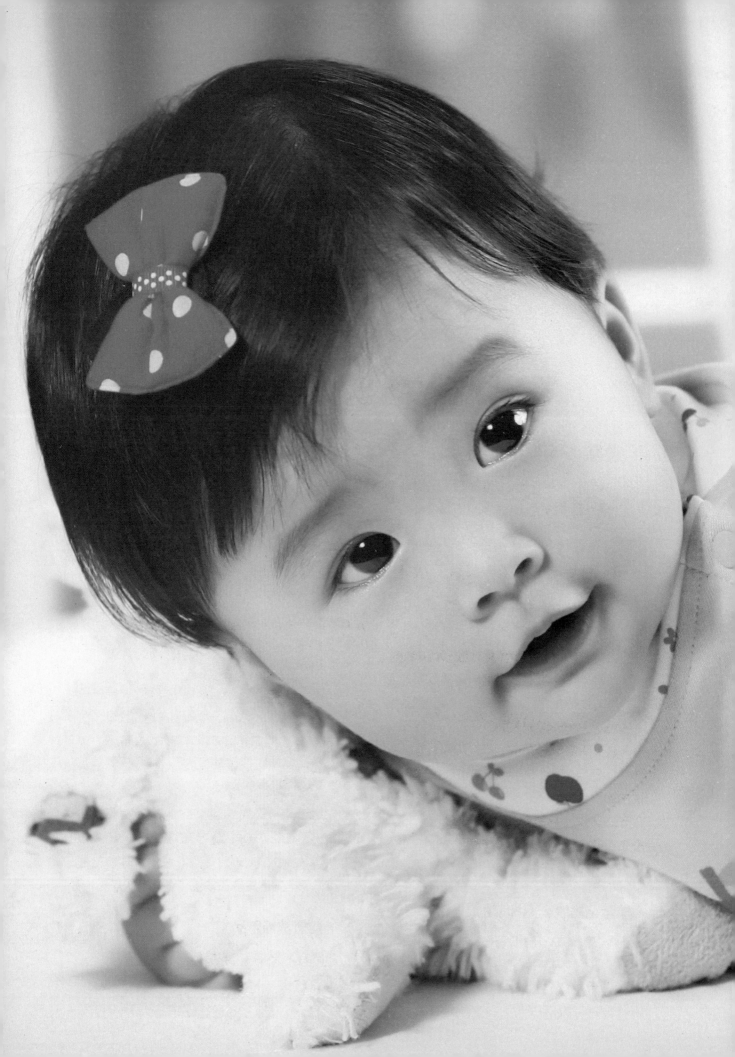

# PART 4

## 快乐孕妈，优享孕期生活

怀孕了，妈妈的肚子一天天大起来，日常生活的各个方面都受到了或多或少的影响，除了保障衣食住行的正常进行外，头发怎么洗护，皮肤怎么保养，什么时候能运动等都是应该关注的焦点问题。孕妈妈从现在开始，每天坚持散步，餐餐合理饮食，尽早护理皮肤，选择合适的时机外出旅行，让孕期生活也变得充实而快乐。

# 孕期皮肤护理
## 保养有弹性的皮肤

怀孕后，孕妈妈体内的雌激素发生变化，造成汗水和皮质分泌的增加，从而使皮肤松软，还会出现黑斑和雀斑等。怀孕期间，肚子一天天加大，身体也一定要始终保持清洁，并适当保养。

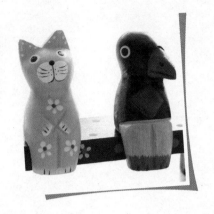

## 这样护理皮肤

### ● 洗脸后做到油脂和水分均衡

怀孕后，体内的激素发生变化，造成脸部比平时更光滑等皮肤异常变化。皮脂腺较多的T字部位皮脂分泌更加旺盛，而皮质分泌较少的U字部位则更加干燥，严重时甚至会形成角质。

因此，平时要经常保持脸部清洁，为了达到油脂和水分的均衡，应用润肤功能较强的化妆品。此外，保持平和的心态，也会有利于减轻各种皮肤疾患。

### ● 隔断紫外线防治黑斑

黑斑和雀斑一般是由阳光、激素变化、精神压力等引起的。由于黑斑和雀斑与阳光相克，因此只要彻底隔断紫外线，就能防止黑斑和雀斑的生成。不仅在外出时，即使身处室内，也应在脸上涂抹防紫外线的乳膏，并坚持使用含有能抑制黑色素的、无刺激性的化妆品。

### ● 每天做10分钟经络按摩

经络按摩就是适当地刺激脸部穴位，改善血液循环，从而有助于消除水肿。虽然，每天任何时候都可以做，但临睡前或早晨醒来后，以及感到疲劳的时候做，效果会更好。

## 快乐安全洗个澡

洗澡能够解除身体的疲劳，让身心得到放松，心情也会变得舒畅起来。孕妈妈最好能每天坚持洗澡，勤换内衣、内裤，不能因为孕期反应就懒得洗澡了。

### ● 孕妈妈快乐洗澡指南

**最好采用淋浴的方式** 孕妈妈洗澡最好采用淋浴，不能贪图舒适而把自己整个泡在浴缸中。因为女性在妊娠期，阴道对外来病菌的抵抗能力会大大降低，泡在水中有可能会使脏水进入阴道，引起阴道炎或宫颈炎，甚至发生羊膜炎，引起早产。

**尽量避免到公共浴池** 妊娠初期的孕妈妈感染疾病的危险性较高，应尽量避免到公共浴池去洗澡。

**洗澡时间不要太长** 孕妈妈洗澡的时间要控制好，每次保持在15分钟左右即可。洗澡时，血管会扩张，流入躯干、四肢的血流较多，而进入大脑和胎盘的血液暂时减少，氧气含量也会减少。所以，洗澡的时间过长很容易引起孕妈妈自身脑缺血，发生晕厥，还有可能导致宝宝缺氧，对宝宝的神经系统的生长发育产生不良影响。

**水温要适合** 孕妈妈洗澡时，水温应控制在

38℃左右，不要用过热的水洗澡，更不能蒸桑拿。

**不要锁门** 孕妈妈在洗澡时，要注意室内的通风，避免发生晕厥；也不要锁门，以保证万一晕倒或摔倒时，可以得到及时的救护。

**慎用香薰** 很多孕妈妈在怀孕前喜欢用香薰来增加浴室内的氛围。但此时，这些味道很可能会加重孕妈妈的妊娠反应。

孕妈妈在此时最需要纯净自然的空气，保持浴室的通风、使用安全淡雅的洗护用品一样会给孕妈妈带来好心情。那些对宝宝有不良影响的味道浓郁的香薰用品可以等到产后再用。

### ● 孕妈妈洗澡巧防滑

1. 孕妈妈千万别赤脚洗澡，那样非常容易滑倒的，最好能选择一双洗澡时能穿的鞋底有花纹的有防滑功能的拖鞋。

2. 浴缸和地板上要有防滑垫。在浴缸里一定要垫上一块防滑垫。浴室的地面如果不是防滑的，也一定要垫上垫子，然后在地上铺块毛巾吸水。防滑垫要定期清洗，以免藏污纳垢。

3. 为了保证孕妈妈进出浴室、浴缸时有所扶持，在浴缸旁甚至浴室墙壁四周应该装上稳固的扶手。

4. 洗脸槽安装要稳固，否则孕妈妈因故滑倒紧急抓住洗脸槽时，会因洗脸槽安装不稳固反而掉下来砸到脚，造成严重骨折。

5. 浴室内尽量减少杂物，例如椅子、盆子、篮子等，以免不留神绊倒。若需放置则靠边集中放好。

6. 买一个双层或三层、固定妥当的置物架，集中放置所有浴室用品，如洗发水、沐浴乳、香皂盒、梳子、吹风机等，以免到处散落造成使用不便，甚至将孕妈妈绊倒，徒增危险。当然，洗发水、香皂等用完后也要放回置物架里。

7. 有良好的通风设备。因为洗澡时会产生大量蒸汽，容易导致孕妈妈缺氧引起头晕，发生跌倒，所以浴室要有良好的通风设备。

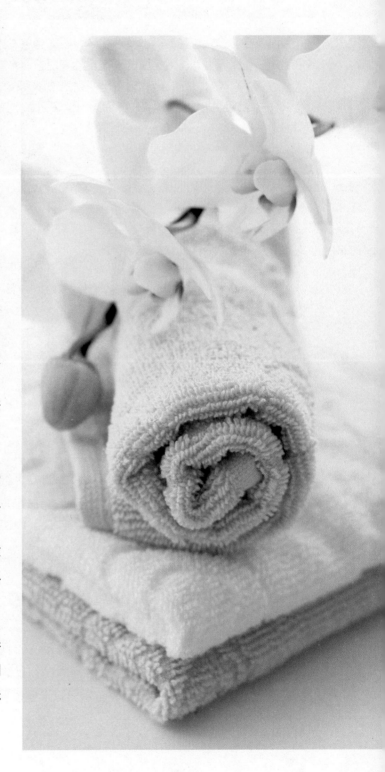

# 挑选孕妇装、内衣等
## 做个有孕味的母亲

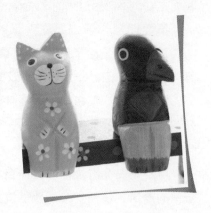

都说怀孕的女人最美丽，女性在怀孕期间会散发出母性的光辉，尤其对于越来越注重生活品质的现代女性来说，都希望自己在孕期也依然迷人，有"孕味"，所以很多孕妈妈都迫不及待地想为自己选几身漂亮的衣服。穿上舒适漂亮的衣服，可为孕妈妈带来的好心情。

## 挑选孕妇装

### ● 孕妇装什么时候穿合适

一般来说怀孕后就要穿上舒适宽大的衣服，而怀孕四个月的时候，小腹开始隆起明显，可以穿得更有模有样点，不过这也不妨碍爱美的孕妈妈们早点选购。

### ● 款式怎么选

选择上衣时宜宽松，忌紧小，否则会影响呼吸，甚至会造成乳头内陷。裤子宜选能自由调节松紧度的，不要束缚太紧。裙子则宜选择上下一样宽的H型和上窄下宽的A型。内衣和内裤要选择大码的，不能穿着过紧，乳罩最好选择前开式的。孕妈妈不宜穿平底鞋、高跟鞋和高筒靴，最好穿鞋底软、带约2厘米跟的鞋。此外，因为孕妈妈弯腰困难，最好不要选择系带鞋。

### ● 什么面料最好

最好选天然面料的，比如棉、麻、真丝、毛料、混纺等，可根据个人爱好选择。棉质衣物轻松柔软，透气性好，内衣、裤和衬衫等适合选棉质的；麻布可吸湿、透气性好，但是质地粗糙、生硬，普通夏装可选购麻质的；丝绸轻薄、柔软，但是不够结实，易破损，夏季连衣裙可选丝绸质地等。

---

**孕期
便利贴**

### 孕妇装的省钱穿法

可以穿老公的大衣服：如果孕妈妈的体型比老公小很多，那么怀孕后也不妨从老公那里借几件衣服穿，同样能穿出"孕味"，比如一些大T恤、大衬衫、大毛衫等都非常适合，但是主要选择面、麻、毛等质地，不要选择化纤材料的，以免对自身和胎宝宝的发育不利。

有的款式产后也可以穿：有的孕妈妈会觉得买专门的孕妇装太浪费了，穿很短的时间等产后就要搁置了，其实，有的孕妇装产后也可以穿的，比如一些宽松的衬衫、运动服等，如果有将来也穿的想法，那么在挑选的时候就要按照这个标准来选择。

### ● 色彩也有讲究

最好选色彩柔和、明朗的，如淡粉色、白色、浅绿色、淡紫色等，这些色彩能使人心情平和，对感官刺激小。不要穿深色尤其是黑色和大红色等，黑色会给人压抑感觉，大红色过于抢眼和强烈，并且容易引起心跳加快的反应。

### ● 注意两个小细节

**洗后再穿：**新买的衣服容易含有机化学物质，最好洗一次再穿，以减少有害染料、细菌的侵害。

**不宜干洗：**干洗后衣物上容易有化学剂的残留，对健康不利。

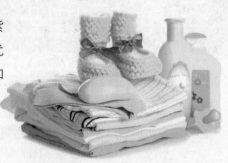

买孕妇装的同时，别忘了给宝宝挑选点漂亮衣服。

## 挑选内衣

### ● 量好尺寸再买衣

先用卷尺量胸部下面即下胸围绕一圈，得出其尺寸。对于罩杯的大小，应该是用卷尺量从胸部最高点处绕身体一圈的大小，一定要保持卷尺的水平并且贴近你的身体。

罩杯的大小能完全贴合胸部，没有多余的脂肪漏出。而下胸围大小合适的标准则是完全贴近皮肤，不会过紧或过松。

最后，买胸罩一定要试穿一下，这是保证找到合适自己胸罩的最好的方法，千万不要因为匆忙而忽略了这个步骤。

最合适的胸罩穿起来应与你整个乳房紧密地贴在一起为了适应乳房渐渐胀大，可以选择调整型的罩杯，而且要选弹性较佳的胸罩肩带。当然，你最好为未来胸部的再发育预留点空间。

## 高跟鞋就不要穿了

很多职场孕妈妈因为工作需要，上班的时候要穿高跟鞋，高跟鞋虽然能够提升孕妈妈在工作时的气质，但是由于高跟鞋容易使孕妈妈身体向前倾，在外力作用下骨盆两侧被迫内缩，造成骨盆入口狭窄，在生产时就有可能出现分娩困难！而且高跟鞋的鞋跟一般很细，容易造成孕妈妈因重心不稳而摔倒。所以，孕妈妈在上班的时候尽量穿低跟、质软、无须系带的平底鞋。

> **孕期便利贴**
>
> 以过来人的经验看，现在也可以准备哺乳胸罩了。如果你是在晚上也必须穿胸罩才可入睡的人，不妨多选购1~2个夜间胸罩，因为这类胸罩用料较轻，同时又能提供一定的保护，让胸部有机会稍微喘息。
>
> 产后的乳房会迅速胀大，如果你准备母乳喂养新生儿，可买前开式的哺乳胸罩，尽量以较宽松的单杯为主。

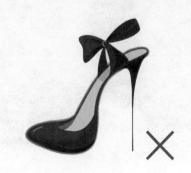

# 孕期护理好牙齿
## 牙齿甚至会影响分娩后

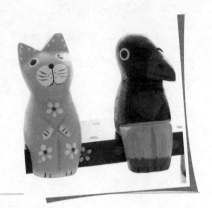

怀孕期间，容易发生齿龈肿胀、出血等不适。如果牙齿本来不好，应在孕前治疗，并在孕期进行彻底护理。在妊娠期间对牙齿进行怎样的护理，会给分娩带来不同的影响。

## 激素变化导致孕期容易牙龈出血

孕期，激素的变化会影响口腔黏膜，使之变薄变脆，所以孕妈妈很容易牙龈出血，需要勤漱口、勤刷牙，注意口腔卫生。

每次吃完东西及时漱口，能避免食物残渣发酵腐蚀牙齿和减少口腔细菌的繁殖。漱口水可以是清水，也可以是淡盐水或2%的苏打水。此外，可以尝试用牙线清洁牙齿，牙线能清理到牙缝里的残渣，清洁效果比较好。

孕期使用的牙刷最好用软毛刷，来减少对牙龈的刺激。每次刷牙牙膏也不需要很多，一般占到刷头的三分之一或四分之一即可。而且，牙膏清洁牙齿主要靠其中的摩擦颗粒，而不是泡沫，所以最好不要在刷牙前将牙膏蘸水，那样会降低摩擦颗粒的作用。另外，最好每次吃饭后均用淡盐水漱口。

孕妈妈牙齿好，吃得好，宝宝自然健康。

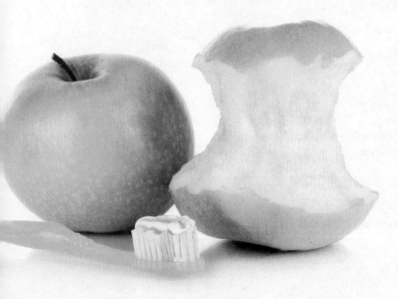

### 预防牙龈出血的TIPS

1. 多吃富含维生素C的水果（如草莓、猕猴桃）、蔬菜（如西红柿、胡萝卜）和含钙的食物。

2. 每天用具有杀菌功能的漱口水多漱口几次。

3. 使用短软毛的牙刷轻轻刷牙，这样不易引起牙龈出血。

4. 三餐后立即刷牙。可以随身携带一套牙膏牙刷，以便随时刷牙。

5. 使用电动牙刷。清洁效果比传统牙刷好。

6. 少吃黏牙的糖果和糕点。

# 每天保持正确的刷牙方法

## ● 挑选牙刷

牙刷最好挑选端头小一些的、毛刷部分的长度大约为2颗门牙的宽度，而且要尽量柔软一些。牙刷太大，无法将每个角落刷干净。

## ● 刷牙步骤

先将牙刷放到牙齿和齿龈相连的部位，上下短距离摩擦，然后再刷牙齿的正反两面及咀嚼食物的部分。刷牙不要用太多牙膏，也不适宜用盐来刷牙。刷牙时，应慢慢刷2~3分钟。毛刷部分稍微弯曲，失去弹性，应立即替换新牙刷。

# 防治牙齿疾病的方法

1. 摄取均衡的营养饮食。每餐饭后或吃完零食后，一定要记得刷牙或漱口。

2. 如果孕妈妈牙齿出现问题，需要治疗或拔牙时，最好在怀孕中期情况较为稳定时进行。如果接受牙齿治疗，一定要和医生协商，告知医生实际的怀孕周数。

3. 孕妈妈一旦出现蛀牙，会影响自身的消化，进而影响胎宝宝的健康。所以除了孕妈妈本身要做好保养牙齿的工作外，多吃富含钙质的食物也很有帮助。

### 孕期便利贴

牙膏有含氟的，也有不含氟的，并不是所有牙膏都会导致氟过量。另外，牙膏含氟量有高低之分，含氟量低的也不易造成氟过量。但为保险起见，孕期牙膏以不含氟的为好。

# 孕期牙科问题须知

**孕1~3月：** 是胚胎器官发育与形成的关键时期，如服用药物不当或X光照射剂量过高，可能导致流产或胎儿畸形，所以，如非紧急情况，医师不建议进行牙科治疗。

**孕4~6个月：** 若一定要治疗牙齿，可以选择这个时候，建议只做一些暂时性的治疗，如龋齿填补等。

**孕7~10个月：** 孕妈妈不适宜进行长时间的牙科治疗。因子宫容易因外界刺激而引发早期收缩，再加上治疗时长时间采取卧姿，胎宝宝会压迫下腔静脉，减少血液回流，引发仰卧位低血压，出现心慌、憋气等症状。

# 孕期常见的牙周问题

## ● 妊娠期牙周炎

怀孕期间荷尔蒙改变，使牙龈充血肿胀，颜色变红，刷牙容易出血，偶有疼痛不适。

## ● 妊娠牙龈瘤

一般发生在怀孕中期，由于牙龈发炎与血管增生，形成鲜红色肉瘤，大小不一，生长快速，常出现在前排牙齿的牙间乳头区。不需要治疗，或只针对牙周病进行基本治疗，如洗牙、口腔卫生指导、压根整平等，这是为了减少牙菌斑的滞留与刺激。牙龈瘤会在产后随着荷尔蒙的恢复而消失，如出现妨碍咀嚼、易咬伤或过度出血等，可考虑切除，但孕期做容易再发。

## ● 其他

怀孕期间也可能会有牙周囊带加深、牙齿容易松动等症状。

# 孕期四季愉悦生活
## 安然度过酷暑和寒冬

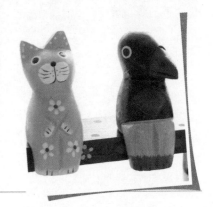

　　怀孕了，肚子一天天鼓起来，怎么度过炎热的夏季和寒冷的冬季？由于孕妈妈的身体情况特殊，因此，经常会为季节的变化而担心。

## 温暖春季

### ● 季节对孕妈妈的影响

　　春季，需要引起注意的是妊娠反应、皮肤病、黑斑、过敏等。中医认为，春天是"风发之季"。由于气温升高，风力增大，气候干燥，容易发生过敏。在冬季里运动不足、维生素不足，容易造成生理节奏发生变化，到了春季，抵抗力和免疫力大大减弱。

### ● 孕妈妈这样保养

　　1.春天，阳光和风会给皮肤带来麻烦。因此，孕妈妈要保持身体清洁，使用没有刺激性的肥皂和化妆品。穿着稍微比冬天薄一点，有助于血液循环。

　　2.避免油腻饮食，多摄取维生素、无机物质等含量丰富的水果和海藻类食物。

　　3.春天，气温上升，会增加孕妈妈体内的热量，如发生妊娠反应，其症状会更加严重，如本来就对春天有所顾忌的，最好避免在春季妊娠。

　　4.孕晚期，由于激素失调，容易发生皮肤疾患，或像疙瘩一样鼓起，或患湿疹长出水泡。由于挠破皮肤会引起出血，使症状更严重。因此，要更加小心。中医将这种症状称为"妊娠皮风症"，用汤药能消除。

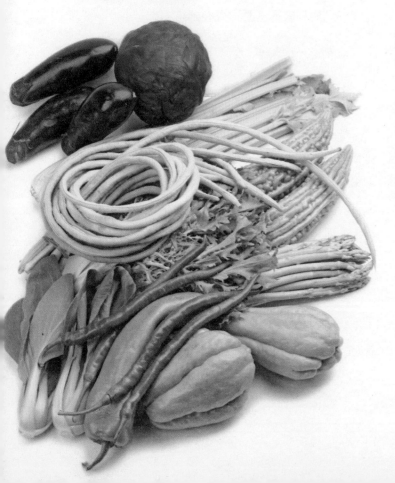

# 炎热夏季

## ● 季节对孕妈妈的影响

夏天，孕妈妈需要引起注意的症状有妊娠反应、黑斑、雀斑、贫血、腹泻、热伤风、流产等。夏天高温加上淫雨，又热又湿，对孕妈妈来说会很难过。天气太热会造成出汗增多，白天较长会造成活动量增加，体力消耗严重，容易破坏生理节奏。

夏天，过分依赖空调，容易造成与室外较大的温差，会导致子宫收缩，从而增加了流产的危险。

## ● 孕妈妈这样保养

1.室内外的温差超过5℃，容易患空调病或感冒等。夜晚气温太高而无法睡眠，可以开空调，使室内温度保持在25℃~28℃，并要避免直接受风。

2.受激素影响，阴道分泌物的量会增加，要经常进行分泌物检查。湿润的夏季里尤其容易患真菌性阴道炎，所以，衣服要穿得宽松。如果分泌物的量过多，应该接受专科医生的诊查。

3.即使天气炎热，还需要做一些运动。运动量减少，不仅会影响食欲，降低肠胃功能，增加患消化不良、便秘等疾病，而且影响晚上睡眠的效果。

4.用空调时，室内外的温度始终要保持3℃~5℃的差异。用1小时空调后，要打开窗户20分钟，保证通风换气。

5.用风扇降温时，可以在前面挂上装冰块的塑料带子，能更加有效地起到降温的作用。为了预防空调致人窒息，临睡前必须关掉。

6.淋浴不要用凉水，最好用温水。温度也不要突然变化，否则容易感冒。

7.分几次食用热的、易消化的饮食。不要食用凉的或变质的饮食，因为有可能发生食物中毒，腹泻会引起肠子蠕动加剧，刺激子宫，在孕初期容易引起流产。

8.出汗过多，容易引起脱水或无力等症状，应特别注意。

# 高爽秋季

## ● 季节对孕妈妈的影响

秋季，中医称为"水盛之季"，凉爽的气温，合适的温度，起到了"清热"的作用。孕妈妈此时会感觉很舒服，但是，阴（水）气太盛体质者，应避免在晚夏妊娠。秋季对太阴体质有利，对太阳体质则不利。因此，太阳体质的人最好避免在秋季怀孕。

## ● 孕妈妈这样保养

1.换季时，往往会出现大量感冒患者。孕妈妈的身体比较虚弱，更容易感染感冒和细菌，所以要特别注意。

2.秋天昼夜温差比较大。因此，为了适应晚上气温下降，要经常准备好随时能添加的衣物，保持温暖。

3.孕妈妈要每天到空气清爽、树木茂盛的优美环境散步，或去近郊野游。

4.秋天瓜果丰盛，但孕妈妈不要随心所欲敞开大吃，否则容易增加体重，给分娩造成困难。所以，应适当调节饮食的数量。

# 寒冷冬季

## ● 季节对孕妈妈的影响

冬天，孕妈妈需要注意的因为季节引起的疾病有妊娠高血压疾病、感冒、摔伤、皮肤病等，由于穿了比较厚的衣服，行动会变得更加迟缓。

冬天，外面到处都是冰冻和积雪等危险环境，身体的节奏一旦被打乱，容易引起妊娠高血压疾病。因此，要通过保暖和有意识地运动来保持体力。体内偏热的孕妈妈来说，秋天是好季节；而对体内偏冷的少阴体质孕妈妈来说，很难保证安全妊娠，最好避免在冬季妊娠。

## ● 孕妈妈这样保养

1.怀孕初期，孕妈妈的自律神经会感到不安，造成血压降低，经常产生眩晕。如果发生眩晕，要立即蹲下，防止摔倒。

2.孕妈妈怀着小宝宝，容易出现气血不足、内分泌激素失调、免疫力和抵抗力低下，一旦感冒了，不容易痊愈。特别是怀孕8个月以后，咳嗽剧烈，容易引起早期破水，应格外注意。

3.孕妈妈突然从很冷的地方到很热的地方，皮肤会出现红肿或瘙痒。特别是血液循环不畅的孕妈妈，温度差异如果悬殊，皮肤更容易受到刺激。所以，要特别注意对脸和手等外露的地方进行保暖，避免急剧的温度差异。

4.孕妈妈不能因为冷而缩手缩脚，会使身体的节奏变得更加迟钝，新陈代谢更低下，加上运动不足使得体重增加，极容易患上妊娠高血压疾病。因此，越是在寒冷的冬季，更应适当运动，保持正常的新陈代谢。

在寒冷的冬季，孕妈妈要注意保暖和有意识地运动。

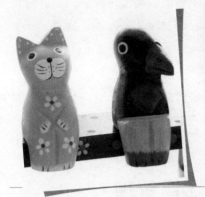

# 妊娠期间做好体重管理
## 增重控制在10~13千克

怀孕后，考虑到两个人的营养，吃的往往比平时多。但是，孕妈妈如果过于肥胖，不仅不利于自身和胎宝宝的健康，还会给分娩造成困难。让我们来了解一下孕期养身养胎巧长肉的方法吧。

## 怀孕期间体重管理原则

### ● 体重增加范围保持在10~13千克

怀孕期间，体重比孕前平均增加10千克左右是最理想的。增加的10千克中，胎宝宝、胎盘、羊水等的重量约为4.5千克，为分娩或育儿储存的必要热量为2~3千克，一共是10千克左右。

实际上，妊娠期比较肥胖的人妊娠后宜增加7~8千克，妊娠前偏瘦的人增加14~15千克，这都是比较正常的。

妊娠前就肥胖超重的孕妈妈，必须严格控制体重，增加不得超过7~8千克，否则，很可能要进行剖宫产，还会导致产后肥胖。对怀双胞胎孕妈妈来说，体重增加保持在18~25千克比较适宜。

### ● 体重增加过多容易导致难产

怀孕期间，储存过多脂肪，分娩后很难去掉，而且会诱发妊娠高血压疾病和糖尿病等。即使体重正常，也可能会出现血压升高或小便中含糖等症状，肥胖的话会加重这些症状。

此外，身体肥胖，体内更易积存脂肪，使子宫收缩减弱，阵痛变得微弱，从而延长分娩的时间。妈妈身体如肥胖，胎宝宝也会肥胖，从而难以顺利通过狭窄的子宫，导致难以生产。

### ● 每周固定测体重

可以在每周固定的时间进行测量，并将体重发生的变化记录下来。如有可能，最好在早上起来测量。测量体重最好在妊娠反应结束后的孕18周后进行。在有妊娠反应的时候，有的孕妈妈的体重反而会降低，即使增加，也只有1~2千克，因此，在18周前，不要为体重变化而费心。

## 孕早期的体重管理

### ● 1周内增加1~2千克最为理想

孕前3个月，是不用为胎宝宝摄取必要营养而费心的。作为孕妈妈，只要克服妊娠反应，不要吃得太多就可以了。孕3个月内的体重增加保持在1~2千克是最为理想的。即使因为妊娠反应造成体重在一定程度上减轻，也不用过于担心，应以轻松的心情为妊娠反应结束后的体重管理做准备。

### ● 这样调节体重

1.当食欲缺乏时，多食用些合口味的食物。

2.妊娠反应结束后，为了调节饮食，最好养成记饮食日记的习惯，每周测量体重。

3.妊娠过程顺利的话，就保持平常的生活节奏，用轻微的运动来控制体重增加。

4.多吃蔬菜、蘑菇等高纤维质的食物，来预防便秘。

5.减少饼干、快餐等高热量食物，将红薯、黄瓜、胡萝卜、水果等低热量、营养丰富的天然食品作为平时的零食。

## 孕中期的体重管理

### ● 均衡的体重增加

在孕中期，胎宝宝的体重已经比较稳定了，且成长迅速，胎盘长成了，可以在一定程度上摆脱流产。同时，这也是流产概率相对比较低的稳定时期。由于妊娠初期出现过的妊娠反应或生理上的不快感觉都已消失，会造成食欲大增，要特别注意体重增加过多。

### ● 这样调节体重

1.每周抽出固定的一天，早上起床后测量体重。孕中期开始每周体重增加300~500克。每天做体操、散步等运动，增强体力，调节体重。坚持做孕妇体操，帮助顺利分娩。

2.孕中期，是胎宝宝骨骼形成和发育的时期，每日三餐要均衡地摄取营养。但没有必要特别为了胎宝宝，而摄取双倍饮食，特别是在晚上8点以后，尽量不要吃东西了。

3.受到精神压力后，孕妈妈往往会吃得过多。怀孕会有意无意地引起精神上的压力，对母子都没有好处。因此，除了平时的饮食外，还要通过听音乐、看书等来消除精神压力。

4.在做家务时，如拖地、打扫、刷锅洗碗、洗衣服等时，要经常舒展身体。怀孕会引起体重增加，会给关节带来负担，要用舒展身体等活动来保护关节。

## 孕晚期的体重管理

### ● 每周增加保持在300克

此时，子宫增大，压迫肠胃，造成食欲下降。孕晚期，由于腹部隆起，身子沉重，平时做起来毫不费力的活儿也会变得十分吃力，不小心会容易发生早产。这个时期，每周增加300~500克比较理想，如果超过500克的话，容易引起水肿，应加以调节。

### ● 这样调节体重

1.避免压迫腹部的过激行动或姿势。

2.即便是身体沉重，也要坚持饭后散步30分钟。不过到了晚期，腹部容易紧缩，也不能太勉强。

3.绝对不能有吃2个人的食物的想法。虽然是为了胎宝宝的发育和为分娩储备力气，但没有必要采用双倍饮食。

4.适当做家务，有规律生活，使身体多活动。但还要注意多休息，上午、下午都应该有30~60分钟的休息。

5.减少盐分的摄取。吃得太咸，容易吃多，引起肥胖和妊娠高血压疾病等。每天的盐分控制在6克以内。为了防止贫血，还应多吃含铁量丰富的食物。

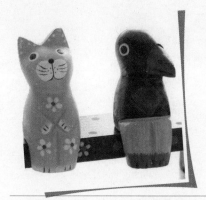

# 每天运动半小时
## 减压，促分娩

怀孕期间，每天适当运动对孕妈妈和胎宝宝都是十分必要的。对孕妈妈来说，运动能为分娩增强力量，调节体重；对胎宝宝来说，能起到充分的提供新鲜氧气的作用。那么，来了解下孕期该怎么运动吧！

## 孕妈妈运动好处多

1.舒缓孕妈妈的疲劳和不适，使其心情舒畅。

2.使胎宝宝适应位置改变及子宫内羊水晃动，训练胎宝宝的平衡能力。

3.促进全身血液循环，增加胎盘供血，有利于胎宝宝健康发育。

4.增强孕妈妈腹肌、腰背肌和盆底肌的张力和弹性，使关节、韧带松弛柔软，有利于孕妈妈正常妊娠及顺利分娩。

5.控制孕期体重的增加，促进产后体形恢复。

## 适合孕妈妈的运动

孕妈妈的运动以轻柔和缓为主，比如散步、瑜伽的某些动作，太极，柔软体操等。在选择运动时，一方面要注意运动强度，以不出汗或轻微出汗为宜。要特别注意的是，运动姿势绝对不能造成腹部的牵拉。

## 运动的注意事项

孕妈妈在运动中的一个大忌是疲劳，孕妈妈千万不能过度疲劳，也不要运动到身体过热，也就是说孕妈妈不宜做出汗过多的运动。对于孕妈妈来说，以不累、轻松、舒适为运动限度。

在运动期间一定要多喝水，但不要只喝白开水，最好补充一些果汁等。可乐及运动饮料都不适合孕妈妈。在运动时如果孕妈妈出现阴道出血、有液体流出，出现不寻常的疼痛或者突发疼痛、胸痛、呼吸困难、严重或持续的头痛或头晕等问题，一定要立即停止运动，最好马上去医院检查。另外，如果在停止运动半小时后仍然持续有宫缩，也不能再运动了。

# 有利于孕妈妈的运动

## ● 游泳

在孕中期，胎宝宝已经比较稳定了，此时孕妈妈可适度运动。这样能控制体重，提高妈妈的抵抗力，也可改善妊娠不适，加强骨盆和腰部肌肉的韧性，使宝宝在分娩时容易娩出。游泳是比较好的运动方式，对全身都能起到锻炼作用。

在游泳时，胎宝宝也像进入了游泳的状态，在子宫中漂起来，会跟着变换到比较舒服的姿势，同时会平静下来。此外，在水中活动的孕妈妈会感到身体轻盈，从而减轻脚腕和膝盖等部位的肌肉和关节的负担，也能缓解腿部水肿和腰部疼痛。另外，游泳能使孕妈妈的子宫得到放松，锻炼肌肉并强化其心肺功能，对提高顺产的概率很有裨益。

### 孕期便利贴

怀孕4个半月后，在得到医生允许的情况下才可以游泳。且应该在生产前1个月，即怀孕9个月时停止游泳，因为孕妈妈无法掌握阵痛发生的时间。

■ 最好选择水温、室温适宜及有人指导的游泳馆。

■ 孕妈妈不宜长时间游泳，以1小时为限。

■ 游泳的最佳时段是上午10点到下午2点。这段时间子宫偶尔才会收缩1次。孕妈妈最好每周游泳2~3次。孕妈妈在水中如有腹部紧绷或身体疲惫的感觉，要立刻进行充分的休息。

### 游泳前的准备活动

在下水前，要用温暖的水淋浴，让身体放松下来，可再做些基础的体操运动。

下水后，先不要急着游泳，可先重复向两侧做分腿和弯曲的动作，还可同时做一些帮助分娩的呼吸法练习。

可用自由行走或轻轻跳跃的方法使自己的脉搏渐渐加快。

### 游泳后的伸展运动

在游泳结束后，可伸展胳膊、肩膀和跟腱。从水中出来后，可以做一套简单的体操来结束这次游泳活动。

## ● 散步

散步对孕妈妈来说，最明显的效果是增加氧气的供给量，氧气会随着脐带转移到胎宝宝身上，进入胎宝宝体内后，会起到使脑细胞活性化的作用。此外，散步能促进血液循环，明显减轻孕妈妈出现的水肿或腰痛等不适。

### 最好从怀孕16周开始散步

怀孕早期进行活动往往会带来流产的风险，因此散步这项活动最适宜从怀孕的第16周开始。一天当中散步的最佳时间为上午10点到下午2点之间，这段时间孕妈妈的状态比较稳定。孕妈妈也可以根据自己的身体情况进行适当的调节，只要避开强烈的紫外线和饱腹的状态，自己的身体状况允许，就可以出去散步。每天散步30分钟就可以起到良好的效果，一般来说每周最好散步3~5次。

**腹部抽痛时要立即停止散步**

孕妈妈在感到疲倦时很容易产生腹部抽痛的感觉，所以如果有了比较明显的疲劳感，就要及时停止散步。可以休息片刻再继续走。如果出现冒冷汗或者眩晕的情况，应立刻前往医院接受检查。

**散步时要确认自己的身体状态**

散步前要先确认自己的身体状态良好，不存在任何问题。最好穿上较为舒适的鞋，开口宽敞、低面、弹性好的鞋子是最佳的选择。除此之外，孕妈妈还应该穿上袜子，这样能更好地保护足部。

在出发前应先准备好大麦茶和矿物质饮料，以备散步时饮用，预防身体出现脱水症状。空腹散步会加速身体疲劳，所以最好在散步1小时前摄入适量的食物。

**散步的地点**

孕妈妈容易出现关节松弛、肌肉抽筋等现象，为了避免受伤，散步最好选择一些地面平坦的场所，注意不要走上坡路，否则会给腹部造成很大压力，相比之下在平坦的草地上散步是最佳的选择。

**掌握好的呼吸法**

掌握好的呼吸法可以让你吸入更多的新鲜空气。在用鼻子吸入长长一口气之后稍作停顿，然后随着"呼"的一声把气息从口中排出。发生阵痛时也需要使用到与此类似的呼吸方法，所以此时可以提前练习。

**正确的走路姿势**

孕妈妈散步应保持抬头挺胸、注视前方的姿势。步伐没必要迈得太大，要给双脚留出一定的自由活动空间。不要低头走路，否则会给颈部和肩膀带来很大负担。

在小区的花园小径，孕妈妈边沐浴阳光，边悠闲地散步。

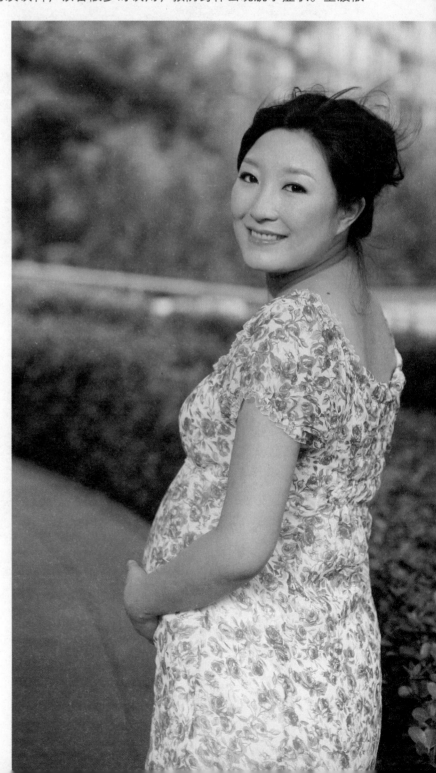

# 妊娠体操锻炼身体
## 保证控制好体重和分娩顺利

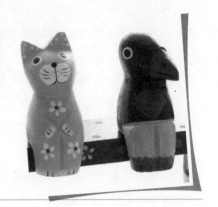

进入孕中期后，腹部慢慢隆起，身体逐渐胖起来，行动变得迟钝，从此时开始就应该坚持妊娠体操，既能帮助控制体重，也能使身体更加柔软，还能促进顺利分娩。

## 妊娠体操的要点

### ● 每周空腹做3次

每周，最少做3次左右的妊娠体操，才能产生一定的效果。不要在太硬的地板上做体操，最好在地板或床上铺一层薄褥子。做体操的最佳时间是早晨起床后、饭后1小时后、临睡前排完大小便后。

但是，有贫血、妊娠高血压疾病、糖尿病等疾病，或者存在流产、早产等忧虑时，就不要做体操了。

### ● 循序渐进，不要勉强

做体操前，先用5~7分钟来调整呼吸，做些放松身体的准备动作。然后做一些基本体操和保持身体平衡的体操，最后重新调整呼吸，做一些动作简单的体操。

孕后期，为分娩做准备而集中做增强骨盆的体操。妊娠体操从慢慢做简单的动作开始，稍微熟悉后，可以有一定的难度。做不好的动作时，不要勉强，要花时间反复练习，至完全熟悉。此外，在做体操时，如觉得不舒服，应立即停止。不要做到出汗、气喘的程度。

## 开始做瑜伽体操吧

### ● 树式变形式

1. 站立，弯曲右膝，脚掌抵住左膝关节内侧。

2. 吸气，左臂向左上方伸展，指尖指向天花板，右手轻放在右膝上。

3. 保持呼吸3次，目视前方，脊背挺直。

4. 换另一侧重复此动作。

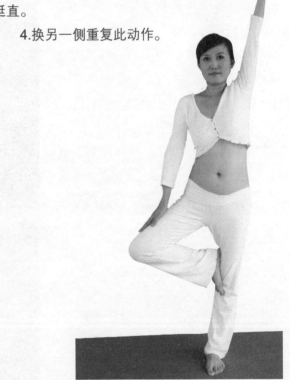

## ● 平衡式

1. 右腿保持站立，左腿自膝盖处向后弯曲，上抬左脚跟贴靠到臀部。

2. 左手抓住左脚脚趾，再用手掌将它托住，这样做可以让左脚跟触到臀部或靠近臀部。

3. 向前伸直右臂，手掌并拢，自下而上慢慢抬起至头侧，保持你的手臂平直，手掌面向前方；保持你的身体平直，保持你的右腿平直，这样看起来，你的身体自上而下是在一条直线上的。

4. 保持这个姿势10秒钟，抬起的手臂慢慢放下，手掌始终保持绷紧；然后放下你的左腿，落地。

5. 休息10秒钟，换另一条腿练习。

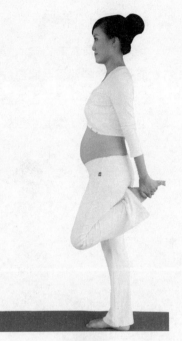

## ● 孕期有氧操

1.双臂上抬至肩膀，上身朝左右转动。

2.手臂向后伸展，上身弯曲与地面平行，抬起头，眼睛看着前方。

3.双脚用力分开，蹲下，双手抓住跟腱处。

4.两脚分开，膝盖伸直，双手抓住两脚踝。

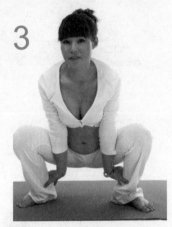

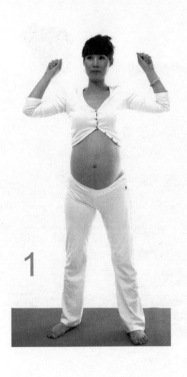

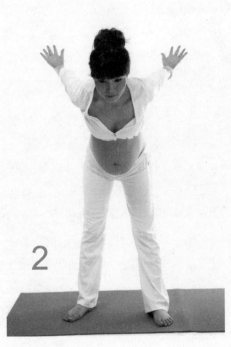

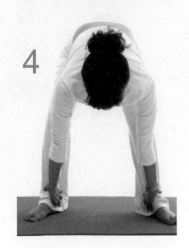

### ● 两腿分开半蹲

1.将两腿向左右方向大幅度分开，在这样的站立姿势下平伸双臂至肩部的高度。

2.保持双臂平举，让双腿的夹角接近90°，然后下坐2次，将力量集中到臀部再向上提升2次。

### ● 拉伸肩部

1.两腿稍分开，膝盖弯曲，跪坐（见图1），上半身前倾并让两手接触地面。

2.尽可能地向前伸出双手，彻底地舒展自己的肩部（见图2）。

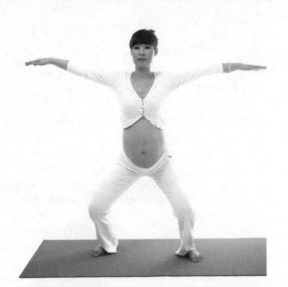

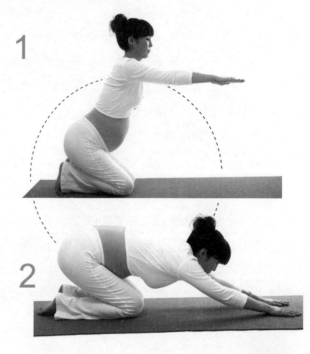

### ● 抬头呼吸

两脚分开，与肩同宽，将双臂缓缓地举向上方并用鼻子吸气，与此同时抬起自己的脚后跟。

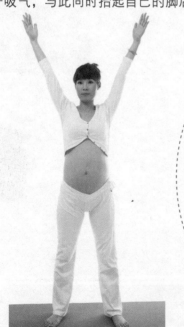

### ● 半坐式

1.两腿分立，与肩同宽，双臂向前平伸，与肩同高。

2.慢慢将双腿分开，先下坐再站起，尽可能不让臀部往后陷，让双腿集中力量坐下再站起。如果觉得保持平衡较为困难，可以扶着椅子或书桌的边缘来完成这个动作。

● 舒展背部

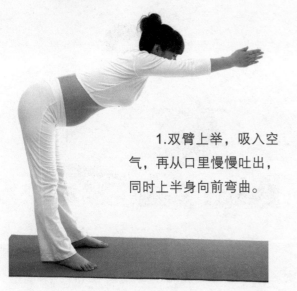

1.双臂上举，吸入空气，再从口里慢慢吐出，同时上半身向前弯曲。

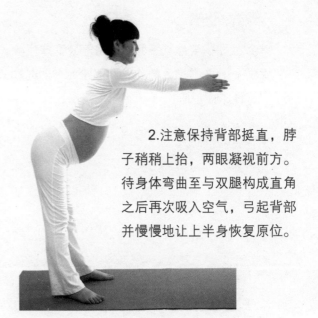

2.注意保持背部挺直，脖子稍稍上抬，两眼凝视前方。待身体弯曲至与双腿构成直角之后再次吸入空气，弓起背部并慢慢地让上半身恢复原位。

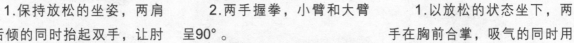

● 手臂运动

1.保持放松的坐姿，两肩向后倾的同时抬起双手，让肘部完全向上舒展后再放下，重复数次。

2.两手握拳，小臂和大臂呈90°。

3.向两边打开至最大。举起双臂时吸气，向下放时呼气，反复进行。

● 推掌

1.以放松的状态坐下，两手在胸前合掌，吸气的同时用力推动双掌。

2.一边吐气一边放松。重复这一动作。

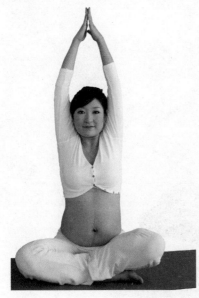

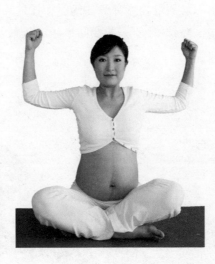

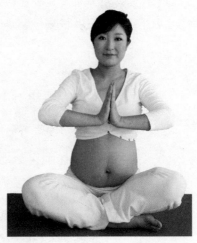

### ● 拉伸肋部

1.以放松的姿态盘腿而坐，用一只手撑住地面。

2.另一只手臂向上举并做肋部弯曲，同时肋部以上的部分向地面方向用力。

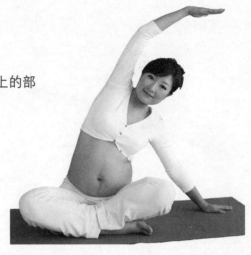

### ● 缩紧阴道

1.平躺，吸气，同时慢慢地从肛门尽量用力紧缩阴道，注意不要把力量分散到其他部位。

2.呼气，同时慢慢放松下来。吸气时数到8，重复5次之后改向一侧躺下休息。

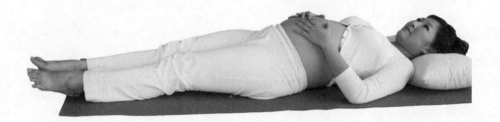

### ● 分腿运动

1.在平躺的姿势下将膝盖向上举。用嘴慢慢呼气的同时，按住膝盖并抬起上半身。

2.用鼻子吸气并恢复平躺姿势，重复5次之后改向一侧躺下休息。

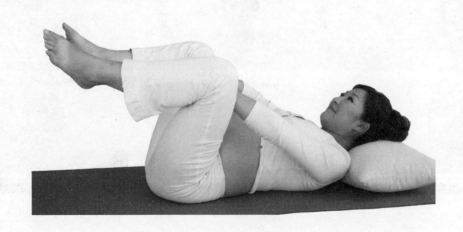

● **转动手腕、脚腕**

1.捏紧拳头，手腕先向上弯曲（见图1）再向下弯曲（见图2），接着进行从里向外和从外向里的转动。

2.将双腿向前平伸，背部挺直，双手撑住地面。脚尖尽量向后够（见图3），再改向前伸出（见图4），双脚从里向外再从外向里地转动。

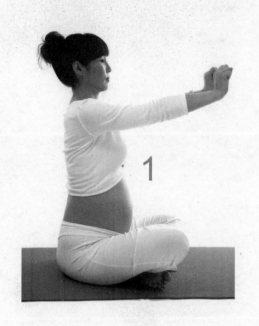
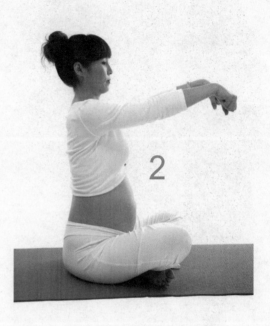
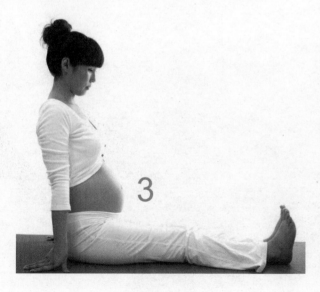
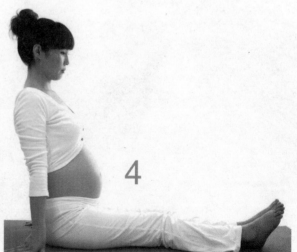

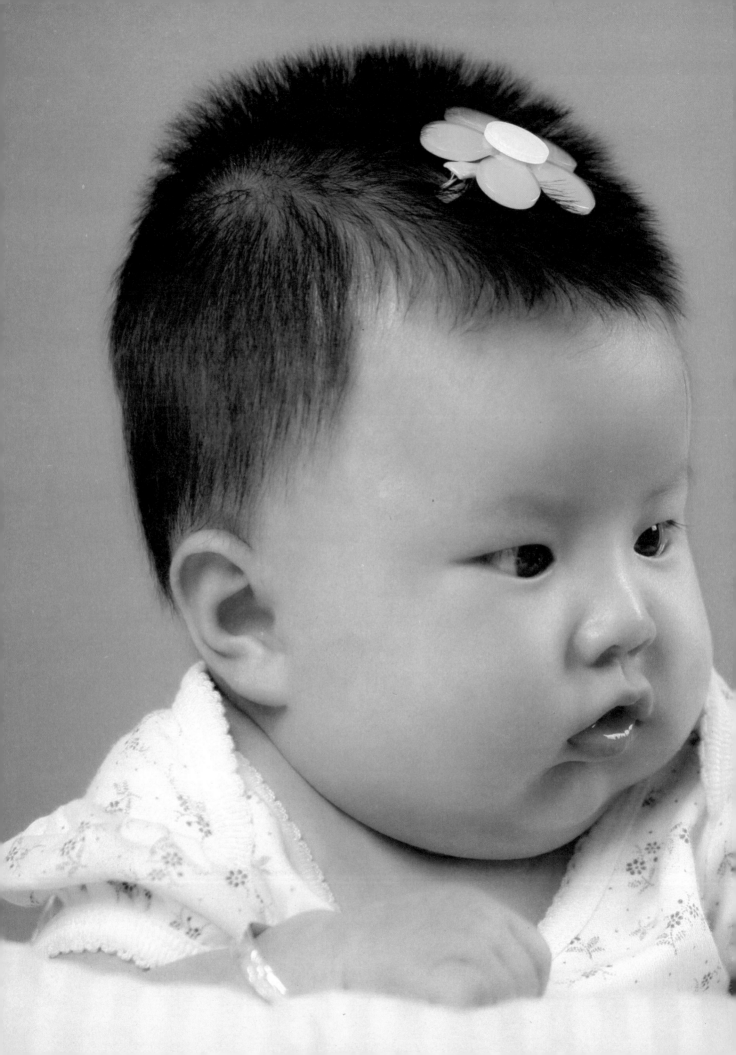

# PART 5

# 异常妊娠和妊娠期疾病的防治

妊娠期间，如何分娩出健康、聪明的宝宝，成为所有孕妈妈最关心的问题。通常产检时，"医生，我的身体状况正常吗？"是孕妈妈与医生交流的第一句话。了解及掌握自己的怀孕状况，认识可能发生的异常妊娠现象，预防异常妊娠及异常妊娠后如何护理等，是每位孕妈妈必修课程。

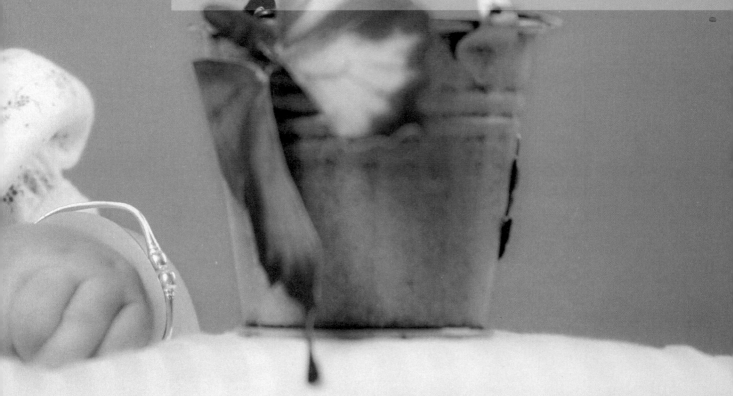

# 畸形儿及预防
## 计划妊娠以防万一

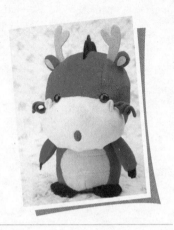

畸形儿发生的原因，大致的原因可以分成三个方面：遗传因素，环境因素以及其他不明因素。但具体原因，至今尚未完全清楚。不过现在我们可以通过计划妊娠、生活细节等预防畸形儿的发生。

## 畸形儿的原因

### ● 染色体异常

受精卵在结合过程中，出现染色体数目增减或者无法两两相对的话，就会出现先天畸形。但是如果出现染色体异常的话，一般在孕早期便会出现死胎、流产而被淘汰，大概只有0.6%的胎宝宝能够存活到分娩。染色体异常的代表性疾病有先天愚型、伴有智力低下的先天性心脏病等。父母中一方或双方有染色体异常或者高龄产妇都可能引发上述疾病。

### ● 单一基因缺陷

染色体的外观正常，但是染色体上基因发生了变化，导致胎儿畸形。这类畸形带有遗传性，如果爸爸或妈妈中一人携带就会遗传给宝宝。由单个基因突变引起的疾病叫单一基因疾病，可分为常染色体显性遗传、常染色隐性遗传、性染色体连锁显性遗传和性染色体连锁隐性遗传四种形态。

常染色体显性遗传疾病的种类有并指、多指、甲亢、成骨（软骨）发育不全等。常染色体隐性遗传疾病主要有苯酮尿症、白化病、先天性鱼鳞癣、多囊肾等。性染色体连锁显性遗传疾病，若父有病，女儿都会发病，如抗维生素D性佝偻病等。性染色体连锁隐性遗传疾病有血友病、红绿色盲等，若母有病，男宝宝必定发病，女宝宝则为携带者。

### ● 误服药物

受精后2周内服用致畸药物其实并不能给胎宝宝造成太大的影响。但是受精后的2~8周如果误服药物，很可能给胎宝宝造成畸形，因为这个阶段是胎宝宝脏器形成阶段，是致畸的敏感期。但是，妊娠初期服用药物造成的畸形的，大多数通过流产而消除了。妊娠期间并不是服用所有药物都能造成胎儿畸形的，所以服用药物前要咨询医生。

### ● 放射线照射

放射线照射可能引起胎宝宝死亡或出生缺陷。而治疗剂量的放射线照射是否会对胎宝宝发育造成影响主要取决于受照射的剂量、受照射的胎龄及个体对辐射的敏感性。受照射剂量在250~300轮，妊娠4~11周接受照射，胎宝宝会出现严重的畸形，其中，中枢神经系统最易受损伤。

### ● 胎宝宝感染造成

弓形虫是寄生在小动物身上的一种寄生虫，孕妈妈与小动物玩耍时，就很可能得弓形虫病。一旦感染，病原体就会通过胎盘传递给胎宝宝，造成胎宝宝感染，直接影响到胎宝宝的发育，甚至导致小头症、水痘、视觉障碍等畸形。因此妊娠期间不要接触小动物。万一接触了小动物，必须接受弓形虫抗原、抗体的检查。

### ● 孕妇疾病

如果孕妈妈患有疾病的话，很可能给胎宝宝带来伤害。比如患有糖尿病的孕妈妈，很容易导致胎宝宝发育异常、宫内发育受限等情况，出现先天性畸形的概率比一般的胎宝宝高2~3倍，多位神经系统、心血管系统和消化系统的畸形。所以患有糖尿病的孕妈妈要在血糖控制满意，稳定后再怀孕。

### ● 烟酒造成

酒精是生殖细胞的毒害因子。酒精中毒的卵子和精子结合而造成胎儿畸形，往往表现为智力低下、四肢短小、体重超轻、面貌畸形等先天缺陷。香烟中的尼古丁、一氧化碳等有毒物质会使胎宝宝血管收缩，造成胎宝宝血液循环不顺畅。吸收二手烟同样会给胎宝宝带来巨大的危害。所以孕妈妈应该远离烟酒。

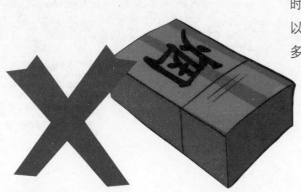

## 畸形的预防

### ● 实行计划妊娠

为了预防胎儿畸形，计划妊娠非常重要。妊娠之前应该先接受遗传基因、慢性病等的检查，并且在适当时期内接种疫苗，这些都有助于预防畸形儿的产生。目前，孕前3~6个月开始服用0.4mg叶酸已作为我国预防先天畸形的一项孕前干预措施。

### ● 妊娠期间不随便服用药物

药物对胎宝宝的影响主要是在神经系统和脏器形成时期，即妊娠2~8周，这个阶段非常敏感。此时一旦服用药物，要及时就医，并把服药情况如实告诉医生，确定是否会导致胎儿畸形。所以，妊娠期间不要随便服用药物。

### ● 改掉吸烟喝酒的习惯

喝酒可能会造成胎宝宝智力低下等障碍。香烟中的尼古丁则会增加自然流产的概率。

### ● 补充叶酸

叶酸之所以重要，是因为叶酸可以预防胎宝宝神经管畸形。由于饮食习惯的影响，我国约30%的孕妈妈缺乏叶酸，北方农村更为严重。因此，建议孕妈妈在孕前3个月和孕早期3个月及整个孕期要及时、适当地补充叶酸。可以通过服用叶酸片，还可以通过吃含叶酸丰富的食物补充叶酸或含有叶酸的多种维生素等，预防胎儿畸形。

## 孕期便利贴

### 叶酸含量比较丰富的食物

（每100克可食部分）

| 食材 | 叶酸含量（微克） | 食材 | 叶酸含量（微克） |
|---|---|---|---|
| 大豆 | 130.2 | 紫菜 | 116.7 |
| 绿豆 | 393 | 榴莲 | 116.9 |
| 腐竹 | 147.6 | 核桃 | 102.6 |
| 豌豆（鲜） | 82.6 | 花生米 | 107.5 |
| 竹笋（干） | 95.8 | 莲子 | 88.4 |
| 香菜 | 148.8 | 猪肝 | 335.2 |
| 茴香 | 120.9 | 鸡蛋 | 113.3 |
| 香菇（干） | 135 | 鸭蛋 | 125.4 |
| 茼蒿 | 114.3 | | |

## 诊断方法

### ● B超检查

一般在妊娠20~24周之间，通过B超可以清楚地观察到胎宝宝鼻唇部、心脏等器官。还可以发现大部分的胎宝宝缺陷，比如无脑、脊柱裂、脑积水、肢体畸形、唇腭裂、先天心脏病等，这时需要及时流产，避免给产妇造成更大的痛苦。

但是并不是所有的胎儿畸形都能通过B超检测出来，比如染色体导致的先天愚型、侏儒症等就检测不出来。

### ● 羊水检查

高龄产妇或者有家族遗传病史的产妇要经过羊水检查确定是否有胎儿畸形的情况。医生在超声波探头的引导下，用一根细长的穿刺针穿过腹壁、子宫肌层和羊膜进入羊膜腔，抽取羊水，以此来检查胎宝宝细胞的染色体、DNA等，一般2~5周方能知道结果。

### ● 避免接触动物

妊娠期间孕妈妈避免与动物亲近，因为很容易感染上弓形虫病，导致胎儿畸形。如果孕妈妈与小动物接近了，一定要到医院接受接受弓形虫抗原、抗体的检查。

### ● 唐氏综合征筛查

通过检测孕妈妈血液中甲型胎儿蛋白及人类绒毛膜促性腺激素、雌三醇的浓度，察看胎宝宝是否存在染色体方面的异常风险。最好的检查时间是妊娠16~20周之间。只需要抽取孕妈妈的少量静脉血，方便安全。但是需要注意的是，唐氏综合征检查时间尽量控制在16~18周之间，一旦风险高，需做羊水穿刺，而羊水穿刺时间在18~22周。

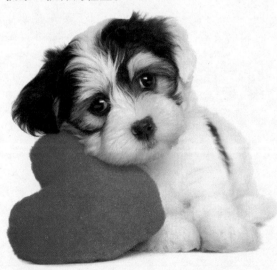

## 远离这些会导致胎儿畸形的药物

| | |
|---|---|
| 抗生素类、抗真菌类药物 | 四环素类药物毒性大，会抑制骨骼发育，使小儿乳齿染色，孕期禁用 |
| | 氨基甙类药物会通过胎盘进入胎宝宝体内，从而引起胎宝宝第八对脑神经受损和肾脏损害，孕期禁用 |
| | 喹诺酮类药物对胎宝宝软骨发育有影响 |
| | 磺胺类药物可导致新生儿高胆红素血症、核黄疸等 |
| | 长效磺胺可使幼鼠发生先天性异常，不用为宜 |
| | 利福平可导致胎宝宝无脑，脑积水和四肢畸形 |
| | 氯霉素会通过胎盘进入胎宝宝体内，导致新生儿患上灰婴综合征、骨髓抑制而白细胞减少或再生障碍性贫血 |
| 解热镇痛药物 | 妊娠早期如长期服用大剂量阿司匹林，会导致腭裂、唇裂、肾脏畸形、心血管畸形、神经系统畸形；吲哚美辛可致动脉导管过早关闭 |
| 抗凝血药物 | 如双香豆素等，可能导致宝宝小头畸形，最好在医生指导下服用 |
| 激素类药物 | 性激素，如己烯雌酚、炔黄体酮、炔雌二醇、甲羟孕酮、甲睾酮、同化激素等对宝宝有致畸作用 |
| 抗肿瘤药物 | 容易导致多发性先天性缺陷 |

### 孕期
### 便利贴

　　不要涂用清凉油、风油精、万金油等，特别是怀孕前3个月内。因其成分之一是樟脑，樟脑可以经皮肤吸收穿过胎盘屏障，从而影响胎宝宝发育，严重的可导致畸形或流产。

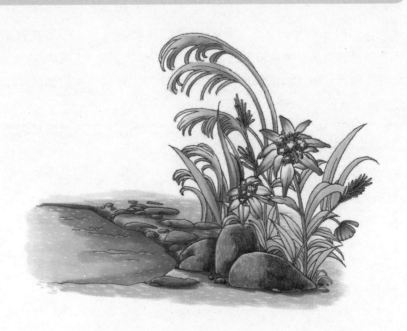

# 流产及预防
## 敏感的妊娠初期

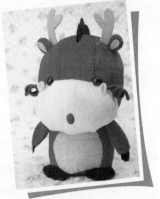

妊娠不足28周，胎宝宝的体重不足1000克而中断妊娠的，就是流产，俗称"小产"。

■ **早期流产**　发生在怀孕的12周之前，比较多见，占到了全部流产的80%以上。

■ **晚期流产**　发生在怀孕12周之后。流产是很常见的，它的发生率在全部妊娠中占10%～15%。一般流产排出来的小宝宝是不能存活的。

流产最主要的信号是阴道出血和腹痛。如处理不当或处理不及时，可能引起生殖器官炎症，或因大出血而危害孕妈妈健康，甚至威胁生命。

## 哪些原因导致流产

### 1. 胚胎染色体、基因异常

这是早期自然流产最常见的原因。染色体异常导致的流产几乎占到三分之二，染色体异常的胚胎多数会发生胚胎退化甚至消失，即使极少数发育成胎宝宝，出生以后也都有畸形或一些器官功能异常。

### 2. 外界的不良刺激

影响胚胎的外界因素比较多，如镉、铅等重金属，有机汞、甲醛、苯、DDT等化学物质，还有放射性物质、电离辐射等，孕妈妈接触后，会直接作用或通过胎盘影响胎宝宝，使其发育受损，发生流产。

### 3. 孕妈妈自身的原因

**内分泌不足：**最常见的是黄体酮不足，导致胚胎着床不牢固。

**甲状腺机能减退、严重的糖尿病等：**也可能导致流产。

**全身性疾病：**如发高烧、严重的感染，如梅毒、支原体、巨细胞病毒、疱疹病毒等。

**子宫发育不全：**单角子宫、子宫纵隔等，或子宫肌瘤，特别是肌瘤变性时可以刺激子宫收缩。

**宫颈机能不全，子宫颈内口松弛：**常引起晚期流产。

**少数是因为免疫功能障碍：**胚胎对孕妈妈来说，是个"异体"，因为有一半的遗传物质是来自父亲那一方的，母体产生排异，排斥胎宝宝引发流产。

**母儿血型不合：**主要是Rh血型不合等，也属于免疫功能异常所致的流产。

**孕期便利贴**

如果孕妈妈发现自己阴道有少量流血，下腹出现轻微疼痛或者下坠感并伴有腰酸的话，这就可能是流产的前兆，也是胎宝宝传递给你的"危险信号"。这是孕妈妈也无须太过担心，最好的方法就是卧床休息，如果情况没有好转反而更严重的话，需要马上就医。

很少情况下，精神创伤、过度劳累、剧烈运动、同房等也可以引起宫缩导致流产。

## 流产的表现有哪些

流产时，开始主要表现为阴道流血，随后会出现小肚子一阵阵疼痛，有时还会出现腰骶部酸痛。

**先兆流产** 如果出血很少，小肚子疼和腰酸很轻微甚至没有疼痛，那么怀孕就可以继续下去。

**难免流产** 如果出血越来越多，本来是浅粉色或褐色的，后来变成鲜红色；或本来出血量少，仅在上厕所时才有一些，后来变得像来月经似的，甚至比以往月经量多，需要不时更换卫生巾，流产可能就不可避免了。

**（不）完全流产** 有时候，是出血量很多，而且肚子还很疼，流了许多带有血块的血后，很快肚子不再疼了，阴道出血也立即减少了，这就是完全流产。如果排出部分组织，为不全流产。

## 出现流产信号怎么办

如果孕妈妈发现自己有先兆流产的迹象，应尽快到医院检查，这样能明确宝宝的状况。但要注意，孕妈妈可以减少不必要的阴道检查，以减少对子宫的刺激。如妊娠反应呈阳性，结合体温和B超检查认为适合保胎，最好在医生的指导下进行保胎。

## 如何有效保胎

如经医生检查证实，宝宝正常，妊娠继续，保胎的孕妈妈就应该特别注意孕期的生活习惯和情绪的变化。孕妈妈要注意阴道的出血量、颜色和性质，随时观察排出液中是否有组织物，必要时保留卫生护垫供医生观察。医生可以根据出血量和腹痛的情况随时了解先兆流产的发展。孕妈妈在保胎期间应减少刺激，禁止同房，避免一些不必要的妇科检查。

## 如何预防流产

### 1. 良好的生活作息

怀孕初期是胎盘的形成时期，最重要的是保持心态平和。并且每天要保证7~8小时的睡眠，不能昼夜颠倒，作息要有规律，否则会造成身体失衡。

### 2. 不要随便服用药物

一旦确定怀孕后，就不能随便服用任何药物。就算是我们平时常吃的感冒药、安眠药、止泻药等药物都会产生对胎宝宝不利的影响。如果孕妈妈有妊娠糖尿病等疾病，要听从医嘱，进行治疗。如果一定要服用药物，必须咨询医生。

### 3. 远离高温环境

高温环境会影响胎宝宝的正常发育，如果工作在高温环境，应该考虑换工作或者调岗。日常生活中应该避免洗桑拿浴、使用电热毯等。

### 4. 远离人群密集的地方

人群密集的地方感染病毒的危险率较高。所以怀孕期间应减少去商场或电影院等人群密集的地方。

### 5. 尽量避免夫妻生活

怀孕12周之前，最好避免发生夫妻关系，因为精液中含有促使子宫收缩的物质，过度兴奋能使子宫收缩加剧，增加流产的概率。

### 6. 不要做压到腹部的动作

家务活动要量力而行，尤其是增加腹部压力的活动，如拖地、搬重物等。

### 7. 注意个人卫生

在怀孕期间，阴道分泌物增多，容易导致生殖道炎症，所以要勤洗澡和换洗内衣，保证阴部卫生，防止细菌感染。一旦发生阴部炎症，要及时就医。

### 8. 注意口腔卫生

据有关研究显示，孕妈妈如果患有严重的牙周炎，发生流产的概率是健康孕妈妈的数倍。但孕妈妈在孕期由于受到身体内分泌水平的营养，身体免疫力下降，最容易得牙周炎。而孕早期拔牙等处理也很容易造成流产，所以，在孕期内，保持口腔健康十分重要。

### 9. 怀孕3个月以内不宜去旅行

在怀孕的时候，保持轻松开放的心态是十分必备的，而过度的疲劳对前三个月的孕妈妈来说是十分危险的，很容易造成流产。旅行虽然是一件很开心的事情，但是旅行的过程却是很让人疲劳的，而且出门在外，发生意外情况的概率也会大大增加，所以，为了胎宝宝，孕妈妈在这段时间就不要去旅行了。

### 10. 孕期开车安全守则

孕妈妈在孕期最好不要开车，如果实在因为各种原因而要开车，也要遵守以下几个安全守则：

- 时速不要太快，最好不要超过60公里。
- 应尽量避免急刹车。
- 最好只开熟悉的路线，而且连续开车的时间不要超过1个小时。
- 尽量避免上高速公路。
- 开车时记得系好安全带。
- 怀孕6个月以上的孕妈妈就不要开车了。

**孕期便利贴**

医生多建议在流产后的1个月内禁止性生活，因为子宫内膜受到创伤，子宫颈口松弛，宫颈内的黏液栓(有阻止细菌进入宫腔的作用)被去除后还没有形成，这时如果不注意卫生，细菌就容易进入宫腔引起感染。

# 流产后护理

### 1. 保证充分的休息

一般来讲，流产后应该休息2周，切不可过早地从事体力劳动或体育锻炼，防止劳累过度。

### 2. 保持个人卫生

流产后孕妈妈的身体抵抗力下降了，很多细菌会乘虚而入，所以更应注意个人卫生。为避免因分泌物增多为细菌繁殖提供温床，要经常清洗阴部，换洗内裤。并且不适宜盆浴和同房。

### 3. 保持情绪稳定

流产后孕妈妈对失去宝宝心存愧疚，心情非常郁闷，可以通过听音乐、看书等方式让心平静下来，同时丈夫要给妻子无私的爱和关怀。应该想开，这是优胜劣汰的规律，不要惋惜。

### 4. 加强营养，尤其需要补铁

流产会是孕妈妈或多或少失血，甚至有贫血的状况。因此流产后补充足够的铁，能消除贫血症状，尽快恢复体力。但是这期间，尽量不要吃有刺激性的食物。

### 5. 转变观念，正确认识流产

在职的女性会因为各种原因少休息或者放弃休息，这种做法是不可取的。要摆正观念，正确认识流产，只有保证充分的休息，身体恢复好了，才能更好地工作。

# 对孕妈妈和胎宝宝的影响

## ● 流产过多容易造成习惯性流产

发生三次或三次以上的自然流产就是习惯性流产。常常每次流产都发生在同一怀孕月份。这样的女性应积极寻找原因，包括夫妻双方染色检查、血型、内分泌等检查。子宫颈口松弛的患者，常常是先天性宫颈功能不良造成的。这些女性妊娠时，随着胎宝宝越来越大，本来应该关闭的子宫颈口因为承受不住越来越大的胎宝宝，便排出来了。这种情况常常表现为晚期流产。子宫颈口是不会自然缩回的，每次怀孕都会老病复发，是晚期习惯性流产的常见原因之一。治疗的方法是把子宫颈口扎紧，尽量卧床休息。一般在怀孕的14~16周时，可以做宫颈环扎手术。

### 孕期便利贴

现在大家把人工流产作为避孕方法，这实在是一个非常大的误区。女性做完人工流产以后，可以直接放一个节育器，特别是有一些已经生育过的，在某种程度上不打算再妊娠了，这个时候采取长效避孕方案，很大程度上能预防一些意外妊娠的发生。

# 早产及预防
## 宝宝提前报到了

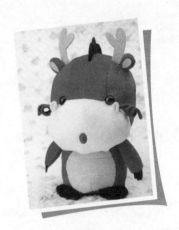

怀孕满28周但不足37周的分娩叫早产。在此期间出生的体重1000～2499克、身体各器官未成熟的新生儿，称为"早产儿"。早产最大的问题是胎宝宝尚未完全成熟，难以适应外界的环境。早产儿的存活率比较低，即使成活，也容易发生各种疾病，其后天的体质、智力等一般情况都比不上足月儿。

## 正常分娩、早产和过期产时期表

| 早产 | 满28周～36周6天 |
|------|----------------|
| 正常分娩 | 满37周～41周6天 |
| 过期产 | 满42周后 |

## 早产征兆

### 1. 周期性腹部紧绷和腹痛

早产只不过是生产时间早，其他与正常分娩一样。妊娠满28周以后腹部频繁出现紧绷感，像石头或球一样硬硬的，有反复而规则的疼痛时可以看成是早产的症状。要先安定下来后联络医生。

### 2. 出血

出血对孕妈妈来说是危险的信号，不管是在什么时候发生，也不管是量多量少。因为可能会感染，所以不要清洗阴道部位，只需带上护垫尽快到医院。

### 3. 流羊水

阴道流出清澈透明的水样液体，可能是破水，少量渗出或像小瀑布般一下就流出。大部分是羊水破裂后开始阵痛，所以带上护垫后应立即去医院。就算医院很近也要坐车去，用躺着的姿势抬高臀部，尽量不要活动腹部。

### 4. 痛经似的疼痛

感觉到子宫口正在打开或腹部的膨胀感与平时不同可能是早产，要在疼痛时尽快去医院。

### 5. 胎动减少或感觉不到

突然胎动减少或长时间感觉不到胎动，或剧烈动作后突然停止胎动，或随着严重腹部疼痛胎动减少时，要立即去医院。

### 孕期便利贴

有时孕妈妈跌倒会引发阵痛，甚至会引发流产或早产，应及时就医。如果经过2～3天没有什么异常，那就是一切平安无事，这是因为羊水起到了保护胎宝宝的作用。

# 早产诱因

如果孕妈妈出现早产的征兆，一定要立即就医。早产既有孕妈妈的原因也有胎宝宝的原因。

## ● 异常症状

子宫畸形、子宫颈松弛、子宫肌瘤、胎盘功能不全、前置胎盘或胎盘早期剥离、羊水的量过多或过少、胎位不正、胎膜早破、宫内或生殖道感染等均可导致早产，需要尽早检查和治疗。

## ● 疲劳和压力

孕妈妈长时间站立、提重物或长途旅行时身体疲劳，会有早产的危险。睡眠不足和心理压力过重也可能会导致早产。

## ● 合并急性或慢性疾病

患有高血压、心脏病、肾脏病、糖尿病、肺结核、肺炎、病毒性肝炎、急性肾炎或肾盂肾炎、急性阑尾炎、病毒性肺炎、高热、风疹等急性疾病的孕妈妈，妊娠后期早产的危险比较大；严重贫血的孕妈妈，由于组织缺氧，子宫、胎盘供氧不足，也可发生早产；孕妈妈营养不良，特别是蛋白质不足以及维生素E、叶酸缺乏，也是导致早产的原因之一。

## ● 子宫内感染

孕妈妈感染流行性感冒病毒或宠物的寄生虫，通过宫颈或胎盘传染给胎宝宝，会导致胎膜早破或子宫收缩。这时候早产的危险性高。

## ● 怀有双胞胎或巨大儿

怀了双胞胎或巨大儿，因为肚子相当大，羊膜无法承受压力而容易破水。妊娠末期要小心不要让羊膜破裂，要保证安全。

## ● 生活习惯

妊娠后期频繁的性生活，易引起胎膜早破，是导致早产的较常见原因。早产与孕妈妈吸烟和过度饮酒也密切相关。

## ● 有流产史

有反复流产、人工流产或引产后不足1年又再次怀孕的孕妈妈。

# 哪些孕妈妈容易发生早产

## ● 年龄太小或太大的孕妈妈

未满20岁的孕妈妈子宫未成熟，40岁以上的孕妈妈子宫老化，以上的情况早产的危险比较大。

## ● 体重剧增的孕妈妈

研究发现，体重超标或肥胖的孕妈妈在妊娠32周或33周发生早产危险更大，而且孕妈妈体重越大，早产危险就越大，最肥胖孕妈妈早产概率更是高出82%。总体上看，与体重正常孕妈妈相比，肥胖孕妈妈在妊娠37周前早产的比率高达30%，特别肥胖孕妈妈在37周前早产的比率高达70%。

## ● 上班的孕妈妈

平时工作强度就比较大，精神压力大，怀孕期间不能保证好好休息，自身抵抗力下降，容易感染，这些因素都很容易造成子宫内膜炎及子宫颈口松弛，从而引发早产。

## ● 多胞胎的孕妈妈

多胞胎的重量使孕妈妈的子宫承受了更大的

压力，羊水很难承受其压力，经常导致胎膜早破，从而引起早产。

### ● 羊水过多的孕妈妈

孕妈妈羊水过多，往往胎膜无法承受其压力，导致破裂。一旦破裂，羊水会倾泻而出，甚至将脐带带出，这样胎宝宝就失去了生存的营养物质供给，对胎宝宝和孕妈妈都是非常危险的。

### ● 有慢性疾病的孕妈妈

孕妈妈患有心脏病、糖尿病、高血压等疾病都可能导致胎盘无法正常的工作，导致早产的发生。出现这种情况的时候，一定要定期检查。

### ● 有妊娠高血压疾病的孕妈妈

妊娠高血压疾病可以使孕妈妈出现水肿、尿蛋白、高血压等症状，导致胎盘功能减退，进而胎宝宝死亡。为了保留胎宝宝，可能在这之前实施医源性早产。

### ● 胎盘异常的孕妈妈

如果出现前置胎盘或者胎盘早期剥离等情况，很可能增加早产风险。

### ● 有子宫异常的孕妈妈

孕妈妈的子宫异常，如子宫畸形、子宫颈松弛、子宫肌瘤等不能使胎宝宝等到足月出生，容易发生早产。

# 早产预防

与足月儿不同，早产儿的生命质量总是会受到不同程度的威胁，所以需要很好的护理和比较高的医疗技术支持，才能健康地成长起来。从这个意义上来说预防早产是非常重要的，妈妈可以科学规范自己的生活方式，以有效防止早产。

## 1. 定期产检

如果孕妈妈患有妊娠高血压疾病、糖尿病、肾病等疾病，给胎宝宝提供营养和氧气，并且排出废物的胎盘不能正常工作，从而增加早产的可能性。如果定期产检，能及时发现胎宝宝和孕妈妈的身体异常，并积极进行调理。

## 2. 注意休息

为了防止早产，孕妈妈应该采取左侧卧位，以增加胎盘血流量，减少宫缩，保持充足的睡眠。

---

**孕期
便利贴**

### 早产的应对方法

1. 一旦发现早产征兆，先放松心情（如深呼吸、听音乐）、卧床观察与休息（最好左侧卧）、补充水分，或打电话到医院咨询。

2. 若使用上述方法经过半个小时都无法改善的话，应立刻到附近设有"新生儿重症监护病房"的医院就诊（若早产儿出生后再转院，会错过急救黄金时间），以便及早提供最完善的检查、确定治疗方向及必要的处理，缓解早产的危机。

3. 若有见红及破水现象，应立即就医。

### 3. 避免激烈的运动

孕妈妈为了维持体力和肌力，加速产程，可以进行一些缓和运动，比如散步等。

### 4. 注意心理的调节

到了孕晚期，很多孕妈妈会因为即将与宝宝见面或者害怕分娩，产生紧张、焦虑、抑郁等不良的情绪。这时候就要进行合理的心理调节，避免早产的发生。

### 5. 孕晚期尽量避免性生活

有早产征兆的孕妈妈最好在妊娠后期避开性生活，即使要进行性生活也要使用避孕套，不仅能防止感染，还能阻断精液中某些物质促使子宫收缩，避免压迫腹部的体位，禁止刺激乳头。

## 识别早产、急产和过期产

早产是指在怀孕满28~36周末之间的分娩。由于过早分娩，胎宝宝各器官发育不成熟，故早产宝宝的体重较轻，体外生活能力较弱，调节体温、抵抗感染的能力也很差，死亡率高。

急产是指子宫收缩的节律性正常，但收缩力过强过频，宫颈口在很短时间内迅速扩张，分娩在短时间内结束，总产程不足3小时。急产易导致产妇会阴、阴道甚至子宫裂伤等，也可使胎宝宝发生窘迫、窒息或者死亡等。所以，有急产史的产妇应提前住院待产，密切观察宫缩情况，以免发生意外。

过期产是指达到或超过预产期2周的分娩。此时若胎盘功能正常，则可产出巨大儿。由于胎宝宝发育过于成熟，对缺氧的耐受性差，故分娩时可能发生难产或胎宝宝窒息等情况。另外，

若胎盘衰老，血流量就会减少，这会导致胎儿缺氧、营养不良等，并使其发育不良、抵抗力差，死亡率高。因此，产妇超过预产期一周可住院，行引产术。

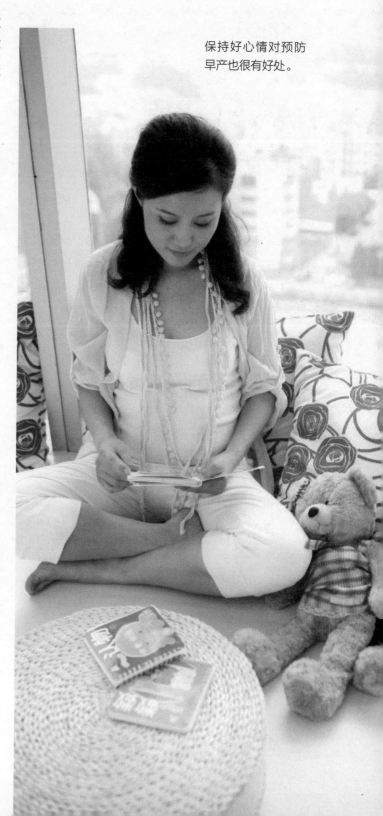

保持好心情对预防早产也很有好处。

# 宫外孕及治疗
## 胎宝宝把"家"安错了地方

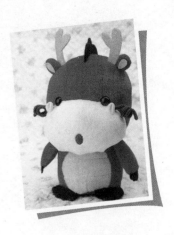

宫外孕也称异位妊娠，是指受精卵在输卵管或腹腔等子宫以外的地方着床并生长发育。90%以上的宫外孕发生在输卵管，这样受精卵就不能发育成正常胎宝宝，如果不及时治疗，会造成输卵管破裂，导致大出血，危及孕妈妈生命。下面我们了解一下如果出现宫外孕的情况，我们该如何处理等问题。

## 宫外孕分类

### ● 输卵管妊娠

输卵管妊娠是因为卵子在输卵管壶腹部受精，并且在输卵管内着床、发育。症状是短期闭经及不规则点滴阴道流血，急性腹痛，且多有原发或继发不孕史；有的宫外孕患者早期妊娠反应还有食欲不佳、恶心呕吐、偏食等，但是要确认是否是输卵管妊娠还需要进行检查。宫外孕中95%是指输卵管妊娠。

### ● 卵巢妊娠

卵巢妊娠是指受精卵在卵巢内着床、生长发育，其后果是最终必然发生破裂而发生内出血，威胁患者生命。卵巢妊娠的症状为停经、腹痛及阴道流血。

### ● 子宫残角妊娠

子宫残角妊娠是指受精卵着床于子宫残角内生长发育。因为残角子宫壁发育不良，往往不能承担胎宝宝生长发育，多数会在妊娠中期发生残角子宫自然破裂，引起严重的内出血。

症状与输卵管妊娠的宫外孕症状相似，但停经时间较长，出血凶猛。偶尔有妊娠达足月的，但因不可能经阴道分娩，胎宝宝往往在临产后死亡。

## 宫外孕原因

### ● 慢性输卵管炎

正常情况下，受精卵依靠输卵管纤毛的运动而移动到子宫内膜着床。但是如果因为炎症及病变导致输卵管壁内黏膜皱襞发生粘连或者输卵管黏膜纤毛缺损，使管壁平滑肌蠕动减弱，从而影响受精卵正常移动，而在宫外着床，形成宫外孕。

### ● 输卵管发育不良或畸形

如果出现输卵管发育不良或畸形，使输卵管输送受精卵的功能减退，严重影响受精卵顺利到达子宫内腔，也容易发生宫外孕。

### ● 子宫内膜异位

子宫内膜异位可能会导致输卵管内组织异常，进而阻碍受精卵顺利到达子宫内腔。

### ● 盆腔内有肿物

肿物的挤压可能导致子宫或输卵管变形和结构异常，这些变化都可能影响受精卵顺利到达子宫内腔。

### ● 有些外科手术

随着采用剖宫产分娩的女性日益增多，导致发生子宫瘢痕处的异位妊娠也在增加。并且阑尾炎穿孔也是宫外孕发生的重要因素，阑尾切除术会大大增加发生宫外孕的概率。

### ● 不良的生活习惯

研究表明，尼古丁和酒精可影响输卵管纤毛的摆动，导致宫外孕的发生。

## 宫外孕高发人群

### ● 有宫外孕经历的孕妈妈

有过宫外孕经历的女性，在没有查出和消除引起上次宫外孕原因的情况下，如果再次怀孕，则发生宫外孕的可能性很大。

### ● 输卵管结扎后再通的孕妈妈

做过结扎手术的女性，再通的输卵管不像以前那样通畅了，在结扎处相对狭窄，受精卵往往被阻止在输卵管狭窄处。

### ● 做过阑尾炎穿孔手术的孕妈妈

做过阑尾穿孔手术者，可能在阑尾周围脓肿，累及输卵管损害，阻塞了输卵管，使宫外孕的危险性增加2倍。

### ● 有过骨盆感染的孕妈妈

大多数宫外孕是因为输卵管出现异常引起的。如果孕妈妈因为细菌感染导致骨盆感染，就会损伤一部分输卵管，进而提高宫外孕的发生概率。

### ● 多次人工流产的孕妈妈

近年来，现代女性不节制地做人工流产，经常会引发子宫内创伤，导致受精卵不容易在子宫内着床，而是转移到子宫外的地方安家，这在很大程度上增加了宫外孕的概率。

### ● 吸烟、酗酒的孕妈妈

烟草中的尼古丁可以改变输卵管的纤毛运动。大量酗酒的孕妈妈，很容易造成输卵管狭窄，纤毛摆动功能低下，输卵管壁蠕动性变差，都不利于受精卵顺利到达子宫。

## 宫外孕征兆

孕妈妈如果有剧烈的小腹疼痛和不正常的出血，在排除流产后，就要考虑是不是宫外孕了。但是要确认是否宫外孕，必须经过医生借助超声诊断。一旦确认是宫外孕，就要接受治疗。

### ● 停经

如果出现月经来潮晚于预定日期，就要考虑是否怀孕。虽然确认怀孕了，但是如果出现孕妈妈的人体绒毛膜促性膜激素数值不正常的情况时，很有可能发生宫外孕了，所以这时应该及时就医。

### ● 腹痛

90%～100%孕妈妈发生宫外孕时都会伴有疼痛的症状。输卵管破裂前，常常表现为一侧下腹部隐痛或酸胀感，常伴有恶心、呕吐等症状。如果腹腔出血刺激膈肌，会引起小腹疼痛和肩胛疼痛的症状。当盆腔内积液时，肛门有坠胀和排便感等症状。确认妊娠后，通过超声波宫内又没有找到妊娠囊，可以怀疑是发生宫外孕了。

### ● 阴道出血

假如非月经周期出现不正常的阴道出血，但出血量较少，呈黑褐色，淋漓不净，但一般不超过月经量。

### ● 晕厥与休克

腹腔出血会出现血压降低、脉搏缓慢、贫血等症状，同时伴有剧烈腹痛，轻者常有晕厥，重者出现休克。

除了上述症状外，可以在正常孕期检查时，通过B超扫描可以在宫外孕破裂前协助诊断80%的宫外孕。

## 宫外孕诊断方法

### ● 人体绒毛膜促性腺激素的检查

绒毛膜促性腺激素（HCG）是由胎盘的滋养层细胞分泌的一种糖蛋白。如果胚胎存活，HCG的试验结果呈阳性。由于异位妊娠的体内HCG的值会比正常妊娠时偏低。如果HCG试验值偏低的话。就需要进一步做β－人绒毛膜促性腺激素放射免疫法或单克隆抗体酶标法进行检测。

### ● 超声波检查

孕期可以通过超声波检查确定妊娠是否在子宫内正常进行。通过观察盆腔、腹腔游离液体，可以做出是否因为宫外孕引起腹腔出血的诊断。并且用超声检测妊娠囊和胎心搏动位于宫外，对诊断异位妊娠十分重要。

### ● 腹腔镜检查

过去在诊断宫外孕后才使用腹腔镜，现在可以用于诊断宫外孕，同时可以进行治疗，兼具诊断、治疗双重效果。宫外孕一旦确认，腹腔镜能够及时将宫外孕组织加以清除，甚至可以修复，保留生育功能，缩短住院时间。

### ● 宫外孕治疗方法

被确诊为宫外孕后，治疗的方法包括药物治疗和手术治疗。药物治疗是一种治疗癌症的化学药物来杀死绒毛细胞，清除子宫外的胚胎组织，但是可能引起肝、肾及血液方面的副作用。治疗成功后，患者也要定期检查，因为输卵管本来就有问题，再度发生宫外孕的概率还是比正常人高。

手术治疗分为两种：保守性治疗与根治性治疗。保守性治疗以清除宫外孕的胚胎组织为主，尽量保留输卵管的完整与通畅；根治性治疗则是切除宫外孕那一侧的输卵管。

# 宫外孕后调养

## ● 生活细节调养

1.平时注意个人卫生，特别是在经期、产褥期要注意防止生殖系统感染，以免发生炎症而引起宫外孕。

2.劳逸结合，勿做重体力劳动，尽量减少腹压，便秘者可用轻泻剂。

3.尽量少去公共场所，注意保暖，预防感冒。

4.每周用洁阴用品冲洗阴道一次以上的女性容易增加盆腔感染的可能性，有宫外孕的危险。正确的做法是每天用干净的温水清洗阴部。每天要换内裤，保证清洁与干燥。

## ● 饮食调养

1.要注意进食高蛋白、高热量、高维生素、易消化的食物，可多吃些鸡肉、猪瘦肉、蛋类、奶类和豆类、豆制品等。

2.避免酒、干姜、胡椒、辣椒、狗肉等辛温燥热的食物，以免伤阴耗液而影响身体健康。

### 孕期便利贴

宫外孕治愈后，一般应避孕3个月以上再考虑妊娠。再次怀孕后，正常怀孕的概率很高，但有一部分人将再次发生宫外孕，这就是说，当患有宫外孕而切除一侧输卵管后，对侧输卵管仍有再次发生宫外孕的可能。因此，有过宫外孕史的女性，如果再次妊娠，最好在怀孕40天以后做一次B超检查，根据孕囊及胎宝宝心脏搏动所处的位置，可以判断是宫内妊娠还是宫外孕，以便在早期消除隐患。

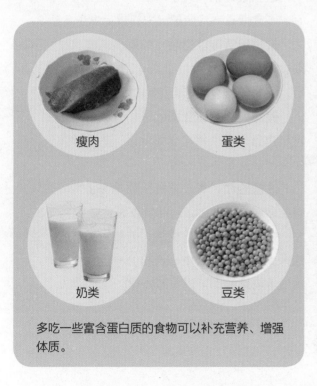

瘦肉　蛋类　奶类　豆类

多吃一些富含蛋白质的食物可以补充营养、增强体质。

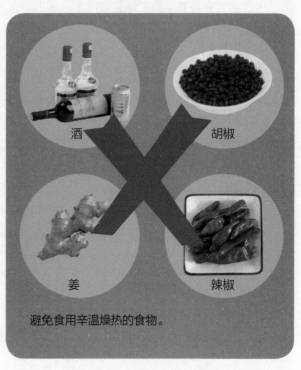

酒　胡椒　姜　辣椒

避免食用辛温燥热的食物。

# 胎盘异常
## 胎宝宝的营养和氧气来源有问题了

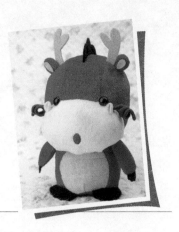

胎盘是胎宝宝吸收营养、代谢废物的交通枢纽，对胎宝宝的生长发育起着非常重要的作用。假如胎盘发生异常，没有及时治疗，会严重危及胎宝宝的健康。

## 胎盘的作用

- 承担呼吸功能
- 输送养分
- 负责排泄
- 防御功能
- 调整激素分泌

## 前置胎盘

正常妊娠期的胎盘，一般附着在子宫的前、后壁或侧壁上。而前置胎盘，指胎盘位于子宫下段，部分附着在子宫内口，并且位置低于胎儿先露部位。根据胎盘距离子宫内颈的距离远近，可以分为完全性前置胎盘（胎盘完全覆盖子宫颈内口）、部分前置胎盘（部分覆盖子宫颈内口）和边缘性前置胎盘（胎盘边缘到达子宫颈内口边缘）。

### ● 前置胎盘原因

- 以前做过剖宫产手术
- 进行过多次人流手术
- 子宫内膜有炎症
- 以前怀过前置胎盘的宝宝
- 怀有多胞胎
- 进行过子宫内手术
- 有吸烟、喝酒史等

### ● 前置胎盘的症状

孕早期发现前置胎盘经常会随着子宫增大，胎盘上移而自然消除。这种情况不会给妊娠造成太大的影响。孕晚期反复出现无痛性阴道出血。大部分情况下，开始出血量不多，经过休息会自行停止。但是如果出血继续的话，可能导致早产，甚至外出血严重的话，可能导致胎死宫内。

### ● 前置胎盘孕妇注意事项

**避免搬重物：**怀孕中后期，生活细节要多小心，不宜搬重物或腹部出力，以免发生危险。

**视情况暂停性生活：**如有出血症状或怀孕后期，不宜有性生活。此外，诊断前置胎盘的患者，避免性行为或压迫腹部的动作。

**有出血症状应立即就医：**有出血症状时，不管出血量的多少都应立即就医，并且如实告诉医生自己是前置胎盘的情况。

**注意胎动：**每日留意胎动是否正常，如果觉得胎动明显减少时，须尽快就医检查。

**挑选合适的产检医院：**前置胎盘患者，最好选择大医院或医学中心产检，一旦发生早产、大出血等问题时，可以立即处理。

# 胎盘早期剥离

在正常的自然分娩情况下，胎盘在胎宝宝娩出后才与子宫壁分离娩出体外，但有时胎盘在胎宝宝娩出前与子宫壁分离，这种现象叫胎盘早期剥离。胎盘一旦脱落，就不能为胎宝宝提供营养和氧气，胎宝宝也不能将废物排出，对胎宝宝来说是非常危险的。

## ● 胎盘早剥原因

### ◎腹部损伤

孕妈妈腹部受到撞击等外伤，可引起底蜕膜血管的破裂、出血，导致胎盘早剥。

### ◎胎膜早破

羊水过多，可使宫腔压力骤降，宫腔容积突然缩小，引起子宫壁与胎盘之间错位、剥离，损伤小血管，引起出血，也是导致胎盘早剥的原因之一。

### ◎子宫静脉压升高

妊娠晚期或分娩期，孕产妇长时间采取仰卧位姿势，巨大的子宫压迫下腔静脉，造成静脉回流障碍，盆腔静脉和子宫静脉淤血，造成蜕膜内静脉过度淤血、破裂出血，导致胎盘剥离。

### ◎孕妈妈血管病变

孕妈妈患有妊娠高血压疾病、慢性高血压、慢性肾病等疾病，这些疾病都可引起底蜕膜小动脉痉挛、梗死，造成远端毛细血管缺血坏死，导致破裂出血。血液流至底蜕膜和胎盘之间，形成胎盘后血肿，进而导致胎盘剥离。

## ● 胎盘早剥危险信号

胎盘早剥常常出现在患有妊娠高血压疾病、曾有流产史、早产史、产前出血、死胎等经历的孕妈妈身上。另外孕妈妈摔倒或严重摔伤也可能导致胎盘早剥。发病时会出现持续性腹痛、腰背痛等，有时还伴有阴道出血等，导致子宫增大变硬。严重的话还可以出现胎位不清、胎心消失，血压下降、面色苍白等休克症状。如果出现这些情况，应立刻就医。

## ● 发生胎盘早剥怎么办？

如果不及时处理胎盘早剥情况，可能会危及孕妈妈和胎宝宝的生命安全，所以一旦出现下腹胀痛或伴有出血应立刻就医治疗。若胎死宫内，则会结合母体情况及阴道分娩的条件，采取剖宫产或阴道引产。

### 孕期便利贴

#### 胎头吸引术、产钳术、剖宫产区别

| 名称 | 定义 |
|---|---|
| 胎头吸引术 | 在分娩的第二产程中，因孕妈妈或胎儿的某些情况须迅速结束分娩时，采用一种特制的胎头吸引器置于胎头上，形成负压后吸住胎头，配合宫缩，通过牵引而协助胎头娩出的手术 |
| 产钳术 | 采用产钳的两叶夹住胎头的两侧，牵出胎儿的助产方法 |
| 剖宫产 | 不经过产道分娩，医生直接剖开孕妈妈腹部和子宫，直接把胎儿取出的分娩方式 |

# 胎位异常及分娩
## 胎宝宝头上脚下了

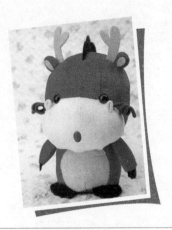

胎位就是胎宝宝在子宫里的姿势和位置。在怀孕或分娩的时候，胎宝宝最靠近孕妈妈子宫出口（子宫颈口）处的身体部位，称为胎儿先露部。如果胎儿的先露部不是头部，那就是胎位不正。胎位不正多发生在孕28周以前。

## 胎位异常分类

胎位异常一般指妊娠30周后，胎宝宝在子宫内没有转成头部朝下，臀部朝上的姿势。

常见的胎位异常：

**臀位：** 分娩时胎宝宝处在臀部先露，或者脚或膝部先露的臀位，分为单臀、混合臀和足位。

**横位：** 分娩时手臂、肩部先露的横位。

**复合先露：** 胎宝宝的头部或臀部合并上肢脱出、同时进入骨盆者为复合先露。一般临床上头和手同时进入骨盆者多见，如不纠正，同样不能自然分娩。

**头位不正：** 以上三种胎位是常见的胎位不正，但有些胎宝宝虽然也是头部朝下，也存在胎位不正，称为头位不正。

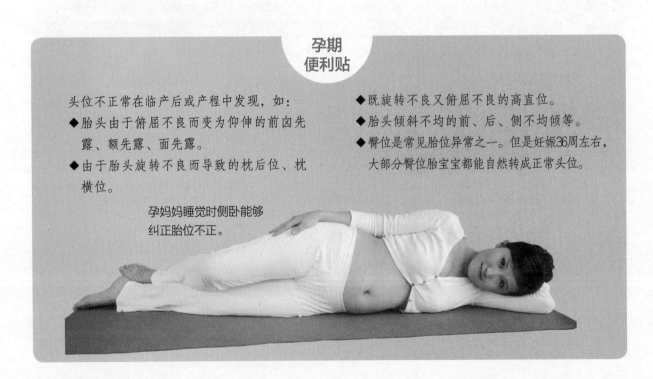

### 孕期便利贴

头位不正常在临产后或产程中发现，如：

◆胎头由于俯屈不良而变为仰伸的前囟先露、额先露、面先露。

◆由于胎头旋转不良而导致的枕后位、枕横位。

◆既旋转不良又俯屈不良的高直位。

◆胎头倾斜不均的前、后、侧不均倾等。

◆臀位是常见胎位异常之一。但是妊娠36周左右，大部分臀位胎宝宝都能自然转成正常头位。

孕妈妈睡觉时侧卧能够纠正胎位不正。

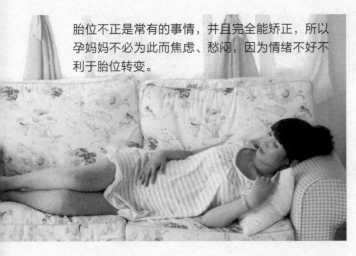

胎位不正是常有的事情，并且完全能矫正，所以孕妈妈不必为此而焦虑、愁闷，因为情绪不好不利于胎位转变。

## 臀位原因

胎宝宝在孕妈妈的子宫内就像我们正常人站着一样的状态等待分娩，我们称为臀位。因为孕妈妈原因发生臀位的大致有羊水不正常、子宫畸形、骨盆入口狭窄、前置胎盘、肌瘤阻碍等情况。而因胎宝宝的原因发生臀位的主要有胎儿畸形、多胎妊娠、脐带太短等状况。但是大多数的情况下，胎位不正的原因并不太清楚。

## 纠正胎位的方法

### 1. 做外回转术

医生将腹部子宫底部摸到的胎头，朝胎宝宝俯屈的方向回转腹侧，把胎头推下去，同时将臀部推上来，用手工方法逐渐一点一点地加以纠正。胎宝宝越小就越容易成功，所以一般在35~37周时做。但不能是头盆不相称。因为有胎盘早期剥离等危险性和并发症，所以目前几乎不采用。

### 2. 纠正胎位的体操

妊娠28周以后，如果胎位不正的话，可以按照以下方法来做纠正胎位的体操，通常情况下，胎宝宝的臀部都能从骨盆中退出来，恢复头位。

### 仰卧位

取仰卧位，臀部抬高30厘米左右，臀部下方用靠垫等垫好。睡前做10分钟左右。

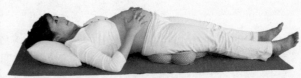

### 胸膝位

两膝着地，胸部轻轻贴在地上。尽量抬高臀部。双手伸直或折叠置于脸下。睡前做10分钟左右。

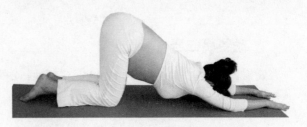

### 侧卧位

孕妈妈在休息时，要采取能让胎宝宝背部朝上的姿势，即侧卧、上面的脚向后，膝盖轻轻弯曲。睡觉时也可以采取这种姿势。不仅能纠正胎位，还能放松身体。

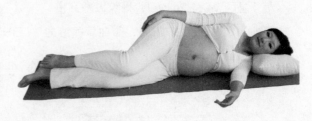

### 3. 针灸治疗法

激光照射或艾灸至阴穴，每日1次，每次15~20分钟，5~7次为1个疗程，适用于臀位、横位、斜位的孕妈妈。至阴穴位于小脚趾指甲根外一分处。

# 妊娠高血压疾病及预防
## 要极端重视孕妈妈的血压升高

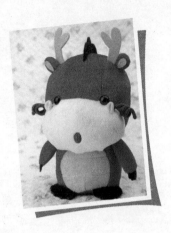

妊娠高血压疾病是一种妊娠期特有的疾病，发病时间一般是在妊娠20周以后，在妊娠32周以后最为多见。发病时血压升高，伴有水肿，验尿时会发现尿中蛋白质含量升高。严重时可导致孕妈妈抽搐、昏迷、心肾衰竭，甚至会导致更加严重的后果。所以孕妈妈要做好日常保健，并按时做孕期检查。

## 症状

### 1. 短暂高血压

妊娠第一次血压≥140/90mmHg，在产后12周内血压恢复正常；无蛋白尿；还可以有其他子痫前期症状，例如上腹部不适或血小板减少症。最后诊断只能在产后做出。

### 2. 轻度子痫前期

血压≥140/90mmHg；妊娠20周以后，尿蛋白≥300mg/24hs 或≥1+ dipstick。

### 3. 重度子痫前期

血压≥160/110mmHg，蛋白尿≥2.0g/24hs 或≥2+ dipstick。

肾：血肌酐≥1.2mg/dl，排除以前高值。

凝血：血小板低于10万，微血管病溶血（LDH升高）。

肝：ALT 或AST 升高。

持续存在头痛等大脑障碍或眼花、视物不清等视觉障碍，持续上腹疼痛。

### 4. 慢性高血压并发子痫前期

高血压女性孕20周前没有蛋白尿，新出现蛋白尿≥300mg/24hs；高血压女性孕20周前蛋白尿突然增加，或血压升高，或血小板低于10万。

### 5. 慢性高血压合并妊娠

妊娠前血压≥140/90mmHg，或在妊娠20周以前诊断，或在妊娠20周以后首次诊断，并持续到产后12周。

# 易发人群及高发期

| 产妇分类 | 原因 |
|---|---|
| 高龄初产妇 | 随着年龄的增长，血管也更容易老化，那么高龄初孕妈妈就更容易患高血压或肾炎等疾病。所以35岁以上高龄产妇在孕中期应该加强措施预防妊娠高血压疾病的发生 |
| 肥胖孕妈妈 | 怀孕前身体肥胖或者怀孕后体重骤增都可能给肾脏或心脏造成负担，导致血压升高 |
| 多胞胎孕妈妈 | 怀有双胞胎或多胞胎的孕妈妈由于子宫张力更大，患有妊娠高血压疾病的可能比正常孕妈妈高很多 |
| 高血压孕妈妈 | 怀孕前就有高血压的人，怀孕后更容易患有妊娠高血压疾病，为了胎宝宝和孕妈妈的安全考虑，往往要提前结束妊娠 |
| 糖尿病孕妈妈 | 患有糖尿病的孕妈妈，胎宝宝容易长成巨大儿，从而加重对肾脏的负担，提高发生妊娠高血压疾病的可能性。其实，正常孕妈妈，怀孕后也可能患有糖尿病，所以怀孕后一定要做定期产检，及早发现，及时治疗 |
| 肾炎孕妈妈 | 妊娠高血压疾病与肾关系密切，如果孕前有肾炎的孕妈妈，怀孕后会增加患有妊娠高血压疾病的概率 |
| 曾患过妊娠高血压疾病的孕妈妈 | 如果初次怀孕就患有妊娠高血压疾病的孕妈妈，再孕后，患有妊娠高血压疾病的概率会大大提高 |
| 有家族史的孕妈妈 | 如果孕妈妈的妈妈或姐姐有妊娠高血压疾病病史，那么孕妈妈发病的可能性较高 |
| 精神压力大的孕妈妈 | 怀孕后经常承受巨大的精神压力的孕妈妈，患有妊娠高血压疾病的可能性会大大提高 |
| 贫血孕妈妈 | 如果孕妈妈严重贫血的话，血液中的红细胞就会大量流失，就会减弱血液运送氧气的能力，这样就会加重心血管的负担，增加妊娠高血压疾病发病风险 |

**备注：**

在冬天与初春或秋冬寒冷的季节或炎热夏季，湿热气压低下的时候，也比较容易患有妊娠高血压疾病。

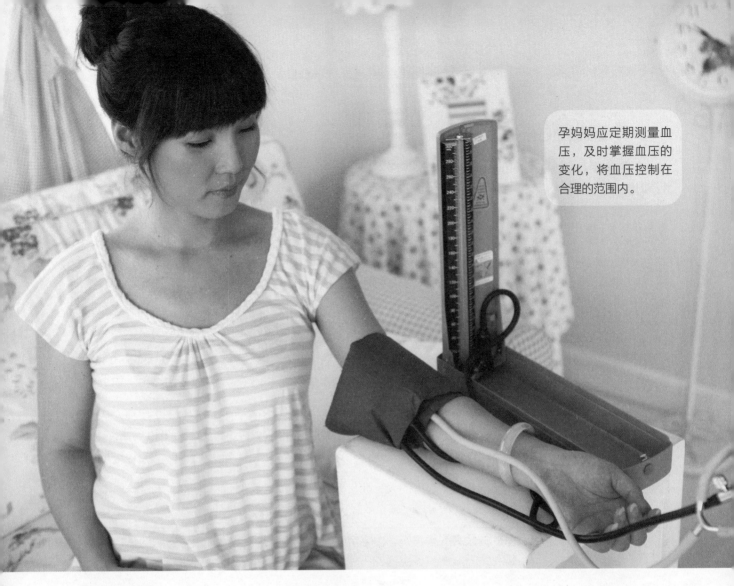

孕妈妈应定期测量血压，及时掌握血压的变化，将血压控制在合理的范围内。

# 预防及护理

### 1. 产前检查，做好孕期保健工作

妊娠早期应测量1次血压，作为孕期的基础血压，以后定期检查，尤其是在妊娠36周以后，应每周观察血压及体重的变化、有无蛋白尿及头晕等自觉症状。

### 2. 加强孕期营养及休息

加强妊娠中、晚期营养，尤其是蛋白质、多种维生素、叶酸、铁剂的补充，保证每天摄入蔬菜500克以上，水果200~400克，多种蔬菜和水果搭配食用，增加纤维素的摄入，降低血脂。还可补充多种维生素和矿物质，这对预防妊娠高血压疾病有一定作用。酱油也不能摄入过多，6毫升酱油中所含的盐分与1克盐相当。

### 3. 少摄入动物性脂肪

孕妈妈宜以植物油代替，每天烹饪用油大约20克。

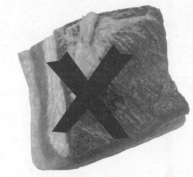

### 4. 控制体重，减少热量

孕后期热能摄入过多，每周体重增长过快都是妊娠高血压疾病的危险因素。要将体重控制在每周增加0.5千克的范围，减少糖果、蛋糕、甜饮料、油炸食品、动物脂肪等高热量食物的摄入。

### 5. 减少钠盐的摄入

妊娠高血压患者每日食盐的摄入量应控制在2~4克，同时还要避免所有含盐量高的食品，如浓肉汁、调味汁、方便面的汤料，以及所有的腌制品、熏干制品，如咸菜、咸蛋、罐头、香肠、火腿等，还有外卖油炸食品，如比萨饼、汉堡、薯条等。酱油也不能摄入过多，控制在10毫升以内。如果已经习惯了较咸口味，可用部分含钾盐代替钠盐，能够在一定程度上改善少盐烹调的口味。还可以用葱、姜、蒜等调味品来增加味道，满足食欲。

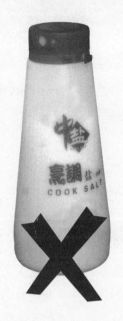

### 6. 补充各类营养素

**蛋白质：**子痫前期的孕妈妈因尿中蛋白丢失过多，常有低蛋白血症，应摄入优质蛋白以弥补其不足，多吃禽类、鱼类、蛋类、豆类及豆制品，但肾脏功能异常的孕妈妈要控制蛋白质的摄入量，以免加重肾脏负担。

**锌：**患妊娠高血压疾病的孕妈妈血清中锌的含量一般比较低，膳食供给充足的锌能够增强身体的免疫力，必要时可服用锌制剂进行补充。

**钙：**机体内充足的钙可使周围血管扩张，阻力下降，从而降低血压。妊娠高血压疾病孕妈妈要摄入足量的钙质，每天喝牛奶，多吃大豆、海带、虾皮等，孕晚期加强补充钙剂。

**维生素C和维生素E：**能够抑制血中脂质过氧化作用，降低妊娠高血压疾病的反应。可通过蔬菜、水果、坚果等来补充。

**孕期便利贴**

卧床休息时取左侧卧位对改善妊娠高血压疾病有很大的作用。因为左侧卧位有较好的利尿作用，能增加尿量，并降低对下腔静脉的压迫，改善胎盘功能，纠正子宫胎盘缺血、缺氧等状况。

# 羊水过多和羊水过少
## 羊水的量有问题了

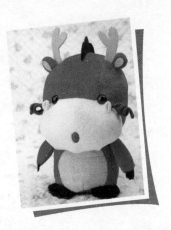

所谓羊水，是指怀孕时子宫羊膜腔内的液体。它是胎宝宝在子宫内的安全护垫，并且孕育着胎宝宝生长发育，因为胎宝宝在羊水里饮用或排泄着羊水。在整个怀孕过程中，它是维持胎宝宝生命所不可缺少的重要物质。

## 羊水的作用

在孕妈妈的子宫里充满了液体，胎宝宝就是在这种液体中生长发育的，这种液体叫做羊水。羊水对孕妈妈的胎宝宝都具有非常重要的作用。

### ● 保护胎宝宝

羊水能够让子宫膨胀，为胎宝宝提供足够的活动空间，使胎宝宝可以在子宫内做呼吸运动及肢体活动，从而防止肢体粘连、畸形或关节固定等。羊水还能使胎宝宝与外界环境隔离，防止感染。

### ● 保持恒温

羊水能够使胎宝宝在恒温环境下进行代谢、生长、发育。

### ● 调节胎宝宝的体液平衡

当胎宝宝的体液过多时，可以随着尿液排到羊水中；当体液过少时，胎宝宝可吞咽羊水作为补充。羊水可以缓冲外来压力，以减少对胎宝宝的直接损伤，同时可保护脐带，使其免受挤压，从而防止胎儿缺氧。

> **孕期便利贴**
>
> 在胎宝宝的不同生长阶段，羊水的来源也各不相同。在妊娠前三个月，羊水主要来自胚胎的血浆成分；之后，随着胚胎的器官开始成熟发育，其他诸如胎宝宝的尿液、呼吸系统、胃肠道、脐带、胎盘表面等，也都成为了羊水的来源。

### ● 促进产程进展

在临产的时候子宫开始收缩，宫腔内的压力由羊水传到宫颈，可帮助扩张宫颈口及阴道，从而避免胎宝宝的头部直接压迫母体组织，引起母体软组织损伤。

### ● 可以检测胎宝宝在宫内的情况

羊水中含有丰富的胎宝宝的代谢产物，可用于检测胎宝宝的情况，如性别、血型、染色体是否异常、发育是否成熟等。

# 羊水的正常量

正常妊娠时，羊水并不是一成不变的，它会随着孕周的增加而逐渐增多。孕12周时，羊水约50毫升；到了孕20周，增加为500毫升左右；一般到孕38周时达到最大量1000毫升左右；足月时又减少到800毫升左右。另外，胎宝宝吞食羊水和排尿也能够调节羊水的量和成分。

> **孕期便利贴**
>
> 羊水深度是判断羊水多少的一个重要指标，羊水深度(mvp)3～8cm为正常羊水量。

## ● 羊水过多

在妊娠的任何时期，羊水量如果超过2000毫升，则称为羊水过多。胎儿畸形、多胎妊娠、胎宝宝和孕妈妈多种疾病、胎盘或脐带病变等情况会出现羊水过多。羊水过多时易并发妊高病、早产、胎膜早破、胎位异常；破膜时易发生胎盘早剥与脐带脱垂；分娩时易合并产后出血。

### ● 胎儿畸形

羊水过多孕妈妈中，20%～50%为胎儿畸形，其中以中枢神经系统和上消化道畸形最多。

其中无脑儿、脊柱裂和严重脑积水患儿，主要是因为缺乏中枢吞咽功能，无吞咽反射及缺乏抗利尿激素导致胎宝宝尿量增加，进而使羊水过多；食管或小肠闭锁以及肺发育不全的胎宝宝是不能吞咽与吸入羊水，进而导致羊水过多。

### ● 多胎妊娠

如果是多胎妊娠的话，其羊水量会明显多于单胎，经常会发生多胎中一个较大的胎宝宝因为循环血量多，导致尿量增加，进而导致羊水过多。

## ● 妊娠期糖尿病

患有糖尿病的孕妈妈会导致胎宝宝的血糖升高，引发胎宝宝多尿而排入羊水中，进而使羊水过多。

## ● 胎儿早产

孕妈妈没有到正式临产以前，因羊水过多而造成胎膜破裂，羊水流出，进而发生早产。如果出现这种情况须尽快就医。因为羊水越多，新生儿死亡概率越大。对孕妈妈来说，胎膜早破时发生胎盘早剥与脐带脱垂，产后出血的情况越大。

## ● 胎盘病变

如胎盘绒毛膜血管瘤也可合并羊水过多。

# 羊水过多的预防

注意休息、低盐饮食。

在医生的指导下服用健脾利水、温阳化气的中药。

注意预防胎盘早剥，产后出血。

# 羊水过多的食疗法

## 鲤鱼汤

*材料*：鲤鱼1条，白术15克，陈皮6克、茯苓15克、当归12克、白芍12克，生姜6克。

*服用方法*：煎浓汤，去药材，饮汤吃鱼，通常服用3~5剂即有明显的效果。

*功效分析*：鲤鱼肉具有补脾健胃、利水消肿的功能，而白术、茯苓、生姜、陈皮具有健脾理气的功用，配合当归、白芍养血安胎，可达到去水而不伤胎的双重功效。

# 羊水过少

孕晚期羊水总量如果少于300毫升，就属于羊水过少。胎儿畸形、宫内发育受限、过期妊娠或羊膜发生病变时容易出现羊水过少的情况。羊水过少时，羊水呈黏稠、浑浊的深绿色，易发生胎位不正、胎儿畸形、肺发育不全甚至肢体短缺，胎宝宝宫内窘迫及新生儿窒息的发生率也较高。

## ● 胎儿畸形

很多先天畸形特别是泌尿系统畸形与羊水过少有很大关系，如肾脏发育不全、泌尿道闭锁等，都会导致胎宝宝尿少或无尿，从而导致羊水过少。

## ● 宫内发育受限

羊水过少会导致胎宝宝宫内发育迟缓，因为慢性缺氧可以引起胎宝宝血液循环主要供应脑和心脏，而肾血流量下降，使得胎尿生成减少而致羊水过少。

## ● 过期妊娠

胎盘的功能减退，引起胎宝宝脱水而导致羊水少。也有学者认为过期妊娠是胎宝宝过度成熟，其肾小管对抗利尿激素的敏感性增高，尿量少导致羊水过少。由过期妊娠导致羊水过少的发生率达30%。

## ● 羊膜病变

孕早期羊水过少，能使胎膜和胎体发生粘连，可能造成胎宝宝严重畸形，如肢体缺损。如果发生在孕中、晚期，子宫壁的压力直接作用于胎宝宝，容易导致胎宝宝身体弯背、手足的畸形及肺发育不全等。如果发生临近分娩，可导致宝宝宫内窘迫、新生儿窒息及死亡等。

# 羊水过少的预防

1. 做好产前的筛查工作。
2. 定期进行产检。
3. 孕37周后至孕40周前计划分娩。

## ● 羊水过少治疗原则

1. 早和中期妊娠如果发现羊水过少，从优生角度考虑，以终止妊娠为佳。

2. 妊娠28~35周，如果发现羊水过少，但是B超检查并没显示胎儿畸形，可以通过改善胎盘功能，羊膜腔内注液治疗，以增加宫内羊水量。

3. 凡妊娠35周以上，如果发现羊水过少，在排除胎儿畸形后，可以尽早结束妊娠。不能耐受阴道分娩时，可行剖宫产。

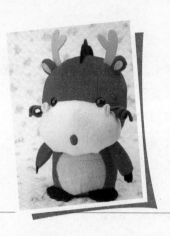

# 妊娠糖尿病
## 谨慎血糖变化

妊娠期间，孕妈妈体内不能够产生足够水平的胰岛素而使血糖升高的现象，即为妊娠糖尿病。妊娠糖尿病多发生在孕24～28周。

## 表现

妊娠糖尿病主要症状为多食、多饮、多尿、体重不增，或孕期应增加的体重严重不符。还表现为特别容易疲乏，总是感觉到劳累。也有的以真菌性阴道炎为先期症状。

## 原因

1.激素。怀孕后，为了保证胎宝宝的生长发育，胎盘会产生大量对胎宝宝健康成长非常重要的激素，但这些激素却有抵抗胰岛素的作用，这样一来，孕妈妈身体所需要的胰岛素不够用了，血液中的葡萄糖就会升高，形成妊娠糖尿病。

2.肥胖。孕期体重严重超重者，有35%~50%可能发生糖尿病。

3.遗传因素。家族中如有患糖尿病的，孕妈妈患糖尿病的概率比普通孕妈妈高。

## 危害

### ● 对孕妈妈的危害

1.由于糖尿病导致羊水过多，容易出现胎膜早破、早产的情况。

2.患有妊娠糖尿病的孕妈妈合并妊娠高血压疾病的概率是普通孕妈妈的4~8倍。

3.孕妈妈血糖水平过高、体重增加过多，容易孕育出8斤以上的巨大儿，胎宝宝太大，就容易有难产的危险。

4.发生呼吸道感染、泌尿生殖系统感染的概率增加，严重的还会发生败血症、酮症酸中毒，危及生命。

5.妊娠糖尿病如果不及时控制，会导致产后子宫收缩不良，造成产后大出血。妊娠结束后发生糖尿病的风险也会增加。

### ● 对胎宝宝的危害

1.容易出现发育异常、宫内发育受限等情况，出现先天性畸形的概率比一般的胎宝宝高2~3倍，多为神经系统、心血管系统和消化系统的畸形。

2.有40%的胎宝宝体重超过8斤，当自然分娩无法进行的时候，只能采取剖宫产。

3.母体血糖过高促使胎宝宝分泌大量胰岛素，但分娩后，母体的血糖不再影响宝宝，可宝宝仍然习惯性地分泌大量胰岛素，从而发生新生儿低血糖。

4.肺部发育受到影响，胎宝宝肺泡表面活性物质不足，容易发生新生儿呼吸窘迫综合征。

## 防治

患有妊娠糖尿病的孕妈妈，尽管有一部分人分娩后还存在糖耐量异常的现象（但是没有达到糖尿病的标准），但大部分产妇随着分娩的完成，胎盘排出体外，血糖会恢复正常。

不过需要注意的是，妊娠期发生糖尿病的女性，成为隐性糖尿病患者的可能性极大，因此，重视妊娠期的饮食调整，控制产后体重的增长，对于降低糖尿病的发生率有重要的意义。

只要配合医生的治疗，并按照下面的建议积极进行生活调理，绝大多孕妈妈都给自己和宝宝一个健康、安全的未来。

1.饮食均衡，营养全面，控制热量和糖分的摄入，少食多餐，增加膳食纤维。

2.进行适当的户外运动。

3.配合医生，按照要求进行必要的药物控制，做好血糖的自我监测。

4.保持心情舒畅，认真对待病情，避免无谓的担忧。

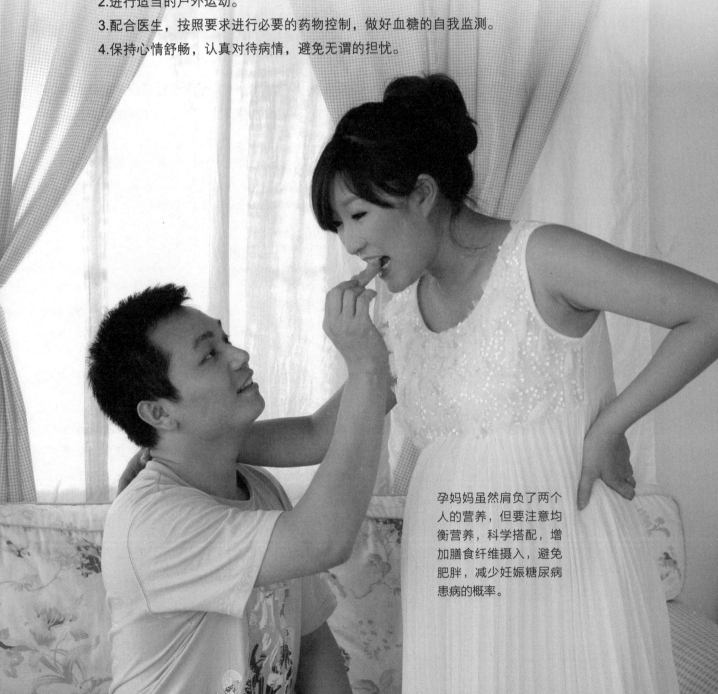

孕妈妈虽然肩负了两个人的营养，但要注意均衡营养，科学搭配，增加膳食纤维摄入，避免肥胖，减少妊娠糖尿病患病的概率。

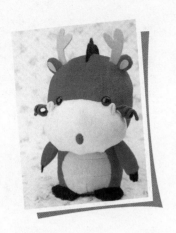

# 病理性腹痛
## 腹痛的多样性

与怀孕初期由于子宫增大而导致孕妈妈下腹痛这一生理性腹痛不同，怀孕时器官相对位置改变与受压迫，也会造成下腹痛，甚至抽搐。由于这类下腹疼痛的多样性，以及子宫会阻碍腹部肿瘤的发现，使得怀孕初期的病症腹痛与怀孕引起的腹部不适难以区别。因此，如果孕妈妈出现比较严重且持续性的腹痛，就需要及时去医院诊治了。

## "迁移"过程中的意外：宫外孕

正常情况下，受精卵应该是在子宫内膜上着床生长发育的。而受精卵在子宫体腔以外的地方生长发育，就称之为"宫外孕"。大部分宫外孕发生在输卵管，还可能发生在卵巢、宫颈或腹腔的其他部位。近年来剖宫产率的升高，子宫瘢痕部位的异位妊娠发生率在上升，应引起高度关注。宫外孕的孕妈妈停经6~8周，感到下腹部剧烈疼痛，出现少量阴道出血，但如果只是少量出血，而没有腹痛，孕妈妈大可不必着急，这是受精卵在子宫内膜上着床时引起的点状出血，并无危险。但应及时就医，以及早发现异位妊娠，及时处理。

## 子宫肌瘤

子宫肌瘤可能在怀孕期间长大，会导致孕妈妈肌瘤变性坏死、肌瘤扭转，或者直接影响宝宝发育，阻碍生产等。因子宫肌瘤而产生的腹痛来得比较突然，痛点一般也固定，属于肌瘤局部疼痛。在怀孕期间，子宫血流充沛，切除子宫肌瘤并不妥当，对于肌瘤变性坏死导致的疼痛，孕期可以用止痛药来缓解。

## 卵巢囊肿

孕期绝大多数的卵巢肿瘤都是良性的，恶性肿瘤占2%~5%。但是，孕妈妈如发现有卵巢肿瘤，要及时和医生保持联系。如出现腹部不适、绞痛、腹部异常膨大、腹水等时，要尽快去医院。

## 急性阑尾炎

胎宝宝在妈妈体内不断长大，阑尾的位置会随着怀孕周数增加而向上推移，疼痛的位置也随之改变。阑尾炎初期一般会出现下腹部压痛、恶心、呕吐、腹部肌肉紧绷等。随着怀孕周数增加，急性阑尾炎的症状会越来越不明显。给诊断和处理带来一定困难，一旦出现上述症状，应及时就医。

# 妊娠贫血
## 贫血影响胎儿的健康

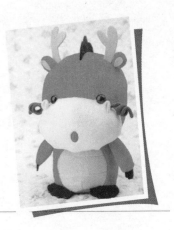

很多孕妈妈在孕期会出现蹲久了站起来就头晕目眩，而且容易疲劳、脸色比较差，这很有可能出现了妊娠期贫血。

## 判断标准

准确判断贫血的方法就是血常规检查，未怀孕时血红蛋白最低值为每升120克，而怀孕的孕妈妈为每升110克。若怀孕时血红蛋白为每升90~110克则归为轻度贫血，低于每升70克即为严重贫血。

## 症状

大部分女性怀孕后，都会或多或少有点贫血，这是被胎宝宝优先吸收走了一部分铁的缘故。一般来说，轻微贫血的孕妈妈大多没有症状，除非病情进展明显。所以，孕妈妈每次去产检都要定期做血常规检查，以便能够及早发现贫血，采取相应措施予以补救。

### 不同时期的贫血症状一览表

| 贫血早期症状 | 贫血进展期症状 |
| --- | --- |
| 容易疲劳，时常无端感觉浑身乏力 | 呼吸困难 |
| 容易出现眩晕 | 心悸 |
| 面色苍白 | 胸口疼痛 |
| 指甲薄脆 | 食欲差 |

## 危害

1. 妊娠高血压的发生率明显高于正常孕妈妈。

2. 影响胎宝宝生长发育，如宫内发育迟缓等，生出低体重儿，造成先天不足，后天体弱多病，容易发生呼吸道和消化道感染，并成为成年后代谢性疾病的高危人群。

3. 分娩时，常常使胎宝宝不能耐受子宫阵阵收缩，容易发生宫内窒息。

4. 生产时孕妈妈容易宫缩乏力，导致产程延长、产后出血增多。

5. 在产褥期抵抗力比正常产妇低，容易并发会阴、腹部刀口感染或不愈合。

6. 产后子宫复旧慢，恶露常常持续不净，子宫容易滋生细菌感染，引起子宫内膜炎。

7. 容易发生产后感冒及泌尿系统感染等常见病。

8. 严重贫血的孕妈妈，未成熟儿及早产儿的发生率明显高于正常孕妈妈。

9. 经过分娩劳累及产后各种并发症，奶水分泌大多比正常产妇少，致使哺喂困难大。

10.孕晚期贫血，产后纯母乳喂养4个月宝宝将出现贫血，免疫力低下。

# 如何调养贫血

### 1. 多吃含铁丰富的食物

孕妈妈在怀孕前以及刚开始怀孕时，就应注意多吃瘦肉及猪血、鸭血、蛋黄、豆制品、菠菜、苋菜、番茄、红枣等含铁量较高的食物。鸡肝、猪肝等动物肝脏富含矿物质，一周可吃两次。另外，主食上要多吃面食，因面食容易消化吸收，且含铁量比大米要高。

### 2. 食物种类多样化

经常进食牛奶、胡萝卜、蛋黄、多吃含维生素C丰富的果蔬，这些食物可以补充维生素C，有助于铁的吸收。还可于三餐间补充些牛肉干、鸡蛋、葡萄干、牛奶、水果等零食，这也是纠正贫血的好方法。

### 3. 烹制食物时多用铁质炊具

孕期烹制佳肴时，尽量使用铁质炊具，如铁锅、铁铲等，这样就会产生一些铁离子，溶解于食物中，形成可溶性铁盐，有利于肠道对铁的吸收。

### 4. 妊娠中后期多吃高蛋白食物

妊娠中后期胎宝宝发育增快，只要孕妈妈每周体重增加不超过0.5千克，就要多吃高蛋白食物，比如牛奶、鱼类、蛋类、瘦肉、豆类等，这些食物对贫血的治疗有良好效果，但要注意荤素结合，以免过食油腻东西伤及脾胃。

### 5. 在医生指导下服用铁剂

对某些孕妈妈来说，孕期单单从饮食中摄取铁质，有时还不能满足身体的需要，出现明显缺铁性贫血的孕妈妈，可在医生的指导下选择摄入胃肠容易接受和吸收的铁剂。

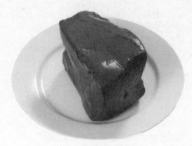
猪血

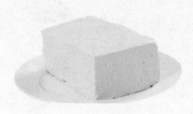
豆腐

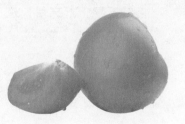
番茄

# 便秘
## 孕妈妈的便便有问题了

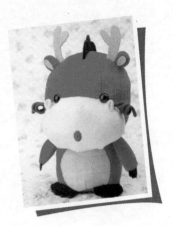

一般情况下，每2～3天或更长时间排一次便，排便无规律，粪质干硬，常伴有排便困难的现象，即为便秘。有些孕妈妈只要1天不排便就会觉得很难受，这也是便秘。

怀孕后，孕妈妈体内孕激素增多，抑制肠蠕动，再加上子宫逐渐增大，压迫直肠，使粪便在肠内停留的时间延长，所以，孕妈妈常发生便秘。有些孕妈妈在怀孕前就患有便秘，怀孕后便秘症状会加重。

## 影响

如果便秘逐渐加重，容易使孕妈妈在腹内积累毒素，不利于机体代谢，影响身体健康。长时间便秘还容易使孕妈妈患上痔疮，出现发痒、疼痛、出血等症状，将给孕期生活带来很大困扰。

便秘还会使孕妈妈的食欲受到影响，造成营养素摄入不足，不利于胎宝宝的成长。另外，孕晚期，便秘还会更加严重，这时如果用力排便，不仅血压会升高，甚至可能导致胎膜早破，发生早产。有些患有便秘的孕妈妈在分娩时，肠道中的粪便会妨碍胎宝宝娩出，造成难产。

### ● 解决孕期便秘的方法

1.每天至少要摄入2000毫升的水，能有效防止便秘。

2.每天早上起床后，空腹喝一杯白开水、淡盐水或蜂蜜水，能有效刺激肠胃蠕动，预防便秘。

3.养成按时排便的习惯，排便时不要看书、看报。

4.避免久站、久坐，工作时每隔1～2小时要起来活动一下身体。每周至少要做2～3次健身运动。

5.可以将香蕉、酸奶作为零食，适量食用能促进排便。

## 缓解便秘的食物

| 蔬菜类 | 萝卜、莴笋、南瓜、菜花、西蓝花、芹菜、魔芋、大蒜等 |
| --- | --- |
| 水果类 | 菠萝、木瓜、苹果、香蕉、柿子、桃、草莓等 |
| 奶类 | 全脂或脱脂酸奶 |
| 豆类 | 黄豆、大豆等 |
| 薯类 | 山药、土豆、红薯、芋头等 |
| 菌类 | 蘑菇、木耳、银耳、香菇、金针菇等 |
| 藻类 | 海带、紫菜、裙带菜等 |

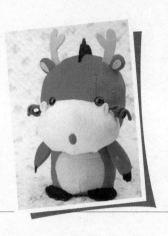

# 妊娠抑郁症
## 情绪的波动

很多孕妈妈在孕期会出现情绪的巨大波动或因压力大而导致的情绪不佳等情况，下面我们了解一下如何缓解孕期抑郁的方法。

## 转移注意力

孕妈妈如发现自己情绪不佳，不要任由自己沉溺其中，应积极地找点事情来做，尽快让自己忙碌起来。如果没什么事，就看看书、听听音乐，如听音乐，应选择轻松、平和，能抚慰情绪的，避开基调悲伤的。

## 倾诉压力

有压力时，不要在心里憋着，可以跟丈夫 、朋友或有生育经验的长辈讲讲你的忧虑，能让自己轻松不少。如果不愿跟别人说，可以用日记的形式将自己的情绪写下来，既能发泄情绪，也整理了自己的思维，方便发现问题，并敦促自己去改进。

## 寻找孕友

可以跟同样怀孕的妈妈们交流心得，或者参加一个怀孕学习班，跟与自己有相同特点的人在一起，能产生更多共鸣，同时找到支持。另外，也可以访问育儿网站、育儿论坛，学习交流也能减少焦虑感。

## 自我调节

孕妈妈要经常告诫自己为了腹中的宝宝不要生气。在烦躁的时候可以做做运动发泄一下或静静冥想一会儿，利用深呼吸使自己的情绪平复。缓解抑郁的情绪需要孕妈妈有积极主动的态度。

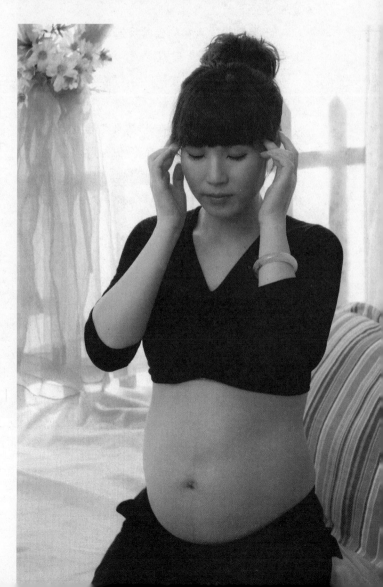

孕妈妈疲惫的时候闭上眼睛，想象身处优美的地方，转换一下心境。

# 妊娠期感冒
## 尽快排毒

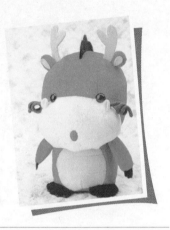

如果孕妈妈孕期感冒了，不要惊慌。首先确定感冒的程度。如果只是流鼻涕、打喷嚏等，基本不会影响胎宝宝，所以不必吃药，需要多休息和多喝水，尽快把毒素排出体外。但如果发生在胎宝宝发育器官的时期，并且感冒症状严重，则会影响胎宝宝的发育，需要在医生的指导下服用药物。

## 积极预防感冒

1. 勤洗手，不用脏手摸脸、嘴巴和鼻子。

2. 保持个人卫生。单独使用毛巾和餐具；每次刷完牙需要将牙刷清洗干净，将刷毛朝上，使其加速变干。

3. 尽量少去人多的公共场所，外出乘坐公共交通工具时尽量戴上口罩。

4. 保持室内通风透气，还可放盆水或使用加湿器，提高相对湿度。

5. 注意脚部保暖。脚部受凉容易引起鼻黏膜血管收缩，容易受到感冒病毒的侵扰。

6. 多吃水果和蔬菜，少吃盐。盐对上皮细胞功能有抑制作用，能降低抗病因子的分泌。

## 缓解感冒的小妙招

1. 刚感冒时，觉得喉咙痛痒的话，可以用浓盐水漱口和咽喉，每隔10分钟1次。

2. 鼻子不通气的话，可以在保温杯内倒入42℃左右的热水，将口、鼻部贴近茶杯口内，不断吸入蒸汽，每天3次。

3. 若感冒并伴有咳嗽，可以用1个鸡蛋打匀，加入少量白糖和生姜汁，用开水冲服 2~3 次，就能止咳。

## 感冒饮食调理方

### 萝卜白菜汤

材料：白菜心250克，白萝卜60克。

调料：红糖10~20克。

做法：

1.将白菜心切小块；白萝卜洗净，切块。

2.将白萝卜块放入锅中煮熟，加白菜心稍煮，再加红糖调味即可。

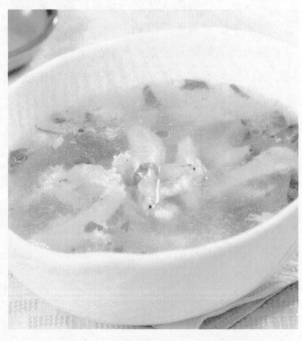

# 妊娠期注意事项

## 胎动异常的几种情况

### ● 胎动突然减少

一般来说，孕妈妈轻微发烧，胎宝宝会因羊水的缓冲作用，并不会受到太大的影响。若孕妈妈体温持续过高，超过38℃，会使胎盘、子宫的血流量减少，胎宝宝就会变得少动。这种情况下，孕妈妈需要尽快去医院看医生。

### 孕期便利贴

如果孕妈妈只是一般性感冒而引起发烧，对胎宝宝不会有太大的影响。但若是感染性的疾病或流感，尤其是对接近预产期的孕妈妈来说，对胎宝宝的影响就较大。

### ● 胎动突然加快

一旦受到严重的外力撞击时，就会引起胎宝宝剧烈的胎动，甚至造成流产、早产等情况。此外，如果孕妈妈有头部外伤、骨折、大量出血等状况出现，也会造成胎动异常。所以，孕妈妈应尽量少去人多的场合，避免被碰撞。

### ● 胎动突然加剧，随后很快停止

这种情况多发生在孕中期以后，有高血压、严重外伤或短时间子宫内压力减少的孕妈妈多容易出现此状况。症状有：阴道出血、腹痛、子宫收缩、严重的休克。孕妈妈一旦出现这样的问题，胎宝宝也会随之做出反应，他们会因为突然缺氧，出现短暂的剧烈运动，随后又很快停止。

这就要求有高血压的孕妈妈，要定时去医院做检查，依据医生的建议安排日常的生活起居。

### ● 急促的胎动后突然停止

这个时期小家伙好动，爱翻身打滚，所以很容易发生脐带绕颈或打结的情况，一旦出现会使血液无法流通，导致胎宝宝因缺氧而窒息。

## 高危产妇手册

### ● 高危产妇的标准

孕妈妈年龄小于16岁或大于35岁。

孕妈妈有异常妊娠病史，如自然流产、宫外孕、早产、死胎、死产、难产、新生儿死亡、新生儿畸形或有先天性及遗传性疾病等。

孕妈妈患有各种妊娠并发症，如心脏病、糖尿病、高血压、肾病、肝炎、甲状腺疾病、血液病及病毒感染等。

孕妈妈患有各种妊娠并发症，如前置胎盘、胎盘早期剥离、羊水过多或过少、胎宝宝宫内生长迟缓、过期妊娠及母儿血型不合等。

可能发生分娩异常者，如胎位异常、巨大儿、多胞胎、骨盆异常及软产道异常等。

孕妈妈胎盘功能不全。

孕妈妈患有盆腔肿瘤或有盆腔手术史。

孕妈妈在孕期接触过放射线、化学性毒物或服用过对胎宝宝有影响的药物。

### ● 出现高危情况怎么办

选择条件好的医院和保健机构进行产前检查，并积极配合医生的治疗。

听从医生的建议，进行适度锻炼，可以预防妊娠期的各种并发症。

学会自我监测，如数胎动、识别胎动异常、掌握产检时间等。

## 高危产妇要做好家庭胎心监护

### ● 什么是家庭自我监护

家庭自我监护是指在妊娠晚期，由孕妈妈及家属在家中对胎宝宝宫内情况进行监护，协助判断胎宝宝宫内的安危。孕妈妈是胎宝宝最直接、最方便的监护人之一，家庭的自我监护是预防母婴并发症，提高围生期质量的重要措施，同时能提供胎宝宝宫内缺氧的信息，有效降低新生儿死亡率。

### ● 家庭胎心监护的方法

1. 多普勒胎心监护仪：一般使用家用小型多普勒胎心监护仪进行监护。将超声多普勒探头置于胎心音最清楚的孕妈妈腹壁上，胎心在靠近胎背上方的位置上听得最清楚。孕妈妈可以留心产检时医生听胎心的位置，在家中照做便是。

2. 家用胎心听诊器：胎心听诊是最传统，也是最简单、实用的胎心监护方法，从孕21周开始，孕妈妈本人以及家属都可以借助听诊器听到胎心。一般在脐下正中或稍偏左偏右。准爸爸可

每天帮妻子听胎心一次，听到的正常胎心音，就像钟表的"滴答"声，速度比较快，每分钟可达120~160次，大多数情况下维持在140次/分左右，要密切关注胎心的变化，必要时应就医。

## 孕晚期要及时就医的情况

### ● 尿频伴尿痛、血尿

孕晚期出现尿频且伴尿痛、血尿，就应该意识到极有可能是泌尿系统感染所致，如尿道炎、膀胱炎等，发生这种情况，一定要及时就医。

### ● 突然头痛

到了孕晚期，随着胎宝宝的飞速增大，孕妈妈有时会出现突然头痛的情况，有可能是妊娠高血压疾病，特别是血压突然升高或有严重水肿的孕妈妈更要引起注意，要及时就医，对症治疗。

## 妊娠期要主动远离电磁辐射

**电磁炉** 孕期最好避免使用电磁炉。如需要用，开启后立即离开2米远，同时使用电磁炉专用的锅具，减少电磁外泄，或使用能盖住整个炉面的大锅，能阻隔电磁波发出的能量。用完后须及时切断电源，然后再把锅拿开。

**手机** 尽量少用手机，不得已用时最好发短信或用固话替代。接听手机尽量使用免提耳机并长话短说。信号不好时尽量不使用手机，找一个信号更好的地方打电话。如有条件，改用小灵通或固定电话。

**电脑** 电脑辐射最强的部位是背面，其次是左右两侧、屏幕和主机。如果工作必须用，要使身体距离屏幕30厘米开外的距离，还要避免在电

脑的背面作业。用完后及时洗脸，去除吸附在皮肤上的电磁辐射颗粒。

**复印机**　使用时，身体不要贴着复印机，至少要保持60厘米以上的距离。

**电吹风**　电吹风辐射量非常大，最好不要用。可以用其他的干发方法，如尽量将头发擦干，再用干毛巾将头发包起来，这样能使头发加速变干，防止受凉。

**电视机**　电视机的背面辐射较强，尽量不要朝向有人的地方。不要关灯看电视，与屏幕的距离不要少于2米，且连续看电视不要超过2小时，中间最好休息10分钟以上。

**微波炉**　质量好的微波炉只有门缝周围有少量的电子辐射，30厘米以外就基本检测不到了。

# 小心路上雷区

## ● 骑自行车的孕妈妈须知

1.孕妈妈最好不要骑带横梁的男式自行车，以免上下车不方便 。

2.自行车的车座上可以套个厚实、柔软的棉布座套，调整车座的倾斜度，让后边稍微高一点。

3.在骑车的过程中，动作不要太剧烈 ，否则，容易形成下腹腔充血导致早产、流产等。

4.骑车时，车筐内和后座上携带的物品不要太沉。

5.孕妈妈不要上太陡的坡或是在颠簸不平的路上骑车，这样容易对孕妈妈的阴部造成损伤。

6.妊娠后期，孕妈妈要避免骑车，防止胎膜早破。

## ● 坐公交车的孕妈妈须知

孕妈妈乘坐公交车是最经济、最安全的选择。但需要注意的是，乘车时间要避开上下班的乘车高峰期，以免因为空气质量差而加重恶心的感觉，也可以避免拥挤对孕妈妈的身体健康不利。

孕妈妈最好选择比较靠前的座位，因为公交车的后部比前部颠簸得厉害。

## ● 步行上下班的孕妈妈须知

有的孕妈妈工作单位与家的距离不远，步行就能到达工作的地点，这个时候也需要孕妈妈多加小心和注意。

每天清晨步行上班，能呼吸新鲜空气，步行下班能缓解一天的疲惫还能产生适度的疲劳感，对睡眠非常有利。

但是，孕妈妈步行的时候要注意，不能走得太急、太快，以免让身体受到较大的震动，从而不利于妈妈和宝宝的健康。

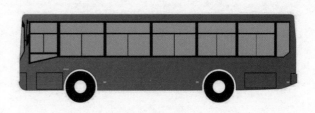

# 孕妈妈做家务的正确姿势

妊娠期是女性要经历的特殊时期，这时候，孕妈妈就不能像之前那样工作、劳动、生活了。孕早期容易流产，所以，孕妈妈在日常生活中更应该注意自己和宝宝的安全了。

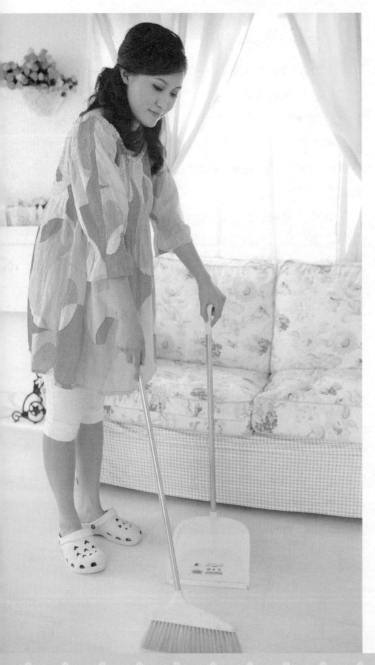

### ● 正确姿势很重要

女性怀孕后做家务，如果姿势不当，不但会对自身造成伤害，还会对宝宝的健康不利。

怀孕期间，孕妈妈的腹部重量日增，单靠韧带支撑已经不够，还要靠部分肌肉的帮助。坐下可以减轻韧带和肌肉所受的压力，缓解孕妈妈的腰背酸痛。孕妈妈在坐下来的时候，可以选择有靠背的椅子，坐下来身体挺直地靠在椅背上。

孕妈妈站立时，身体要保持直立，这样可以尽量收缩前方的腹壁肌肉，使骨盆前缘上举，避免因倾斜太狠而导致背痛。

### ● 扫地

选择一把高度合适的扫帚很关键。扫地时，孕妈妈使用合适的扫帚，腰背保持挺直，慢慢进行，能降低腰背受损的概率。

### ● 清洁家具

在清洁家具的过程中，空气中会扬起很多灰尘，其中存在一些致敏源。孕妈妈不加防护地清洁的话，很容易出现诸如打喷嚏、皮肤过敏等过敏反应。所以，孕妈妈在清洁家具时，要戴好口罩，以减少有害物质的吸入。

### ● 孕妈妈做家务有益

孕妈妈做些力所能及的家务对身体是有益的。做家务能增加血液循环，促进新陈代谢，有利于孕妈妈和宝宝的健康。此外，还能帮助顺利分娩，减少难产的发生率。

孕妈妈扫地时，最好用长长的扫帚，避免过度弯腰造成劳累。

# 悉心护理秀发的要点

### ● 孕妈妈需要变换洗头的姿势和方法

孕妈妈挺着大肚子，洗头发也变得不方便了。如果孕妈妈采取淋浴的方法，弯腰会很不舒服，站太久也很累，盆浴则容易导致细菌侵入阴道，不适合孕妈妈。为了不压到肚子，孕妈妈需要变换洗头的姿势和方法。

洗头的时候孕妈妈要用按摩的形式，不要用指甲抓头皮，只需用力揉捏或轻拍整个头皮。可拿个小板凳放在浴缸里面，坐着洗头，身体不会浸没在水里，也较轻松。长发的孕妈妈最好坐在有靠背的椅子上，请家人帮忙冲洗。若嫌太麻烦，干脆将头发剪短，清爽好洗。

短发的孕妈妈，头发比较好洗，可坐在高度适宜、可让膝盖弯成90度的椅子上，头往前倾，慢慢地清洗。

如果准爸爸空闲，完全可以请准爸爸帮帮忙。孕妈妈可以躺在躺椅上，由准爸爸来帮着洗头，这对于准爸爸来说是举手之劳，不仅解决了孕妈妈洗头难的问题，也能让洗头过程成为交流感情、传达爱意的好机会。

另外，到理发店去洗发是比较省心省力的好办法，既不用担心弯腰的问题，还可以享受按摩，很惬意。不过，为了安全起见，孕妈妈最好带上自己的洗发水。

### ● 洗发水的选择

孕妈妈要选择适合自己发质并且性质比较温和的洗发水，以避免刺激头皮。如果发质没有因为激素的改变而发生太大变化，怀孕前用的洗发水还可以继续使用。

### ● 洗发后湿发的处理

洗完头发后顶着湿漉漉的头发外出或上床睡觉会很不舒服，而且容易感冒。使用吹风机，又怕有辐射，而且有些吹风机吹出的热风含有微粒的石棉纤维，会通过孕妈妈的呼吸道和皮肤进入血液，影响胎宝宝的健康。即使需要使用吹风机，也要调到冷风挡，不要用热风，也不要紧贴头皮吹头发。

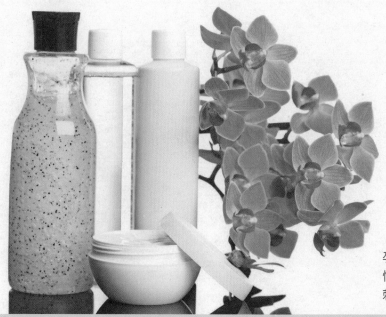

孕妈妈要选择适合自己发质并且
性质比较温和的洗发水，以避免
刺激头皮。

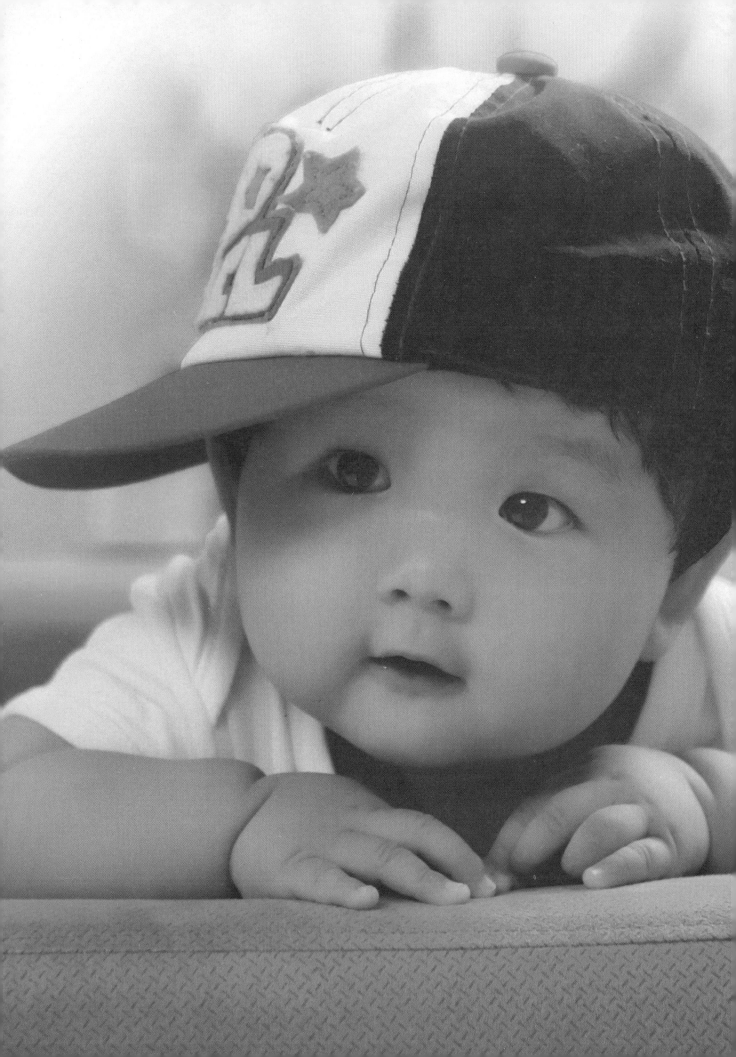

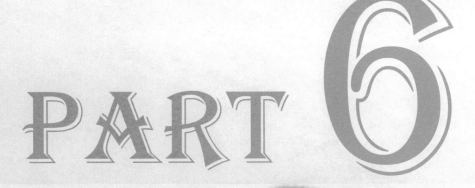

# PART 6

# 翘首以盼的分娩，
## 痛并快乐着

马上就要和宝宝见面了，孕妈妈的心情既喜悦又忐忑。分娩的过程到底有多痛，没有经验的孕妈妈对此总是心里不安。请不要担心，下面让我们了解分娩的全过程，来增加分娩的信心，有利于分娩的顺利进行。

# 分娩须知
## 生宝宝是女人的自然功能

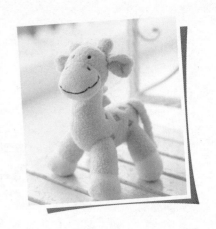

宝宝就要出生了，这对孕妈妈来说是重大时刻。孕妈妈不但要为及时入院做准备，还要了解一些临分娩的症状及禁忌。这样出现分娩征兆时，才不会手忙脚乱。

## 分娩前准备

分娩是一个很重要的过程，孕妈妈要及时做好准备，否则到时就会手忙脚乱或出现差错，给分娩带来不必要的麻烦。

临产前的准备工作有以下几点：

**1. 做好思想准备。**临产前要做好充分的思想准备，要打消各种消极念头，忘记一切烦恼，不要害怕或担心，应保持心情愉快，开开心心地迎接分娩的到来和宝宝的诞生。

**2. 做好身体清洁工作。**临产时，应搞好全身卫生，特别是要保持外阴清洁。每天可用温开水反复清洗外阴、大腿内侧和下腹部，早晚各一次。若孕妈妈患有阴道炎，阴道分泌物较多，检验报告阴道有真菌、滴虫或清洁度在"++"以上，就必须找医生治疗。

**3. 要吃饱喝足。**生产时，孕妈妈的子宫和腹肌的收缩运动都需要大量的热量，而热量来源于食物。此外，分娩时用力会出汗、消耗体液，需要供给足够的水分。所以，孕妈妈临产前一定要吃饱喝足。一般来说，孕妈妈在临产前宜食肉类、白面、红糖、鸡蛋、西瓜、蜜桃等。

**4. 物质准备。**

| 类别 | 内容 |
|---|---|
| 入院清单 | 医疗证、身份证、《母子健康手册》、洗漱用具、拖鞋、换洗衣物、睡衣或开襟式睡袍、笔记用品、开襟毛衣、毛巾4条、腰巾1条、腹带1条、产用垫巾1包、薄绵纸1盒、纱布、手帕、药棉2包、筷子、饭盒、哺乳期专用胸罩、零用钱和移动电话 |
| 待产物品准备 | 孕妈妈的病历及有关产前检查的资料，前开襟的内、外衣各2套；棉质内裤4条，棉拖鞋1双；厚棉袜2双；棉质毛巾1条，面巾2条；卫生纸及卫生巾若干；帽子或头巾任选一种；盥洗用具1套及梳子、浴帽；有关餐具；尿布若干；胸垫，把它塞进文胸内以吸收渗漏出的乳汁；已消过毒的药棉球或纱布若干，用于分娩后阴道渗出物的吸擦；矿泉水（带吸管）、柔软食品、有关生产的书籍；书刊等以缓解分娩时的紧张情绪 |

## 分娩前不可忽视的几个大问题

宝宝就要出生了，这不但对孕妈妈来说是重大时刻，对家里其他的人来说，也是一件重要的事情，他们会为此做许多精心的准备，以有利于妈妈的分娩和宝宝的喂养。但是，总有一些情况容易忽视，比如以下的这些问题：

1. 应该什么时候给医生打电话？什么时候去医院？

2. 是先打电话问医生，还是直接去医院？如果在夜间或节假日，如何和他们联系？

3. 从家到医院的路途，是否总是能畅通无阻？在上下班交通高峰期间，从你家到医院大约需多长时间？

4. 寻找一条备用路，以便道路堵塞时有另外一条路可供选择，使孕妈妈尽快到达医院。

5. 准备乘什么交通工具去医院，是私家车，出租车，还是朋友的车？

6. 住院用品准备好了吗？如换洗衣物、洗沐用品、休闲食品及个人卫生用品、新生儿用品等。是否放在一个包里，可以随时拿走？

7. 谁负责陪护分娩？如果他临时去不了，谁可以替补？

8. 孕妈妈工作的事情是否安排好了？是否把你的预产期和休假计划告诉了相关领导？如果你自己是老板，公司的工作安排好了吗？

9. 分娩后谁帮助照顾宝宝？一旦发生特殊情况，如何联系医生？

这九大问题很重要，孕妈妈只有先解决了它们，才能做到分娩后不手忙脚乱。

## 医院选择

### ● 选择医院时应考虑的问题

1. 如果怀孕时伴有异常或出现严重并发症的孕妈妈最好能够选择综合性医院产科做检查或分娩。

2. 根据家庭经济状况选择医院。

3. 选择医院还需要考虑地理位置，怀孕后，孕妈妈每月甚至每周都要做产前检查，如果路途遥远，会成为孕妈妈的负担。

4. 最好选择有助产资质的医院产科，无论是综合性医院还是妇幼保健医院。

### ● 妇幼保健医院

一般来说，妇幼保健医院在硬件和医生专业技术水平上，都比一般综合性医院更为专业，更为全面。医院的产科医师每天处理的都是孕产问题，技术实力相对较高，医护人员的操作更为熟练。而且，妇幼保健医院的产科病房通常比综合性医院的产科病房多，由于是专业的产科医院，产妇们所得到的实际护理照料往往会更为细致、舒适。新生儿出生后，可以在妇幼保健医院接受按摩抚触，有条件的妇幼保健医院还为新生儿专门提供游泳服务。

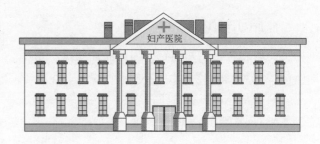

### ● 综合性医院

现在很多大型综合性医院都设有产科门诊和病房，能为孕妈妈做全面的孕期检查及分娩处理。科室设置齐全、综合技术水平高是综合性医院的最大优势，对于那些有妊娠并发症和并发症的孕妈妈来说，在综合性医院进行保健和分娩可以提高母婴安全性。

## 分娩信号

当孕妈妈出现以下情况时，说明产期已近，分娩随时都可能发生，妈妈要及时做好准备。

### ● 宫底下降

胎头入盆，子宫开始下降，减轻了对横膈膜的压迫，孕妈妈的呼吸困难有所改善，胃的压迫感消失。

### ● 腹坠腰酸

胎头下降使骨盆压力倍增，会感觉越来越腹坠腰酸。

### ● 大、小便次数增多

胎头下降会压迫膀胱和直肠，使得小便后仍有尿意，大便后也不觉舒畅。

### ● 胎动减少

此时胎位已相对固定，因此胎动减少。每小时少于3次或持续2~3小时无胎动，应马上就医。

### ● 体重增加停止

有时还会出现体重变轻的情况，这标志着胎宝宝已发育成熟。

### ● 辨别真假宫缩

从孕28周开始，假宫缩会经常出现。如果孕妈妈较长时间用同一个姿势站立或坐下，会感到腹部一阵阵变硬，这就是假宫缩。其特点是发生的时间无规律，程度时强时弱。临产前，由于子宫下段受胎头下降所致的牵拉刺激，假宫缩会越来越频繁。

### ● 见红

从阴道排出含有血液的黏液白带，称为见红。一般在见红后不急于去医院，有时见红后仍要等数天才会出现有规律的宫缩。

### ● 破水

阴道流出羊水，俗称"破水"。因为子宫强而有力的收缩，子宫腔内的压力逐渐增加，子宫口开大，头部下降，引起胎膜破裂，从阴道流出羊水，这时离降生已经不远了。

## 出现分娩信号后怎么办

如果你出现了以上的分娩征兆，不必慌张，因为大多数初产妇从最初感觉到分娩征兆到真正分娩往往还有一段时间，你可以从容地准备去医院进行待产。

当然，这并不意味着你不用及时去医院。这时你还是需要到医院检查一下，因为有些分娩可以在预产期前三周内。

只要你觉得有些担心，就应该马上去医院。

## 分娩十禁忌

### ● 一忌怕

许多产妇由于缺乏常识，对分娩有恐惧心理，这不仅会影响临产前的饮食和睡眠，而且会妨碍全身的应激能力，使身体无法尽快进入待产最佳状态，从而会影响正常的分娩。

### ● 二忌急

有些孕妈妈未到预产期就焦急地盼望能早日分娩，到了预产期，更是寝食不安。

### ● 三忌粗心

一些孕妈妈粗心大意，到了孕晚期也是如此，结果临产时由于准备不充分，弄得手忙脚乱，这样很容易出问题。

### ● 四忌累

到了孕晚期，产妇特别要注意休息好，保证睡眠充足，以免身体或精神上过度疲劳而影响正常分娩。

### ● 五忌懒

有的孕妈妈较懒，或害怕流产、早产等，因此不怎么喜欢活动。实际上，活动量过少的孕妈妈更容易出现分娩困难。

### ● 六忌忧

孕妈妈在生活、工作上遇到较大的困惑等，都可能导致产前精神不振、忧愁、苦闷等消极情绪，会影响到顺利分娩。

### ● 七忌孤独

一般来说，产妇分娩前都比较紧张，她们非常希望得到亲人的鼓励和支持。所以，在这段时间，丈夫应多陪陪妻子。

### ● 八忌饥饿

分娩时，产妇会消耗很多体力，所以产前一定要吃饱、吃好，但不可暴饮暴食。

### ● 九忌远行

一般在接近预产期的前半个月，就不宜远行了，特别是不宜乘车/船远行。因为旅途中的条件有限，一旦分娩出现问题，产妇会非常危险。

### ● 十忌滥用药物

分娩是正常的生理活动，一般不需要用药。因此，产妇不可滥用药物更不能随便注射催产剂，以免造成不良后果。

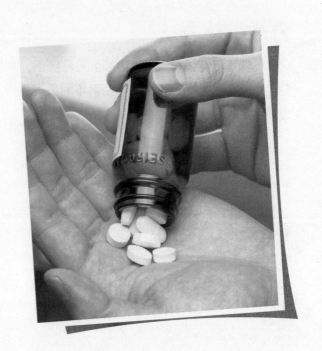

**孕期便利贴**

临近分娩，孕妈妈的生理变化很大，对环境的适应能力也降低了，长时间的车船颠簸会使得孕妈妈身体疲惫，还会影响睡眠质量，引起不良情绪，从而使身心疲惫。车里的汽油味还会令孕妈妈恶心、呕吐，影响孕妈妈的食欲。而且，公共交通工具上空气比较污浊，致病菌也散布各处，容易使孕妈妈感染疾病。因此，孕妈妈应在家中安心待产,不宜远行了。

# 分娩时的饮食
## 能量的补充

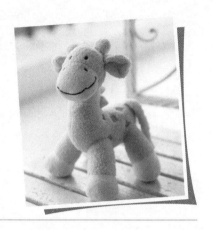

孕妈妈分娩一般要经历12～18个小时，子宫每分钟要收缩3～5次。这一过程消耗的能量相当于跑完1万米或走完200多级楼梯所需要的能量，可见分娩过程中体力消耗非常的大。下面让我们了解一下分娩时应该如何进食。

## 分娩前饮食

孕妈妈在分娩前，子宫往往会阵阵收缩，这会导致她很痛苦而不愿进食，从而不利于增加产力和顺利分娩。那到底该如何饮食呢?

正确的方法:

1. 少食多餐，吃些易消化、高热量、低脂肪的食物，如稀饭、面条、牛奶、蒸鸡蛋羹等。

2. 注意补充水分，可多喝些红糖水或含铁元素多的稀汤，为分娩时将失去大量的水分和血做贮备。

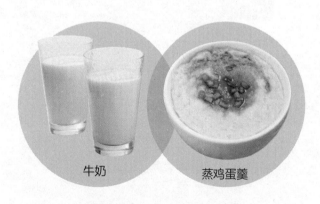

牛奶　　　　　蒸鸡蛋羹

## 孕妈妈剖宫产前不宜进补人参

不少人认为剖宫产出血较多，会影响母婴健康，因此，在进行剖宫产手术前，可以通过进补人参来增强体质。其实这种做法非常不科学。

人参中含有人参皂甙，有强心、兴奋的作用，服用后会使孕妈妈大脑兴奋，影响手术的顺利进行。此外，服用人参后，容易使伤口渗血时间延长，对伤口的恢复不利。

## 不宜过多服用鱼肝油和钙片

怀孕后,不少孕妈妈为了优生，盲目服用鱼肝油。但实际上，长期服用大剂量的鱼肝油，会引起毛发脱落、皮肤瘙痒、食欲减退、感染过敏、眼球突出、血中凝血酶原不足和维生素C代谢障碍等。

此外，也不宜大量补钙，过多的钙并不能为人体所吸收，反而会导致孕妈妈出现便秘及胃部不适。

因此，怀孕期间不宜过量服用鱼肝油和钙片。

# 两个产程的饮食

### ● 第一产程的饮食

第一产程中并不需要产妇用力，但是此时需要孕妈妈尽可能多吃些东西，以备在第二产程时有力气分娩。所吃的食物应该以碳水化合物性的食物为主，因为它们在体内的供能速度快，在胃中停留时间比蛋白质和脂肪短，不会在宫缩紧张时引起产妇的不适或恶心、呕吐。食物应稀软、清淡、易消化，如蛋糕、糖粥等。

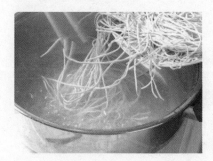 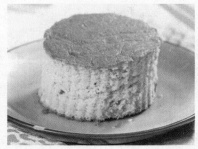 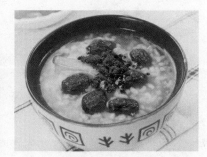

### ● 第二产程的饮食

多数产妇在第二产程不愿进食，可适当喝点果汁或菜汤，以补充因出汗而流失的水分。由于第二产程需要产妇不断用力，应进食高能量、易消化的食物，如牛奶、糖粥、巧克力等。如果实在无法进食，也可通过输入葡萄糖、维生素来补充能量。如果不及时补充，产妇就会体力不足，导致分娩困难，延长分娩时间，甚至出现难产。

分娩时，孕妈妈可以准备一些巧克力。巧克力含有丰富的营养，每100克巧克力含碳水化合物55~66克，脂肪28~30克，蛋白质约15克，还含有矿物质、钙、维生素$B_2$等。巧克力中的碳水化合物能够迅速被人体吸收利用，增加能量。

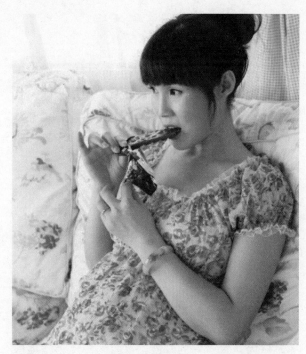

巧克力除了能补充孕妈妈的营养外，含有的化学成分还可改善心情，从而间接影响胎宝宝未来的情绪素质。

# 分娩前入眠法
## 轻松入睡

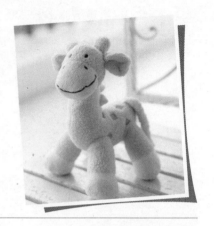

临近分娩了，很多孕妈妈会出现轻微腹痛或者焦虑等情况，很容易导致孕妈妈失眠，下面我们了解一下，临产前如何让孕妈妈轻松入睡的方法。

## 制造舒服的睡觉环境

孕妈妈的寝室照明不要太亮，要利用间接照明，准备不冷不热的被子和衣服。养成寝室只是睡觉的习惯，不要在寝室里集中做别的事，否则睡眠习惯容易不规律，导致失眠。

## 睡觉之前冲个温水澡

花10~20分钟泡在温水里，有助于放松肌肉，促进血液循环，对睡眠有益。注意不要用太烫的水，否则会引起子宫收缩，且不要洗30分钟以上。冲洗后为了不让体温下降要迅速擦干。

## 以半俯卧姿势睡觉

侧躺，一条腿弯曲，两腿之间放一个垫子，垫高脚的位置。这样的姿势有利于腿部血液循环，加速消除疲劳，促进睡眠。

## 坚持散步和热身运动

白天，天气好的时候，可以到户外轻松地散步和运动，调节身心的同时，还能促进血液循环，产生适当的疲劳感，更有利于睡眠。

## 动手熬制睡眠茶

**枣茶：**将1000克枣倒入水后充分地煮，保留大枣汤汁，放入300克糖，再煮到糖全部融化为止。煮到有点黏糊的状态，熬至剩下最初水量的三分之一左右就可以。把汤倒在水杯里，用3倍的热水稀释后再喝。

**洋葱皮水：**剥取5个洋葱皮，加1杯水，然后煮到水的量剩到原来的一半。捞出洋葱皮，接着煮水，睡觉之前喝2~3勺。

## 听音乐或看书

就寝后20~30分钟也没能入睡，可以听舒适的音乐或看书到快入睡为止。

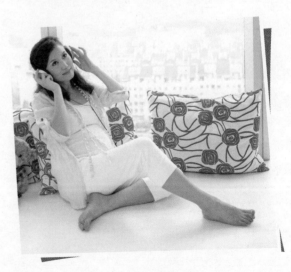

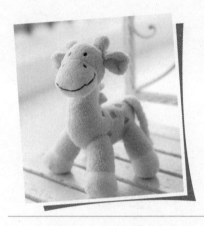

# 减轻分娩痛的动作
## 简单动作大用处

孕妈妈可以练习以下生产的准备动作，为顺利分娩打下良好基础。

1. 膝盖跪地，慢慢旋转腰部，或试着用力。这样可以使胎宝宝容易下降，缓解对背部的压迫，减轻腰痛。

2. 坐在矮的小椅子上，张开双腿，试着用力，请准爸爸协助支撑住双腋。注意全身放松，不要紧张，否则会加强阵痛，胎宝宝也会不易下降。

3. 采取跪着或站立的姿势，并靠在协助者的身上往前倾，这样可以减轻分娩疼痛。

4. 双膝跪地，头部、胸部慢慢贴在地板上，抬高臀部。这个动作可以使分娩速度减慢，防止会阴由于没有充分伸展而裂伤。

5. 在阵痛的间隔，可以靠在椅垫上放松地稍微歇息一会儿。或将两手、两膝张开，与肩同宽，贴在地板上，采用自己觉得轻松的姿势。不过，要避免靠向后面坐着的姿势，这种姿势会使重量落在尾骨上，限制了骨盆的扩展，导致分娩不顺利。

6. 在阵痛间隔想要躺下来时，将膝部放在枕头上面，可以防止脚部抽筋。另外，在背部下面也可以放个枕头，这样可能会更加舒服。

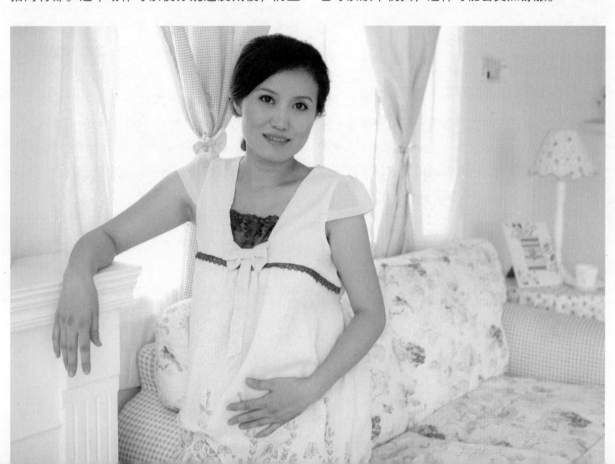

# 如何缓解分娩痛苦
## 轻松缓解分娩痛

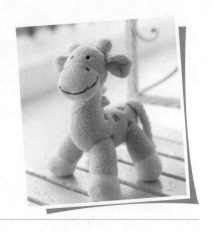

在分娩的过程中，该如何缓解子宫收缩带来的痛，这也是很多孕妈妈非常想了解的问题，下面我们就了解几种缓解分娩痛苦的方法。

## 音乐放松

在生产过程中，利用音乐作为吸引注意力的工具将会取得非常好的效果。准备好CD播放机和常听的曲子，在生产时播放，会调节你的呼吸。

## 想象放松

在分娩中进行积极的想象可加强放松效果，想象当你呼气时，疼痛通过呼出的气息离开你的身体；想象你的子宫柔软而有弹性，这对顺利分娩很有利。

## 触摸放松

这种方法需要准爸爸的配合，准爸爸应该能够确定你身体正在用力的部位，并且触摸这一紧张区域，使你的注意力集中在那儿。由于信息的反馈是触摸放松成功的关键，因此你们可以互相探讨彼此的感受，这是很重要的。

## 按摩放松

按摩和触摸都可以让你缓解疼痛，放松身心。分娩初期你可能需要轻柔的指尖触摸，分娩中晚期，有力的挤压或按摩、负压、冷敷以及热敷都会使疼痛的信号在通往大脑的传递途中受到抑制或削弱。

## 呼吸放松法

根据宫缩的不同阶段做有规律的吸气、呼气动作，可以帮助孕妈妈放松精神，缓解分娩疼痛。孕妈妈可以提前练习。

1. **深呼吸**。吸气时你会感到肺最下部充满空气，肋廓下部向外和向上扩张，随之而来的是缓慢而深沉地将气呼出。深呼吸会产生一种镇静效果，在子宫收缩开始和结束时做深呼吸是最理想的。

2. **浅呼吸**。嘴唇微微开启，满吸入空气，然后轻吹气。只用肺上半部像吹熄小蜡烛，不需太用力。这种浅呼吸约10次之后需做1次深呼吸，之后再做10次，当子宫收缩达到高点时可采用浅呼吸。

3. **浅表呼吸**。在阵痛频繁时，最容易和最有用的方法就是进行浅表呼吸，类似于喘气。为了防止换气过度，可在喘息10~15次后屏住呼吸，默数5下。

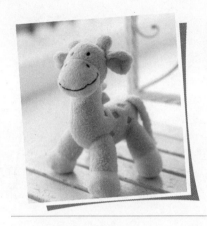

# 做好出院准备
## 妈妈和宝宝顺利回家

马上要出院了，新妈妈一定要了解好出院后自己需要注意的问题以及宝宝需要注意的问题，这样才能为新妈妈身体的恢复和科学喂养宝宝做足准备。

顺产的新妈妈一般须住院3～5 天，剖宫产的新妈妈则须3~7 天。由于住不了几天就要出院， 新妈妈应尽量把回家前的事准备好，不了解的要询问医护人员，也要做好迎接困难的心理准备，具体准备事项如下：

1. 详细咨询医护人员育儿的问题，如怎么抱宝宝，怎么给宝宝洗澡，怎么给宝宝哺乳，怎么给宝宝穿衣服等。

2. 让家人准备好出院时妈妈及宝宝的衣物， 同时还可在家中布置好卧室和床（包括宝宝的），因为出院前及回家途中可能要哺乳，所以要准备系扣的服装，衣服要宽大，以便于新妈妈使用，新妈妈的上衣及宝宝的衣物最好选择刺激性小的面料，以减少对宝宝的影响。还要准备一双平底鞋，这样抱宝宝比较稳当。

3. 提前准备好抱孩子的包被，最好也选择纯棉的面料。此外，孩子的生活必需品也要提前准备好，如尿不湿、尿布、衣裤鞋袜等。

4. 新妈妈须经过医生检查，身体恢复正常才可出院。可了解一下身体恢复的情况，如恶露大概需多久才会干净；侧切伤口什么时候能愈合等，且越详细越好。

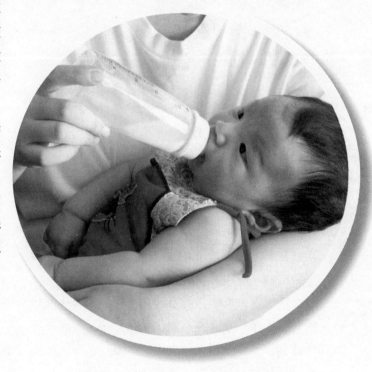

# 产前锻炼
## 轻松运动助分娩

分娩是人类繁衍的一个自然步骤，也是一个很复杂的过程，所以，分娩前要做好充分的准备 呼吸和运动的锻炼就是这种分娩的准备工作之一。

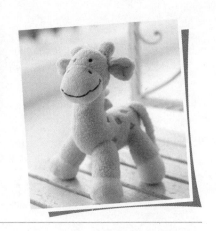

## 分娩前要进行呼吸和运动的锻炼

呼吸的锻炼是为了减轻分娩时的疼痛，同时增强膈肌的力量；运动的锻炼是为了增加腹肌、肛提肌和膈肌等产力的辅助肌的力量，以利于顺利分娩，并加快产后的恢复。所以，分娩前呼吸和运动的锻炼是十分有必要的，产妇应尽可能地利用一切机会进行锻炼。

## 如何进行骨盆底肌肉的锻炼

骨盆底肌肉可支撑并保护子宫内的胎宝宝，但女性怀孕后，这些肌肉会变得柔软而有弹性，再加上胎宝宝的变重，孕妈妈就会感到沉重、不舒服，到了孕后期，甚至可能会发生漏尿的情况；而在产后，由于骨盆底肌肉比较松弛，就导致新妈妈的体形受到影响。所以，为了防止出现这些问题，孕妈妈应进行骨盆底肌肉的锻炼。

锻炼骨盆底肌肉的方法为：仰卧位，头部垫高，双手平放在身体两侧，双膝弯曲，脚底平放于床面，像要控制排尿一样，用力收紧骨盆底肌肉，保持片刻后放松，再重复收紧放松。每次应重复做10遍，而每日至少做3次。

## 如何做拉梅兹待产按摩放松法

分娩是一个很难熬的过程，产妇会疼痛不安，但这并非无法解决，拉梅兹按摩放松法就是效果较好的方法。该方法的大部分都由准爸爸完成，通过按摩，不仅能让妻子感到舒服与放松，也可促进夫妻之间的感情交流。具体按摩方法如下：

1. **脊椎按摩及脊椎两侧按摩：** 适合于腰背部疼痛明显者。准爸爸先将两指张开，顺着脊椎两侧由胸脊向下按压滑动，然后以拇指指腹，沿着脊椎两侧 一节一节轻轻按压，两种手法可交替应用。

2. **腰骶部按摩：** 适合于腰骶部疼痛明显者。以手掌贴住腰骶部位，在原位平稳地做圆形运动。

3. **腹部按摩：** 适合于腹痛明显者。以手掌由外向内顺着腹部做弧形按摩，这一按摩可由产妇自己完成。

4. **大腿内侧按摩：** 主要为了防止腿部痉挛，并能放松会阴。用手在大腿内侧做圆形运动，双侧轮流按摩 。

只要把这四种按摩方法应用得当，就可有效缓解疼痛。按摩时手应直接与产妇的皮肤接触，不要隔着衣服，用力需适度。此外，按摩时可用些爽身粉以减少摩擦力。

## 如何做拉梅兹生产运动法

　　拉梅兹生产运动法是保证顺利生产的有效方法。孕妈妈通过产前运动，可以让肌肉更有弹性，（尤其是生产时需用力的部位）从而增强产力，保证顺产。而且运动也有利于身体健康。所以，孕妈妈应每天做这些运动。

　　**盘腿运动：** 可以增加骨盆底的灵活性，以及肌肉的韧性。孕妈妈坐在地上或床上，背部倚靠墙壁，两腿盘腿，每日练习多次。

　　**压膝运动：** 增加骨盆底的灵活性，以及肌肉的韧性。孕妈妈两脚底合在一起，将两脚后跟尽量靠近会阴，双手置于膝盖上，慢慢下压，再轻放，反复练习5下，每天3次。

　　**收紧臀部运动：** 使肌肉有力，减轻腰酸背痛，孕妈妈躺卧。吸气时收紧臀部肌、肉，使腰部有略微抬高的感觉，吐气时放松，反复练习5下，每天3次。

　　**变化式：** 更有效地减轻腰酸背痛。孕妈妈跪在地上，双手扶地，两膝与肩同宽，吸气时抬头，腹部朝地压，使背下沉；呼气时，收缩臀部，低头看肚子，将背及腰拱起、放松。反复练习5下 每天3次。

　　**腿部运动：** 加强腹部肌肉，增加大腿及背部肌肉的韧性。孕妈妈取仰卧位，手放于两侧，做深呼吸，吸气慢慢抬腿（保持腿伸直）至90度，呼气将腿放下，放松。另外还可将腿向侧面运动，两腿交替。反复练习5下，每天3次。

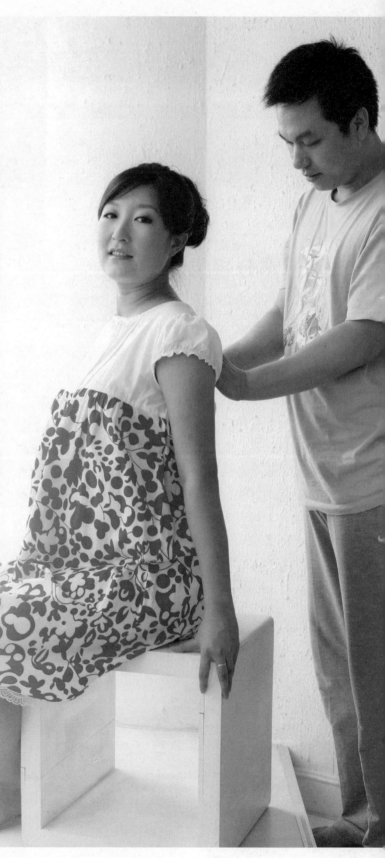

# 自然分娩是分娩的根本
## 对孕妈妈和宝宝都有好处

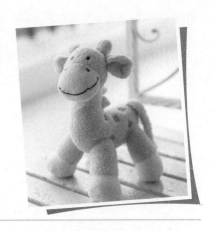

自然分娩时，孕妈妈的垂体分泌一种孕激素，可以促进乳汁的分泌。因为出血少，身体恢复比较快。而宝宝经过产道的挤压，可以使其神经、感官系统发育较好，整个身体协调功能的发展也比较好。

## 自然分娩条件

### ● 胎宝宝娩出的必经之路——产道

胎宝宝离开母体所经过的道路称为产道，它分为骨产道和软产道两部分构成的。这两部分的状态共同决定胎宝宝能否顺利娩出。

骨盆构成了骨产道；子宫口、阴道、外阴构成软产道。胎宝宝在子宫生长发育的时候，骨产道和软产道是封锁的，防止胎宝宝出来。当分娩开始的时候，软产道和骨产道都努力张开，方便胎宝宝顺利通过。

### ● 促使胎宝宝娩出的动力——宫缩

当分娩开始的时候，子宫会出现阵发性、规律性的收缩，促使宫口扩张开全，并将胎宝宝挤压到宫颈口，同时促使胎膜破裂，为顺利分娩做准备。

### ● 胎宝宝自身的条件——胎头朝下并变长变小

胎宝宝的大小和胎宝宝在子宫内的姿势决定是否能自然分娩的重要因素。

如果孕妈妈的骨盆正常，一般3500克以下的宝宝是能顺利娩出的，但当胎宝宝过大（超过4000克）或头部太大、太硬，不易被挤压时，通过产道就有困难。

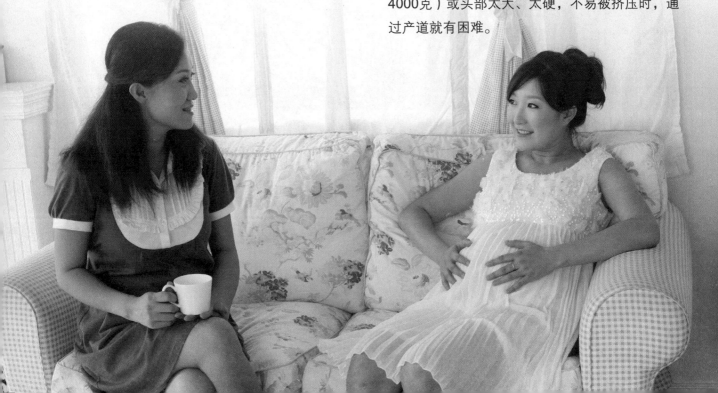

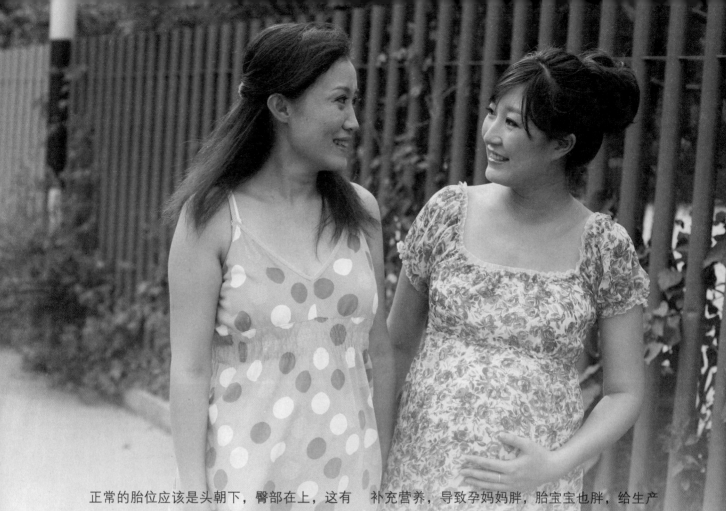

正常的胎位应该是头朝下，臀部在上，这有利于自然分娩。如果出现胎位不正（如臀位）情况的话，就会影响自然分娩。

### ● 孕妈妈的精神状态——自然分娩的勇气

分娩不仅可以给孕妈妈带来喜悦和期盼，也可带来恐惧和担忧。如果精神状态不好的话会引起孕妈妈大脑皮层神经功能紊乱，导致宫缩无力，产程延长，顺产困难。

## 自然分娩的调养方式

### ● 均衡营养，避免进食太多造成胎宝宝肥胖

胎宝宝太大是现在导致难产的最主要原因。专家指出，怀孕期间，孕妈妈的体重增加宜控制在12千克左右。现在人们生活水平提高，再加上都是独生子，家里都很爱护。于是拼命给孕妈妈补充营养，导致孕妈妈胖，胎宝宝也胖，给生产带来很大困难。所以，在孕期只要能均衡营养，保障胎宝宝发育所需的养分就够了。

孕期
便利贴

BPD是指宝宝双顶径，即头部左右两侧之间最长部位的长度。

### ● 按时接受定期检查

妊娠时定期检查是确认胎宝宝是否正常地成长、是否出现妊娠高血压疾病等妊娠并发症的重要手段。通过定期检查确认胎宝宝的胎位，降低和消除妈妈和宝宝可能出现的难产因素。如果孕期不做产检，临产了才知道一些异常情况，对分娩的顺利进行以及孕妈妈胎宝宝的健康都是非常有害的。所以孕妈妈应该定期孕检，及早发现问题并解决问题。

### ● 注重锻炼，增加体力

运动的方式很多，可以规则地做一些轻松的运动，例如坚持步行运动，每星期3次左右，每次走40分钟以上最好。需要注意的是，如果出现肚子坠痛或异常症状就要立即中断。增加会阴部伸缩性的腹部体操应从妊娠16周开始做，每天坚持做5~10次才能有效。缩紧阴道和分腿运动从妊娠中期开始最好，从28周开始每天做20分钟左右可以舒服地度过妊娠后期，而且对顺产也有帮助。按摩手、脚、腿、肩膀可以消除身体的紧张，还可以减少孕末月的痛苦和减轻阵痛；要养成就寝前15分钟洗澡按摩的习惯，可以让准爸爸来帮忙。

### ● 提前掌握分娩过程

接近生产，孕妈妈可以和丈夫一起了解生产全过程，还可以练习呼吸法进行放松，对分娩中控制心情、促进顺产有帮助。

## 分娩产程

胎宝宝离开母体要经过三个阶段，医学上称为三个产程。这三个产程就是子宫有节奏地收缩到胎盘娩出的全部过程，完成这个过程，才算分娩结束。三个产程所需时间为：初产妇12~16小时，经产妇6~8小时。

| 产程 | 阶段 | 宫缩时间 | 产程时间 | 产程表现 | 产妇注意 | 助产士工作 |
|---|---|---|---|---|---|---|
| 第一产程 | 宫口扩张期，指规律宫缩开始到宫口开全 | 开始子宫每隔10分钟左右收缩一次；后来每隔1~2分钟收缩一次，每次持续1分钟 | 初产妇需经历4~8小时；经产妇2~4小时 | 子宫发紧、发硬，下腹或腰部疼痛，并有下坠感 | 避免紧张，保证充足精力和良好的心态 | 1.协助产妇转移注意力、多休息。2.照顾产妇进食，并提供足够饮水。3.记录产妇宫缩情况 |
| 第二产程 | 胎宝宝娩出期，宫口开全到胎宝宝娩出 | 子宫收缩越来越紧，每次间隔1~2分钟，持续1分钟 | 初产妇一般需要1~2小时，经产妇只需半个小时或几分钟 | 疼痛时伴有胀便感 | 宫缩时用尽全力，宫缩间歇放松休息 | 1.根据产妇的情况，调整产妇适合的生产姿势。2.指导产妇正确用力 |
| 第三产程 | 胎盘娩出期，胎宝宝娩出到胎盘娩出的过程 | 子宫继续收缩，进而胎盘娩出，代表整个产程结束 | 5~30分钟 | 胎宝宝娩出，新妈妈如释重负 | 听从医生的安排 | 让产妇休息并与新生宝宝独处，以培养母子感情 |

# 自然分娩好处

## ● 自然分娩对妈妈的好处

1.胎宝宝经阴道自然分娩时，腹部的阵痛会刺激你的垂体分泌一种叫催产素的激素，这种激素不但可以促进产程，还能促进你产后乳汁的分泌，甚至在促进母子感情中也起到一定的作用。

2.自然分娩损伤小、出血少，如果恢复得快的话，生完当天就可以下床走动了，一般3~5天就可以出院，生完就可以母乳喂养宝宝，而且不会有剖宫产的伤疤，产后体形恢复快。

## ● 自然分娩对宝宝的好处

1.自然分娩时有规律的子宫收缩会使胎宝宝肺部得到很好的锻炼，皮肤神经末梢经刺激得到按摩，其神经、感觉系统发育较好，整个身体协调功能的发展都比较好。

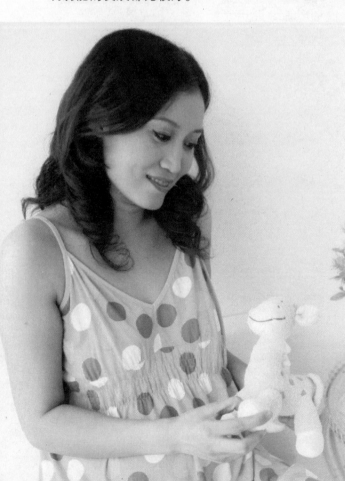

2.经阴道自然分娩时，胎宝宝从母体获得一种免疫球蛋白，出生后机体抵抗力增强，不易患传染性疾病。

3.自然分娩的宝宝，由于头部受到产道的挤压，对今后的大脑及智力发育都有一定的好处。

# 对自然分娩的误解

很多孕妈妈选择剖宫产，是因为对自然分娩存在一些误解。

## ● 误解1

很多孕妈妈会想如果自然分娩不成，还要剖宫产，吃"二遍苦"，不如直接剖宫产。其实孕妈妈如果不适合自然分娩，医生会提前建议剖宫产，而不是到了产床上再做改变。多数顺转剖的妈妈都是因为在产程中进展不好或胎心不好等原因而做剖宫产。

## ● 误解2

自然分娩会改变骨盆结构，使身体难以恢复。自然分娩不会改变骨盆结构，妊娠晚期女性骨盆变大，关节韧带松弛，产褥期后恢复孕前状态，与分娩方式关系不大。

## ● 误解3

自然分娩会使阴道松弛，影响性生活。自然分娩后，阴道的确会松弛，但只要坚持锻炼骨盆肌肉，阴道会重新恢复紧致。

### 误解4

自然分娩挤压宝宝的头部会影响宝宝的智力。其实，当宝宝的头穿过产道时，颅骨会产生自然重叠，保护脑组织，所以脑组织并不会因为自然分娩而受损，反而使脑功能更加成熟。

# 剖宫产能使高危产妇安全分娩

## 高危产妇的最佳分娩法

高危产妇如果经过自然分娩进行生产的话，很可能给孕妈妈和胎宝宝造成伤害，甚至会危及生命安全。所以剖宫产是高危产妇最佳的分娩法。

## 何为剖宫产

剖宫产就是不经过产道分娩，而是医生剖开孕妈妈的腹部和子宫，直接把胎宝宝取出的分娩方式。手术过程需要进行麻醉，因此必须去正规医院进行。通常采用椎管麻醉，危险系数比较小。如果全身麻醉的话，可能会影响胎宝宝的呼吸，所以一般不做全身麻醉。剖宫产手术腹部可分为纵向切开和横向切开两种方式，因为纵向切开有助于缩短手术时间，但伤口比较明显，因此一般都采用横向切开的方式。

## 剖宫产的不利因素

1. 手术增加产妇大出血和感染的可能性，产后出现各种并发症的可能性是自然分娩的10多倍，疼痛和恢复时间也较长。

2. 剖宫产创伤面大，产妇容易患羊水栓塞，羊水进入血液威胁产妇生命。也给日后再孕带来了难度，即便3年以后再次怀孕，子宫也存在破裂的可能性。

3. 由于手术后需要禁食，明显影响母乳喂养，对刚脱离母体的宝宝十分不利，一旦宝宝有

**孕期便利贴**

### 纵向切开和横向切开的区别

|  | 横向切开 | 纵向切开 |
|---|---|---|
| 使用率 | 常用 | 很少用 |
| 位置 | 子宫下部横切 | 子宫上部纵切 |
| 长度 | 较短 | 较长 |
| 复原情况 | 伤口相对不易裂开 | 伤口相对易裂开 |
| 第二次妊娠分娩方式 | 若情况可以，可以尝试自然分娩 | 一定需要再次剖宫产分娩 |
| 其他 | 失血较少、感染和粘连的机会较低 | 失血较多、感染和粘连的机会较高 |

先天缺陷则更容易发生危险。

4. 对宝宝来说，未经过产道挤压，常有胎肺液不能排出，出生后即患上所谓的"湿肺"，容易发生新生儿窒息、肺透明膜等并发症。

5. 剖宫产也可能使孕妈妈由于因未仔细核对预产期而产下未真正达到成熟的胎宝宝而造成医

### ● 产程无法进展

初产妇的宫颈扩张时间平均比经产妇长，若产程中发生了宫颈扩张迟缓或停滞、胎头下降受阻、阴道分娩产生困难等情况，必须实施剖宫产手术。

### ● 前一胎剖宫产

一般来说，前一胎剖宫产的，会增加近1%的子宫破裂的可能性。若是直式的子宫剖开方式，则子宫破裂的可能性会增加4倍左右。因此，多在进入产程之前安排好手术时间。而前一胎采用子宫下段横切口手术者，医生会根据子宫疤痕的愈合情况、是否存在再次剖宫产的指征等，与你商讨手术方式。

### ● 胎儿窘迫

胎盘功能不良、吸入胎便，或是产妇自身有高血压、糖尿病、子痫前期等并发症都会导致胎儿窘迫，大部分的胎儿窘迫可通过胎儿监护仪监测到胎心异常，或是在超声波下显示胎宝宝血流异常，如果经过医师紧急处理后情况仍未改善，则应该实施剖宫产迅速将胎宝宝取出，防止发生生命危险。

### ● 头盆不相称

产妇如果骨盆狭窄，或胎头相对于骨盆来说太大，使得胎宝宝无法顺利通过产道，那么就应该采取剖宫产。

### ● 胎位不正

初产妇在足月时胎位不正、臀位或横位，多以剖宫产为宜。

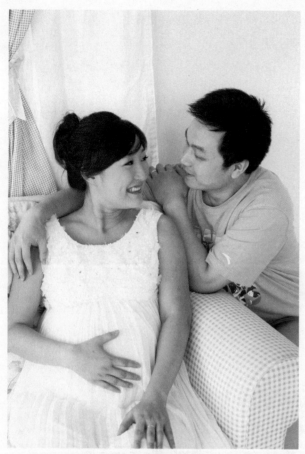

孕妈妈和准爸爸需要根据孕妈妈的身体状况来选择分娩的方式，需要权衡利弊，谨慎选择剖宫产。

源性早产，引发一系列早产儿并发症，如颅内出血、视网膜病，甚至发生生命危险。

6. 从经济角度出发，剖宫产费用和保养费用昂贵，是自然生产的2~3倍。

7. 剖宫产儿从羊水中取出，肠道无菌，免疫功能低下，易发生感染和过敏。

## 这些情况需要剖宫产分娩

很多孕妈妈采取剖宫产的方式进行分娩。现代手术的确越来越安全，并且也确实挽救了不少母婴的性命。但是，剖宫产毕竟是个大手术，需要时间来复原。因此，如果不是有绝对的必要，还是应该避免采用，但出现以下情况时，建议选择剖宫产。

### ● 胎盘位置不当

胎盘位置太低，挡住了子宫颈的开口，胎盘位置或胎盘过早与子宫壁剥离而造成大出血或胎儿窘迫等，都可能需要采取剖宫产。

### ● 孕妈妈患有不适宜自然生产的疾病

比如孕妈妈患有重度子痫前期或严重的内科疾病（心脏病等），经医生评估无法进行自然生产时，也需要选择剖宫产。

### ● 巨大儿

最后一次产前检查时，如果发现胎宝宝体重过大（大于4千克），骨盆相对狭窄时，剖宫产手术可能性增加。因为胎宝宝体重过重，那么他的头部也越大，如果经阴道试产，证实阴道分娩有困难。

### ● 多胎妊娠

在多胎妊娠的情况下，胎宝宝过重，加重对母体子宫的压迫，很容易出现早产。分娩时间比单胎产妇会延长。这时可以根据医生的建议采取剖宫产手术。

### ● 早产

发生早产的胎宝宝由于身体发育尚不成熟，还比较虚弱，通常胎宝宝小于36周，体重小于2.3千克，在无法承受自然分娩的压力时，需要实施剖宫产手术。

## 剖宫产指征和注意事项

实施剖宫产，必须具备一定的医学指征：

1. 提前预知了自然分娩会对胎宝宝或产妇造成危险。如产妇骨盆狭窄、胎宝宝过大、胎宝宝臀位等情况，自然分娩的话会对胎宝宝或产妇有危险，就适合进行剖宫产。

2. 在自然分娩过程中发生了异常，必须及时取出胎宝宝。

3. 孕妈妈在出现异常情况，必须经剖宫产取出胎宝宝。

4. 胎盘早剥；脐带脱垂；因妊娠并发症危机胎宝宝和妈妈生命，如子宫破裂。

剖宫产注意事项：

1. 签手术同意书。进行剖宫产前，医生会告诉产妇应注意的事项，也会向其亲属交代手术的相关问题，让亲属在手术协议上签字。

2. 出现临产先兆，立即去医院。若孕妈妈预知要行剖宫产，当阵痛发生后，应立即去医院。

3. 术前禁食。一般来说，在术前6~8小时就应禁食。如果第二天早晨行剖宫产，就别吃早餐了。如果午后行剖宫产，午餐就别吃了。

## 剖宫产的程序

### 1. 按照医生的说明签手术同意书

行剖宫产前，医生会对手术进行说明，若有不明白和不放心的地方，要咨询医生，之后在同意书上签字。通常签字者应该是产妇本人或丈夫。

### 2. 采血、做心电图

为了确保手术的顺利，手术前应对产妇进行全身性地检查。采血可以检查孕妈妈的肝功能、血型及是否贫血等；做心电图可以检查产妇是否有妊娠合并心脏疾病。

### 3. 进行麻醉

剖宫产前，医生会对产妇采取硬膜外麻醉，偶尔应用全身麻醉。

### 4. 打点滴

打点滴是剖宫产前必需的程序，可防止麻醉后产妇血压突然降低而发生的意外。

### 5. 在尿道中插入导尿管

为了防止手术中膀胱的损伤故须插入导尿管导尿。

### 6. 开始手术

剖宫产术中，产妇应密切配合医生，根据医生的要求调整身体状态，以便顺利完成手术，使宝宝平安出生。

## 剖宫产后注意事项

● 注意休息。由于手术创伤及麻醉药物的作用，产妇术后会极度疲劳，此时要注意休息，不要和他人过多交谈。

● 采取去枕平卧位。手术后6小时内麻醉尚未消失，可先取去枕平卧位，麻醉消失后，可活动，宜采取侧卧位，使身体和床呈20°~30°角，这个姿势可以减轻对切口的震动和牵拉痛。

● 术后早活动。通常术后24小时，即可下床走动了，这样能促进肠蠕动，防治肠粘连，并利于恶露的排出。即使尿管未拔，也可带尿管下床活动。

● 不要立即进食。术后6小时内应禁食，6小时后可慢慢进一些无糖奶的半流食，排气后即可正常饮食。

● 注意观察恶露情况。术后血性恶露自阴道排出，量与月经量差不多。若阴道流血过多，应及时通知医生。

● 预防感染。由于手术创伤及体力消耗，产

妇术后体质虚弱，抵抗力较弱，因此要注意卫生，避免感染或受凉。

● 克服刀口痛，母乳喂养。剖宫产后鼓励尽早喂母乳，让宝宝趴在妈妈的怀中早接触、早开奶、早吸吮。

● 注意避孕。如新妈妈还准备生宝宝，最好等2年以上。一旦意外怀孕，人工流产对身体危害极大。因此剖宫产的新妈妈要注意避孕。

● 继续做盆底肌锻炼。不少剖宫产产妇因为胎宝宝未经过产道，认为骨盆底肌肉和韧带不会松弛，就不继续做骨盆底肌肉和韧带的锻炼了，这其实是一种错误的认识。剖宫产后，新妈妈仍须锻炼。

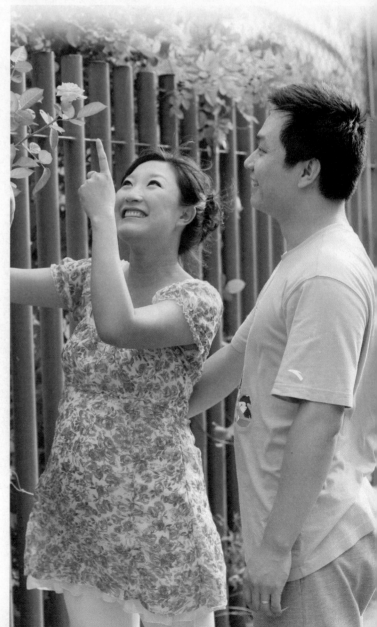

# 无痛分娩
## 选择适合自己的分娩方式

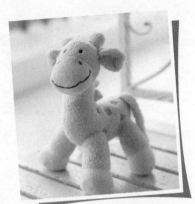

当人体感到严重疼痛时，会释放一种叫儿茶酚胺的物质，这种物质对产妇和胎宝宝都会产生不利的影响。所以，无痛分娩就是产妇的最佳选择。

无痛分娩是几乎没有疼痛的自然分娩。据调查显示，大部分产妇期望自然分娩，但却害怕疼痛，因此，很多产妇选择了剖宫产，但剖宫产毕竟是一种手术。可能对新生儿和产妇造成损伤。而自然分娩的产妇产后恢复快，分娩时胎宝宝有被产道挤压的过程，因此呼吸系统等发育较好。免疫功能好。两者利弊显而易见，因此，产妇们应根据自身状况选择分娩方式。

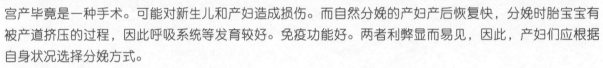

## 药物镇痛分娩

在产妇的分娩过程中，医生根据具体情况，通过应用药物，使产妇在分娩过程中消除疼痛的感觉，达到安全自然分娩，称为药物性无痛分娩法。常用的药物一般分两类：镇痛药和镇静药，如异丙嗪、安定、哌替啶等药物。须注意的是一定要在医生的指导下使用药物，药量不宜过大，尤其是在胎宝宝临近娩出前3~4小时内，以免影响宫缩和抑制新生儿呼吸。

## 精神减痛分娩

产妇的情绪可以直接影响子宫收缩，如恐惧或精神紧张等，会让子宫收缩失去协调，产妇就会感到下腹疼痛，同时又影响子宫口扩张，从而影响分娩进程。因此，在要分娩的时候，帮助产妇消除顾虑和恐惧等负面情绪，多帮产妇憧憬一下即将做母亲的幸福和喜悦。亲人要给予产妇更多的关心和安慰，产妇还可以在临产前听听优美的音乐，看看有关分娩的报刊书籍，学习分娩生理知识，从而对分娩过程有一个正确的认识和了解，减少盲目的担心和恐惧。

## 水中分娩

所谓水中分娩，就是产妇在水里生孩子。这种分娩方式可以缓解产妇在分娩过程中的疼痛，缩短产程，同时也利于新生儿适应环境，是一种较为人性化的新型分娩方式。

采用水中分娩时，产妇须坐进盛满温水的浴缸中，温水的温度应保持37℃（同羊水的温度一致），同时应当设置柔和的照明、播放产妇喜欢的音乐，给产妇创造轻松舒适的环境。此外，水中分娩时，丈夫也可以在一旁陪同，以增加产妇的安全感，促进分娩的顺利进行。

# 几种常用的辅助分娩的方法

## ● 引产

引产是指因母体或胎宝宝方面的原因，须用人工方法诱发子宫收缩而促进分娩。它一般分为中期妊娠引产和晚期妊娠引产。

怀孕中期引产是由于优生或计划生育的需要而终止妊娠，多采用依沙吖啶羊膜腔内注射引产，必须到医院，由专业医生进行手术，因为如果处理不当，就会发生出血、感染等并发症。晚期妊娠引产是怀孕28周后，因为母体有一些并发症或者胎宝宝存在问题而采取措施引起子宫收缩，结束分娩。晚期妊娠引产的方法很多，如人工破膜，滴催产素，前列腺素引产等，也必须在医院里由专业医生来进行，否则会威胁到母婴的安全。

## ● 产钳术

在分娩的第二产程中，因产妇或胎宝宝的某些情况须迅速结束分娩时，采用产钳的两叶夹住胎头的两侧，牵出胎宝宝的助产方法，叫产钳术。

根据胎宝宝头部在盆腔内位置的高低，分为高位、中位、低位和出口产钳术。中、高位产钳术因对母婴的危害较大，目前已不采用；而低位和出口产钳术能用吸引器的也大多被胎头吸引器所代替。另外，胎头吸引术因阻力较大而失败时也可用产钳术。

## ● 胎头吸引术

胎头吸引术是采用一种特制的胎头吸引器置于胎头上，形成负压后吸住胎头，配合宫缩，通过牵引而协助胎头娩出的手术。

胎头吸引术的优点很多，用于胎儿窘迫，可尽快结束分娩。胎宝宝大、产妇筋疲力尽时，可

帮助胎宝宝下降。相对产钳而言，对产妇软产道损伤机会少，对胎宝宝产伤机会也少。而且，胎头吸引术操作简单、易于掌握。

以上两种阴道助产手术和剖宫产术一样，都是处理难产的手术方法，区别在助产时胎宝宝头在骨盆的高低位置不同，而采用了不同方法。即剖宫产术不能替代产钳术和胎吸术，阴道助产术也不能替代剖宫产。否则对母婴都可造成损伤。

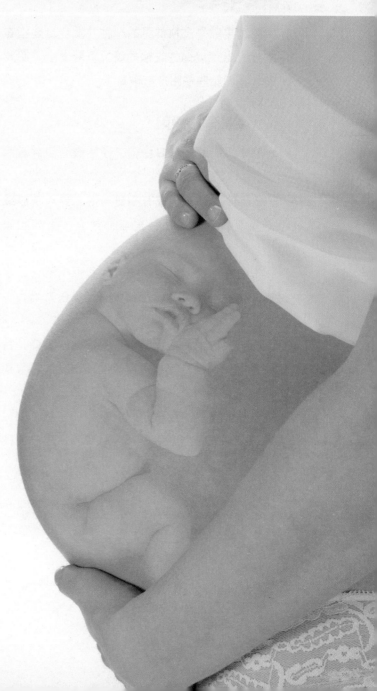

# 分娩中的异常症状
## 分娩中的意外

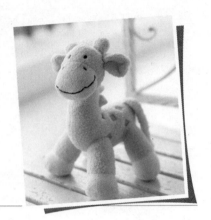

分娩过程中，往往会发生一些我们意想不到的情况，从而给正常分娩造成困难，更重要的是给孕妈妈和胎宝宝都造成危险。

## 胎膜早破

胎膜早破是产科常见的一种并发症，是指在子宫没有出现规律性收缩的情况下就发生了胎膜破裂，亦即胎膜在临产前破裂了。

### ● 胎膜早破原因

1.孕妈妈的子宫口松弛，使胎膜受到刺激而引发。

2.胎膜发育不良或有阴道炎症，导致羊膜绒毛膜炎等，造成羊膜腔里压力过大，引起胎膜早破。

3.胎位不正、骨盆狭窄、头盆不相称、羊水过多、多胎妊娠等，均可使羊膜腔里压力增大，发生胎膜早破。

4.孕期性生活不慎引起羊膜绒毛膜感染，特别是精液中的前列腺素可以诱发子宫收缩，导致羊膜腔压力不均匀，引发胎膜早破。

5.其他因素，如孕期剧烈咳嗽、猛然大笑或暴怒以及做重体力活等，都可能导致胎膜破裂，羊水流出。

### ● 胎膜早破后果

1. 引发胎儿早产

胎膜早破使得羊水过早地流出，子宫腔变小，诱发子宫收缩，这时胎宝宝若是不足月就会发生早产。而早产儿的各个器官可能还没有发育完全，体重较轻，生活能力很差，很容易发生夭折。

2. 引发脐带脱垂

胎膜早破，如果胎先露未"入盆"，脐带会随着羊水流出而脱垂出来，引起胎宝宝在子宫内发生窘迫。

3. 引发滞产及胎儿缺氧

如果羊水流出过多，子宫会紧贴着胎宝宝的身体，刺激子宫引起不协调宫缩，从而影响产程进展和胎盘的血液循环，导致滞产和胎儿缺氧。

4. 引发母婴感染

胎膜破裂的时间越长，发生宫内感染的概率就越大。如果胎宝宝吸入感染的羊水，就会引起吸入性肺炎。而孕妈妈也容易在分娩时感染或导致产褥感染。

孕期
便利贴

## 小试纸　大鉴别

很多时候，孕妈妈并不知道是胎膜早破，常常会误以为是小便尿湿了内裤。因此，尽快判定胎膜早破意义重大。孕妈妈可以将一种特定的化学试纸放入阴道里，如果流在阴道里的羊水使橘黄色的试纸变成深绿色，那么基本就可以判定是羊水流出了。如果对这个结果还感觉不放心，拿到医院请专业人士将阴道流出的液体放在显微镜下观察，就可以见到羊水中的小脂肪块和胎毛，这时就可以判定是胎膜早破。

### ● 预防胎膜早破生活细节

1. 坚持定期做产前检查，4~6个月每月去检查一次；7~9个月每半月去检查1次；9个月以上每周检查1次；若有特殊情况，应随时去做检查。

2. 孕中、晚期应避免剧烈运动，无论是生活还是工作，都不宜过于劳累，每天保持心情愉快，适当到户外散散步、聊聊天、放飞心情。

3. 不宜长时间走路或跑步，走路特别是上下楼梯时要当心以免摔倒；切勿提重物以及长时间路途颠簸。

4. 孕期减少性生活，尤其是孕晚期，怀孕最后1个月严格禁止性生活，以免刺激子宫造成胎膜早破。

### ● 应对措施

1. 为了防止胎宝宝的脐带脱垂，应立即让孕妈妈躺下，并且采取把臀位抬高的体位。

2. 孕妈妈在外阴垫上一片干净的卫生巾，注意保持外阴的清洁，不可以再入浴。

3. 只要发生破水，不管孕妈妈是否到预产期，有没有子宫收缩，都必须立即赶往医院就诊。即使在赶往医院的途中，也需要尽量采取臀高的躺卧姿势。

### ● 过期妊娠

当妊娠超过预产期两周还未出生的，称为过期妊娠，过期妊娠占妊娠总数的3%~15%。过期妊娠的胎宝宝围产病率和死亡率增高。

# 过期妊娠的危害

胎儿窘迫，过期妊娠的胎盘，会逐渐退化，出现"胎盘老化"。向胎宝宝运送氧和营养的机能每天都在衰减。而胎宝宝越成熟，对氧的需要量就越多。因此，过期妊娠的胎宝宝在子宫内很容易缺氧，脑细胞出现损伤，对胎宝宝出生后的智力发育造成不良影响。严重时可因缺氧而致胎宝宝死亡。

胎宝宝在子宫内缺氧可产生激烈的呼吸运动，分娩时容易将羊水吸入呼吸道，引起胎儿窒息死亡或出生后患新生儿吸入性肺炎。

少数胎宝宝可能会出现过熟现象，如皮肤出现皱褶黄疸，指甲、毛发过长等。

过期妊娠，羊水减少，不利于分娩。

过期妊娠，胎宝宝的颅骨变硬，囟门与颅缝缺乏可塑性，不利于胎头变形，可导致分娩困难，使胎宝宝颅内出血和母体产道损伤的概率增多。

### ● 怎样预防过期妊娠

1. 记录月经来潮日期和周期。在没有怀孕的前半年，备孕妈妈就应该记清楚每次的月经来潮日期和周期，以便医生准确地计算预产期。一旦确定怀孕，要定期到医院做产前检查，积极做好预防过期妊娠的工作。

2. 时刻关注胎宝宝的情况。如果妊娠超

过预产期还没有分娩的征兆，要及时到医院进行检查，确定胎宝宝大小、羊水多少、胎盘功能、胎宝宝成熟度或者通过B超来诊断是否妊娠过期。如果妊娠已经过期，就需要在医生的帮助结束妊娠，进行分娩。这也是孕妈妈预防过期妊娠的方法。

临床发现，一些孕妈妈到预产期或者临近分娩时，胎盘已经开始老化。因此，如果妊娠超过预产期3~4天，就要到医院检查，可以通过胎心监护或做B超来了解胎盘功能。预产期过一周可考虑住院引产。

如果胎盘正常，宫颈条件还没有成熟，可以在医院密切观察等待自然分娩。如果胎盘功能已老化，那么胎宝宝就不能通过胎盘得到充分的氧气和足够的营养物质了，如果继续妊娠可能导致胎宝宝长期严重的缺氧，就必须终止妊娠。

3. 自测胎动。如果12个小时内胎动数少于20次，说明胎宝宝出现了异常。如果少于10次，说明胎宝宝可能出现危险了，或早中晚各数1小时，胎动少于3次，应立即就医。如果确定为过期妊娠，那么就要在医生的帮助下及时结束妊娠。

4. 合理安排孕期生活。孕期孕妈妈要多注意休息，适当参加体育活动，切忌长期休息不动，这也是孕妈妈预防过期妊娠的方法。

## ● 过了预产期怎么办

如果超过预产期还没有分娩征兆的，要积极做检查，如果胎心监护，胎盘和羊水正常，那就耐心等待临产征兆的出现，孕妈妈做些促进分娩的活动，如散步、刺激乳头等，促进内源性催产素分泌：每天用湿热毛巾轻轻交替按摩两侧乳头和乳晕，每侧15分钟，每天做3次，每次各1小时。

如果确定是延期妊娠，应遵医嘱，一般在满41周可择期入院催产，否则会因胎盘功能下降而发生危险。一般会进行阴道给药或静脉注射两种方法，给药几个小时后可能会发生宫缩现象。如果催产失败，那就实施剖宫产。

一般情况下，孕妈妈会在预产期前几天就联系好医院，如果分娩不能按时，医院会采取必要的措施。孕妈妈不必过于担心，更不要擅自采取任何措施。

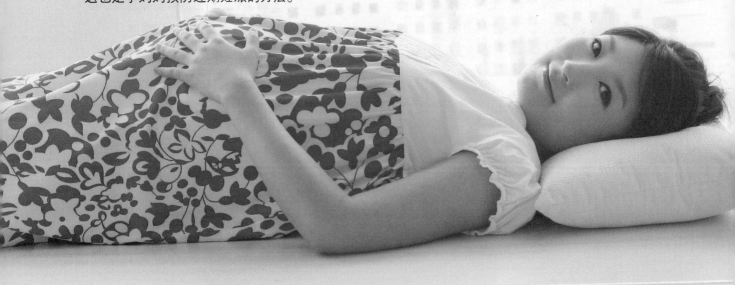

# 子宫破裂

分娩过程中，孕妈妈的子宫在收缩的极大压力下，发生了破裂。多数发生在有剖宫产、其他子宫手术经历或者多次妊娠的孕妈妈，在妊娠36~37周，应由医生做出全面评估，推荐分娩方式。一旦出现下腹剧痛或阴道出血，而不是见红，应及时就医。

## ● 脐带脱垂

大多数发生在胎位不正或羊水早破的情况下。如果是臀位的话，胎宝宝的脚先露出，脐带会顺着流出的羊水也滑落出来，很有可能卡在胎宝宝和产道之间，造成血液循环障碍，这样胎宝宝失去了获取营养和氧气的来源，很容易造成胎宝宝严重缺氧，甚至死亡。

如果出现这种情况，一般医生建议孕妈妈"头低脚高"的躺着，尽量让胎宝宝或胎头不被压迫，再将手伸进产道内，把先露往上面推，使胎宝宝尽量不压迫脐带，然后紧急实施剖宫产手术。

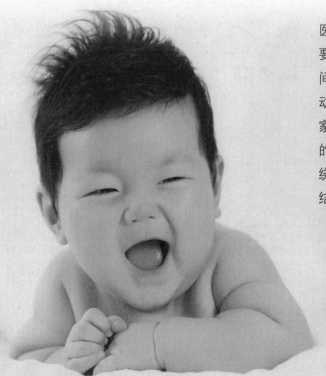

# 脐带绕颈

## ● 脐带绕颈不可怕

脐带绕颈一般与脐带的长度和胎动有关。胎宝宝在母体内并不老实，他在空间并不是很大的子宫内翻滚打转，经常活动，这时就有可能导致脐带绕颈。

## ● 脐带绕颈的危害

脐带绕颈1周的情况比较常见。据统计，每4~5个胎宝宝中就有1个生下来时被发现脐带绕颈的。有的绕了2周或者3周的，宝宝也没有什么危险。如果脐带绕颈松弛，不影响脐带血循环，就不会危及胎宝宝。

但是如果缠绕周数过多，因脐带缠绕可导致脐带相对过短，缠绕得过紧，就会影响脐带血流，首先就会影响到胎宝宝氧和二氧化碳的代谢，使胎宝宝胎心减慢；严重者，可能造成胎儿缺氧，甚至死亡。

## ● 脐带绕颈了怎么办

监测胎动，胎动过多或者过少时，应及时去医院检查；羊水过多或过少、胎动不正的孕妈妈要做好产检检查；通过胎心监测和超声波检查等间接方法，判断脐带情况。要注意的就是减少震动，保持睡眠左侧位。在家中可以每天两次使用家用胎心仪（多普勒胎心仪），定期检查胎宝宝的情况，发现问题及时就诊。超声可以提示脐带绕颈，但不能发现脐带缠绕肢体，或扭曲，或打结，因此，胎动自我监测更为重要。

# 分娩中巧妙用力
## 用力的窍门

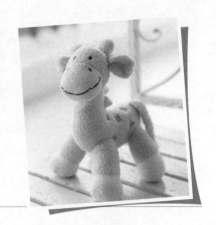

在分娩中正确用力，能促进分娩，缩短产程，并缓和子宫收缩所引起的强烈刺激，让孕妈妈轻松度过分娩的特殊时期。分娩过程分为三个阶段，每个阶段用力重点各有不同。

## 第一阶段：均匀呼吸，不用力

这阶段是指子宫口开始张开，直到宫口开全也叫开口期。这是整个过程中经历时间最长的一个产程，初产妇需8～14小时，经产妇需6～8小时的阵痛。这一阶段子宫自动开始收缩，加大子宫内的压力，挤压子宫口，使子宫颈扩大，但收缩的力量还较弱，其主要作用是使子宫口开大。宫口开大3~4厘米前疼痛尚可忍受，此时吃好，休息好，保存实力。3~4厘米后，疼痛加重，可取立位，自由体位，有利于减轻疼痛，有利于胎头下降，适应骨盆，缩短产程。

### ● 正确用力方法

宫缩时，吸气和呼气都要慢慢来，这样能减轻疼痛，而且还能很好地锻炼腹部，为顺利分娩做准备。宫缩间隙时抓紧休息，补充体力，转移注意力。

### 孕期便利贴

这期间，助产人员会为产妇测量血压，听胎心、观察宫缩情况、了解宫口是否开全及进行胎心监护，以便及时处理突发情况。

## 第二阶段：用尽全力，屏气使劲

这阶段是子宫开全到胎宝宝娩出的一段时间。初产妇需1～2小时，经产妇在1个小时以内，有的仅需数分钟。此阶段子宫收缩越来越紧，每次间隔1～2分钟，持续1分钟。此时疼痛减轻，而且伴随每次宫缩，有排便感。

### ● 正确用力方法

宫缩出现时，孕妈妈的双脚要蹬在产床上，双手紧握床边的扶手，深吸一口气屏住，像大便时一样向下用力，持续时间越长越好，以增加腹压，促进胎宝宝娩出。宫缩停止的间歇，孕妈妈要全身放松，抓紧时间休息。当宫缩再次出现时，再重复前面的动作。

### 孕期便利贴

当胎宝宝即将娩出时，产妇可以松开扶手不用再用力了，宫缩时张口哈气，宫缩间歇时，稍微向肛门方向屏气，与助产士配合，在助产人员的指导下缓慢用力，防止会阴部位严重撕裂。当胎宝宝娩出时，产妇不要扭动，应保持正确的体位。

# 第三阶段：再次用尽全力

此阶段指从宝宝娩出到胎盘娩出，宝宝娩出后，宫缩会有短暂停歇，大约相隔10分钟，又会出现宫缩以排出胎盘和羊膜，一般需要5~15分钟，不越过30分钟。

### ● 正确用力方法

此阶段，你可以按照第二个阶段的屏气法呼吸，用尽全力，加快胎盘和羊膜的娩出，减少出血。

### ● 分娩时用力的方向性

分娩中的用力有严格的方向性，用力形成的腹压必须顺着产道的方向才有用，否则毫无意义。用力方向是否正确很好确定：将手掌放在肛门附近，然后用力，如果方向正确，手掌就会被向前推；如果不正确，手掌就毫无感觉。另外，正确的用力方法，力量十分均衡，如果只感觉手掌的前半部或后半部受推挤，就表示方法错误，需要重新调整。

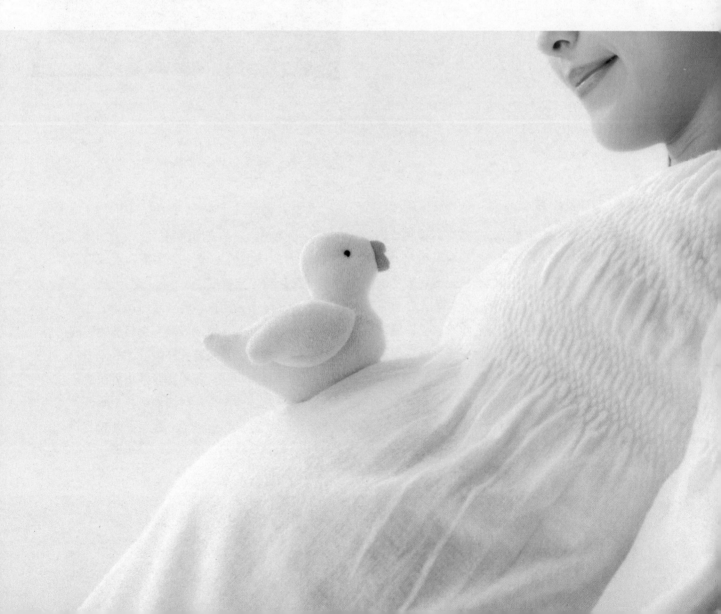

## 早产

早产在之前已经有所叙述，就是在孕满28~37周之间分娩的情况。因为早产儿有很多的器官还未发育成熟，需要额外加强很多护理措施才能存活。所以，新妈妈需要听从医生的安排，提前卧床休息或住院，以预防早产的发生。

## 急产

急产就是产程很急、时间很短、总产程在3小时以内的分娩。虽然这种分娩好像不用忍受很长时间的疼痛，但是由于急产时宫缩特别强烈，可能会让产妇手忙脚乱、不知所措，而医护人员来来往往地检查、走来走去，也会让产妇产生恐惧。

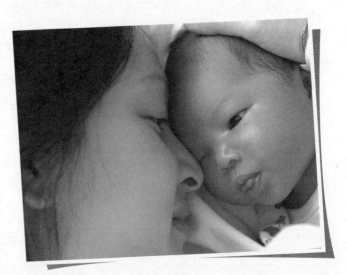

### 急产的表现

孕28周以上的孕妈妈，突然感到腰腹坠痛，很短的时间内就会有排便感。短时间内就出现有规律的下腹疼痛，间隔时间极短。出现破水、出血等现象，甚至阴道口可看见胎头露出。

这时，你需要自己冷静和放松，立即要求医生进行阴道检查，以及时了解情况，然后采用自己舒服的姿势，尽量排空膀胱，试用一下呼吸法，用不了多久，就可分娩成功。

还有就是可能还没到医院，分娩就已经开始了。如果是这种情况，你可以事先安排一套应急装备，装在包里，放在显眼的地方，以备不时之需。

应急装备有：

1. 手电筒，以备夜间照明。

2. 多条干净的毛巾、卫生纸，可以吸收羊水，也可以给宝宝擦拭。

3. 大小毯子，用来包住宝宝和妈妈。

4. 婴儿吸鼻器，可以吸净宝宝口鼻的黏液。

5. 一根细绳，用来结扎脐带。

6. 干净的塑料袋，如果胎盘娩出可以放置。

7. 一大瓶纯净水，随时清洗或补充水分。

8. 紧急情况时，胎盘与胎儿一同带到医院处理。

## 急救措施

因为急产的不确定性，家里人最好了解一些急救措施，以应付出现的情况。

1. 叮嘱产妇不要用力屏气，要张口呼吸。

2. 婴儿头部如果露出来，要用双手托住，千万不要硬拉或扭动，当婴儿肩部露出来时，用双手托住头和身体，慢慢向外提出，等待胎盘自动娩出。

3. 尽快将产妇和婴儿送到医院。

## 滞产

滞产与急产相反，是指分娩时间太长，总产程超过了24小时。这种情况的出现可能与宫缩无力、臀先露、枕后位、巨大儿、骨盆狭窄、用药不当、孕期营养不良或孕妈妈过度紧张有关。所以，对于这种分娩，一定要有耐心，要学会放松的技巧，并且必须有医生或护士随时用胎心监测仪来监护胎宝宝的情况，必要时还需要使用催产素来加强宫缩的强度。

遇到滞产你需要做：

1. 放松心情，不要沮丧和失望。

2. 别老躺在床上，可以下地四处走走，有助分娩。

3. 刺激乳头，有助于加强宫缩。

4. 吃点东西或多喝水，如果不能吃，可以静脉注射补充营养。

5. 让丈夫或导乐在旁边多鼓励，给你援助。

6. 相信医生会妥善处理，尽量避免滞产的发生。

## 多胎分娩

多胎也可以自然分娩，只要双胎中第一个为头位的，就可以进行阴道分娩。但是，现在国内外许多产科医生和新生儿科医生都认为，多胎妊娠施行剖宫产术是最佳的分娩方式。有数据表明，美国目前的双胞胎剖宫产率为44%，而三胞胎及以上的都应进行剖宫产。而且多胎妊娠在孕期容易出现子宫收缩不良、妊娠高血压疾病、贫血等并发症，所以，双胞胎第一胎为臀位的及三胞胎以上的，为了母子安全，也要进行剖宫产。

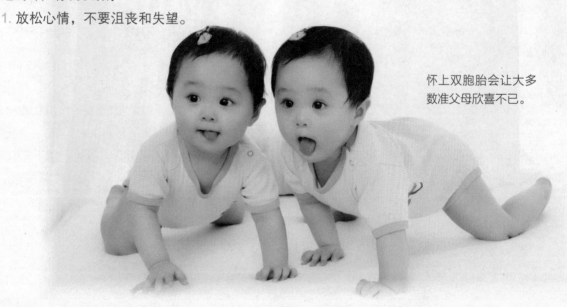

怀上双胞胎会让大多数准父母欣喜不已。

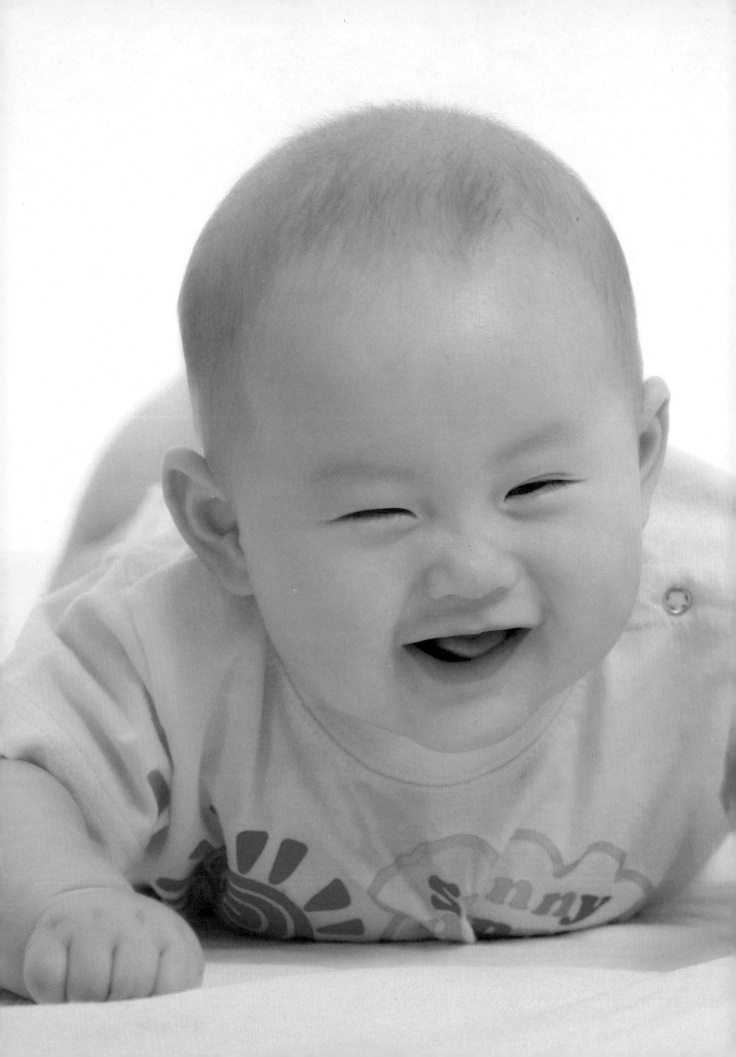

# PART 7

# 坐好月子，
# 健康一辈子

经过妊娠10个月和分娩的疼痛，终于等到了新生命的诞生，对于新妈妈来说，那种喜悦与幸福感是无法用言语来描述的。但是随之而来的就是如何把身体恢复到产前的状态，如何做一个漂亮的新妈妈呢？下面我们就一起了解一下，如何通过饮食、运动、情绪等调节新妈妈身体，尽快恢复昔日的窈窕身材吧。

# 产后护理
## 产后科学照顾新妈妈

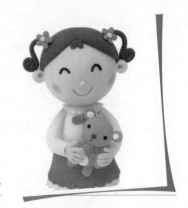

分娩后，新妈妈的身体非常虚弱，为了新妈妈的身体健康和能更好地喂养宝宝，必须尽快恢复元气，保证身体健康，所以新妈妈需要知道一些产后护理的知识。

## 安全度过产后的3个重要阶段

### ● 第1阶段：产后24小时

**做盆底肌运动**

**动作：** 可在床上或在排尿时做，排尿时收缩而暂停排尿，然后放松使尿液排出重复多次，在床上时则模拟该过程。

**功效：** 有利于盆底肌功能的恢复，避免或减轻尿失禁、盆底器官脱垂。

**腹式深呼吸法**

**动作：** 仰躺在床上，把手放在腹部，当由鼻子慢慢吸气时，能够感觉腹部上升起来，由嘴巴慢慢吐气时。缩紧腹部肌肉，刚开始只要做2~3次，以免发生换气过度而导致晕眩，昏倒，刺痛感或视力模糊等。

**功效：** 减轻背痛、静脉曲张、腿抽筋、水肿等症状。

### ● 第2阶段：生产3天以后

可向医生询问腹直肌情况，还可通过下面的方式来检查，慢慢躺下，微微抬起头伸出手在肚脐下摸摸看有无柔软的团状，这种团状便表示有分离现象。

如有分离的情形，可以做下面的运动来矫正。

**步骤1：** 仰躺在床上，吸气，两手在腹部交叉，用手指把两边腹部肌肉聚拢，一面吐气，一面慢慢抬起头来，然后吸气，与此同时把头慢慢放下，重复3~4次，一天2次。

**步骤2：** 平躺在床上，后腰向床板下压，同时吸气，然后吐气放松，刚开始重复3~4次，逐渐增加到12次，再增加到24次。

### ● 第3阶段：产后检查之后

在医生同意下，可恢复运动量比较大的运动如散步、慢跑、游泳、有氧舞蹈等卧式锻炼：坐在床沿上，双手握住床沿，做上身后倾，双腿并拢绷直向上抬起的运动。双腿立式锻炼：仰躺在床上，双腿并拢伸直，双臂自然放松于身体两侧，然后抬起双腿与床面垂直。

## 产后4周起居

### ● 产后第1周

1.好好休息。在产后的一周内，新妈妈要进行充分的休息和静养，以消除分娩造成的疲劳。还有，本周虽然要避免从事繁重的劳动，但也不能一味地躺在床上，也要适当地下床活动，做下产褥体操，这样有助于身体的恢复。但是下床的时候一定要注意，动作不能太快，先站一站，再走，防止产生体位性低血压，造成乏力头晕。

2.穿着。新妈妈要经常换衣服，特别是贴身的内衣，更要勤换洗。内裤最好一天一换，上衣也要两天一换，以保持卫生，防止感染。

3.注意通风。坐月子时要注意家居的通风。要避免新妈妈因室内温度、湿度过高而产生高热等产褥中暑现象。一般将室温保持在23℃~25℃，这个温度会让新妈妈和宝宝都感到舒适。

4.沐浴。新妈妈应该进行沐浴，不过最好淋浴。在刚生产完的时候，由于新妈妈身体虚弱，不能站立洗淋浴，可采取擦浴。

### ● 产后第2周

1.进行适当的锻炼。新妈妈本周可以进行一些适当的产后体操、提肛运动等，恢复体质和体形。但剖宫产的妈妈最好咨询医生后再进行产后体操的锻炼。另外，身体虽然得到一定程度的恢复，但不要忽视身体的保养，不要过多走动，更不要做家务。

2.进行乳房护理。要坚持乳房按摩，每天进行一两次，不但可以预防乳疮，还能使乳房变得有弹性。按摩之前，要先用热毛巾敷一下，这样更有利于母乳的分泌。

3.衣着。新妈妈为了产后身材的恢复，可以选用腹带适当地裹紧腹部，以防腹部松弛下垂，但记住不要太紧了。

4.沐浴。本周新妈妈可以进行淋浴了，不过时间不要超过5分钟，洗澡时要用弱酸性的沐浴用品清洁外阴，但注意不要清洗阴道内部。洗完后头发要尽快擦干、吹干，以免受凉。

5.如有侧切伤口愈合不良，或不适者，本周可以行坐浴，将会阴伤口浸泡在盐水或高锰酸钾溶液中，促进伤口愈合。

### ● 产后第3周

1.可以做些简单的家务。本周，大多数的新妈妈身体已经恢复了，但不能因为身体已经有一定的恢复就开始进行繁重的劳动。应避免长时间的站立等，因为现在身体相对来说还是比较虚弱的。可以做一些简单的家务，如做饭、用洗衣机洗衣服、给宝宝洗澡等。

2.坚持做体操。坚持做产褥体操，注意锻炼阴部。很多新妈妈产后会有小便失禁的现象，所以要坚持做产褥体操，以增加阴部肌肉的力量。

3.下床活动。本周，新妈妈的体力恢复得差不多了，所以下床时不用小心翼翼了，跟平时差不多就行了，但还是要注意不要过猛、过快。

4.沐浴。新妈妈可以尽情地淋浴了，不过还是不能盆浴。还有，浴室内的通风要稍微好些，温度保持正常即可，沐浴的时间为5~10分钟，水温为36℃~38℃为宜，即使是火热的夏天也不要用凉水沐浴，否则会引起恶露排出不畅、腹痛及日后月经不调等症状。

### ● 产后第4周

1.可以散步了。在本周，新妈妈全身各部位几乎完全恢复正常了，新妈妈心情也会变得轻松些。天气晴朗的时候，可以带着宝宝到户外呼吸下新鲜空气。空闲的时候，也可以自己出去散散步，这样对身体有好处，也有利于让自己尽快调整到妊娠前的生活。

2.可以进行盆浴了。如果在本周已经彻底停止排出恶露，身体恢复正常，就可以进行盆浴了。不过要注意，从浴缸中起身的时候可能会发生头晕现象，要特别小心。可以进行手洗衣物了。新妈妈可以用手洗宝宝的尿布和一些轻便的衣物了，不过水温不要太凉，也不要长时间泡在凉水里。

# 产后身体调养的基本原则
## 没有遗憾的产后调理

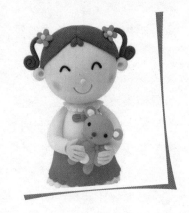

分娩后，新妈妈的身体如果不能恢复到产前的状态，就会有不少的问题出现，如恶露不净、乳房下垂、抑郁等。但是这个恢复阶段至少需要6周的时间，这段时间也叫做"产褥期"。虽然这段时间比妊娠期短很多，但是它的重要性并不次于妊娠期，如何安全度过这段时间，关系到我们终身的健康。

## 饮食原则

**阴阳双补，凉温并用。** 根据新妈妈体质"多虚""多瘀"的特点进补，着重注意身体阴阳平衡及强化五脏六腑。阴阳双补，凉温并用，才能使身体处于平衡状态，《黄帝内经》记载："阴平阳秘，精神乃治；阴阳离决，精气乃绝。"还说"阳盛则身热，阴盛则身寒"。也就是说，阴阳两者互相调节而维持的相对平衡是进行正常生命活动的条件。虚冷体质的新妈妈，以温补气血为主；燥热体质的新妈妈，则应多吃凉润滋补的药膳，来改善上火症状。

**多元饮食，营养要均衡不要偏食、挑食，不要盲目忌口。** 小米粥加鸡蛋的单一月子餐模式其营养素必然是较单一的，一味进补或刻意减少食量也都是不恰当的方法。新妈妈营养必须全面，才能满足自身和婴儿生长发育的需要，必须纠正挑食、偏食的不良习惯，也不要道听途说、盲目忌口。为了自己和新生宝宝的健康，新妈妈必须全方位摄取五谷根茎类、奶类、蛋豆鱼肉类、水果类、蔬菜类、油脂类六大类食物。另外，主食不要吃得太精，粗粮和细粮都要吃，不能只吃精米精面，还要搭配杂粮，如玉米、小米、燕麦

等。这些食物既可增加食欲、防止便秘、促进奶水分泌，还可为新妈妈提供必需的营养。主食也要多样化，否则营养不全面，影响母婴健康。

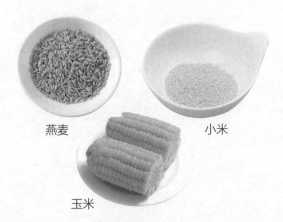

燕麦　　小米

玉米

这些食物既可以为新妈妈提供必需的营养，又可以增加食欲、防止便秘、促进奶水分泌等。

饮食烹调方式要营养而不油腻。饮食应富含营养而不油腻，烹调食物时以水煮、清蒸、红烧、清炖或以中小火微煎为佳，避免吃油炸类食物，甜腻的食物也应少吃。

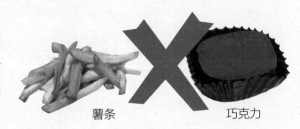

薯条　　巧克力

产后饮食应以精、杂、稀、软为主要原则。精是指食量不宜过多。过量的饮食除了会导致新妈妈肥胖外，对于产后恢复并无益处。母乳喂养的新妈妈如果母乳分泌充足，则食量可以比孕期增加五分之一；如果乳量正好够宝宝吃，则食量与孕期等量即可；如果没有母乳或不准备母乳喂养，则食量和孕前差不多即可。

杂是指食物品种应多样化。产后饮食虽有忌口，但均衡饮食、全面摄取营养还是很重要的。除了明确对身体无益的食物和吃后可能会导致过敏的食物外，新妈妈的饮食应尽量保证品种丰富多样，并注意荤素搭配。

稀是指饮食中水分要多一些。由于产后要分泌乳汁哺育宝宝，再加上出汗较多，新妈妈对水的需要量有所增加，因此，坐月子期间应多喝含水分较多的汤、牛奶、粥等。

进食遵循"平和、温暖热食—凉润蔬菜—水果"的顺序。坐月子期间，食物的选择以属性"平和、温暖、凉润"为主，三者均衡摄取为宜。平和的食物具有补血益气、凉润解毒等功用，不寒不燥，适合所有体质的新妈妈食用；温暖的食物，具有温补气血、助阳散寒、改善疲劳、强壮骨骼、增强抵抗力等功用；凉润的食物，具有生津止渴、润肤美颜、改善脱发、安眠及促进乳汁分泌的功用。如果新妈妈每餐的食物中都能包含三种不同属性，例如，果盘里既有葡萄（平和）、又要有莲藕（凉润）、石榴（温暖）等，就可以使体质处于阴阳平衡状态，不易生病了。

进食时，应先吃平和与温暖的热食，给予肠胃温暖，再吃凉润的蔬菜，吃完饭后20~30分钟后才能吃水果。若空腹就吃凉性或纤维较粗、难消化的蔬菜水果，寒气入侵，容易产生打嗝、吐酸水、胃痛胀气或腹泻等消化不良的症状。

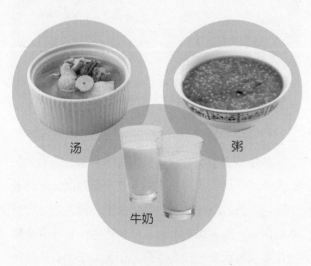

这些食物可以为新妈妈提供充足的水分。

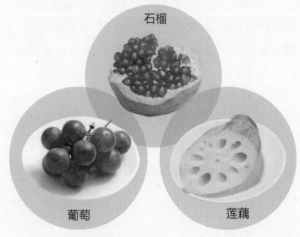

这些食物能调节新妈妈的体质阴阳平衡，避免生病。

软是指食物的烹调方式应以细软为主。新妈妈由于产后体力透支，很多人会有牙齿松动的情况，过硬的食物一方面对牙齿不好，另一方面也不利于消化吸收。

# 每日膳食品种及数量

## 产褥期每日食物推荐

| 食物构成 | 数量/克 | 推荐品种 |
| --- | --- | --- |
| 谷类食品 | 450 | 咸面包、咸饼干或烤馒头干；大米、小米、玉米面粥、面条等 |
| 蔬菜类 | 400~450 | 黄瓜、茼蒿、生菜、番茄、胡萝卜、花菜、萝卜等红绿色为主 |
| 水果类 | 100 | 橘子、苹果、香蕉、梨、西瓜、猕猴桃等时令水果为宜 |
| 畜禽肉类 | 200 | 鸡肉、鹌鹑、鸽肉、牛肉、羊肉、猪瘦肉等 |
| 鱼虾类 | 50 | 鲫鱼、鲢鱼、带鱼、鲤鱼、对虾、河虾 |
| 奶类及奶制品 | 250~500 | 鲜奶、炼乳、奶片等，最好食用酸奶或鲜奶 |
| 豆类及豆制品 | 50 | 豆奶、豆腐、豆浆、豆芽等 |
| 油脂类 | 25 | 豆油、花生油、菜籽油、香油和少量动物脂肪 |
| 其他 | 20 | 芝麻、红糖 |

# 日常生活

## ● 通风

产后房间一定要通风，保持室内空气新鲜，对房间的清洁，消除一些细菌的隐患都有好处，尤其夏天还可以防止中暑。但是不能是穿堂风。

## ● 温湿度

产妇的体力和抵抗力比较弱，室内温度约22℃~28℃，湿度50%~60%即可。夏天不要太热，冬天不要太冷，居室要保持恒温，有利于产妇康复。

## ● 洗澡

一般认为，顺产的产妇分娩后2~5天即可洗澡，但应采用淋浴。产后6周内不宜洗盆浴或在大众浴池洗浴，以免不干净的澡水流入生殖道，引发感染。洗澡时间不宜过长，每次5~10分钟即可。淋浴水温调至34℃~36℃最好。

剖宫产的产妇在伤口未愈合之前建议擦浴。

### 温馨提示

产妇洗完澡后，迅速用干燥的毛巾将头发、身体擦干，立即穿上衣服，注意保暖。并且要用电吹风的暖风将头顶的头发吹干，防止受风着凉。

## ● 性生活

这是很多新妈妈想问但又难于启齿的问题。一般来说，产后42天经复查完全恢复正常后，新爸爸和新妈妈就可以过亲密的性生活了。因为经过产褥期的调理，新妈妈的产道和外生殖的伤口已完全愈合，可以过正常的性生活了。但是由于担心意外怀孕，性生活不会像新婚燕尔那样浪漫。其实，只要避孕措施得当，哺乳期的性生活一样会很浪漫的。

纯母乳喂养，可以起到98%的避孕效果，但只要添加辅食，必须采取避孕措施。

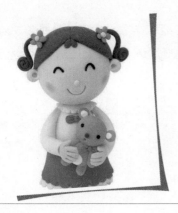

# 选择产后调养方式
## 选择最适合自己的调养地方

产后在什么地方进行调养，应该在分娩前考虑好。一般会选择自己家里、娘家、婆家、月子中心等几种情况。这些地方都各有长处或短处，因此应根据自身的情况，选择最符合自己的地方进行调养。

## 娘家

对新妈妈来说，在娘家坐月子，环境熟悉能使新妈妈心情平静，家人还可以帮助新妈妈照顾宝宝，减轻新妈妈的烦恼，而且什么也不用做，有利于身体的恢复。

### ◎ 好处

1.缓解产后抑郁。在娘家坐月子，妈妈既可以把宝宝照顾得很体贴，也可以把自己照顾得很舒服，生活比较自在，使得自己在照顾宝宝方面就没有什么烦恼和顾虑，这样就有利于减少产后抑郁的产生。

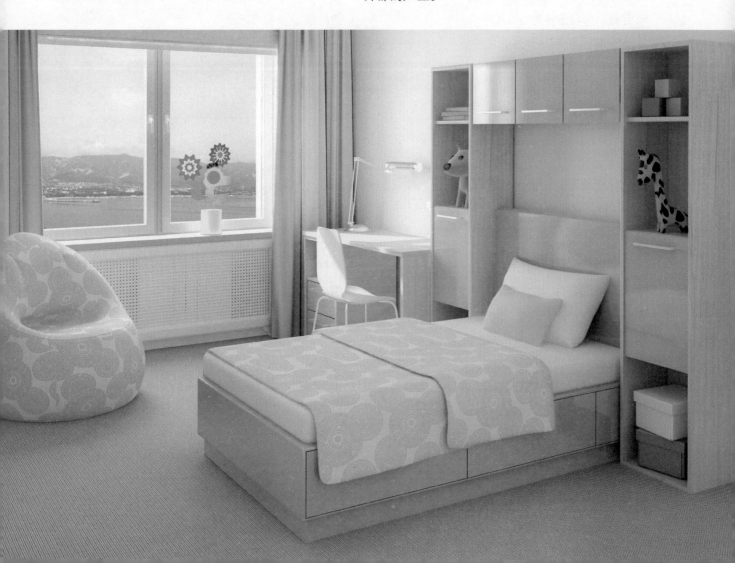

2.父母育儿经验丰富。父母在育儿方面经验已经非常熟悉了，在娘家坐月子能够得到妈妈在育儿和产后调养方面的帮助，避免错误育儿和产后调养的发生。因为和父母彼此熟悉，可以很好地交流经验。

3.花销少。父母对女儿和外孙（女）给予了很大的关怀，生活费用基本由父母出，这样就使女儿的开销非常少。

4.饮食得到保障。父母出于对女儿的关心，每天想着办法给女儿做饭，保证女儿营养跟得上，并且知道一些丰富乳汁的好方法，比如多吃猪蹄有利于分泌乳汁等。

### ◎ 弊端

1.心里过意不去。父母年龄比较大，但是把女儿和宝宝照顾得还是非常周到，看到父母每天忙忙碌碌，心里非常过意不去。所以，一有时间一定要让父母多休息。

2. 育儿和产后调养观念落后。父母往往会根据一些平时经验照顾宝宝和女儿，但是有一些经验是没有科学依据的，有时甚至是错误的。比如产妇要捂月子，其实不正确的。

3.与丈夫产生疏远。在娘家坐月子，父母把宝宝和女儿照顾得非常周到，丈夫根本不用插手，并且丈夫在娘家还是有些拘谨，不能很好地与妻子交流感情。

## 婆家

在婆家坐月子，产妇很容易产生心理压力。如果婆媳关系不太好的话，很容易伤害彼此的感情，会给彼此造成很多的尴尬。但是婆婆每天都在尽心尽力地照顾宝宝和自己，所以产妇应该调整心态，保持愉悦的心情，怀着感恩的心看待彼此的关系。

### ◎ 好处

1. 父母育儿经验丰富。在婆家坐月子能够得到婆婆在育儿和产后调养方面的帮助，避免错误育儿和产后调养的发生，因为他们经验丰富。

2. 花销少。父母对儿媳和孙子（女）给予了很大的关怀，生活费用基本由婆家出，这样就使产妇的开销非常少。

### ◎ 弊端

1.心情压抑。如果婆媳关系不好的话，尤其再生个孙女，在婆婆家坐月子，心情压抑，不利于身体的恢复。

2.饭菜不合口味时不好意思说。如果婆婆做的饭菜不合自己的口味，产妇很多时候是不好意思说的，这样就不利于产妇营养的摄入和乳汁分泌。

3.擦洗不方便。月子期间如果需要擦洗身体的时候，非常不方便。

4.育儿和产后调养有差异时。如果育儿和产后调养方面出现差异时，产妇不好意思指明，很容易产生心理压力，这样也比较容易升级婆媳矛盾。

## 自己家

如果在娘家和婆家坐月子不方便的时候，选择在自己家坐月子。因为产妇自己本身也需要照顾，宝宝也需要照顾，所以很多时候需要雇一个保姆。一般来说，保姆应由职业介绍所介绍来的，受过专门育儿和产后调养的培训。

### ◎ 好处

1.保姆照顾宝宝。保姆负责宝宝的一切事情。母乳喂养及时把宝宝抱给妈妈，喂奶粉时及时给宝宝冲奶粉。要给宝宝换尿布、洗澡、洗宝宝衣物、奶瓶的清洗等工作。有时候还需要照顾妈妈的饮食起居，雇佣开始要讲明工作的范围。

2.安心休息。因为是自己家里，心里更加安心。

3.丈夫的关心。能让丈夫积极参与到照顾宝宝的过程中，比如洗澡、按摩、喂奶粉等。丈夫在身边，产妇也不再孤单，增进了夫妻之间的感情。

◉ **弊端**

开销大。雇佣保姆要支付保姆工资，还要提供住宿和餐费。此外，产妇的饮食等费用也需要自己支付。宝宝的衣服、尿布、湿巾等也是一笔不小的开销。

# 月子中心

月子中心可以有专人24小时照顾宝宝，所以产妇可以安心地休息。但是选择月子中心时，一定要对它的环境、资质和人员配置进行考察。

◉ **好处**

1.饮食丰富，营养均衡。月子中心充分考虑到产妇产后恢复，由专门的营养师制定食谱，可能不是很合口味，但是提供的营养是非常均衡的。

2.交流育儿经验。因为产妇白天都在一起活动，空闲下来可以交流很多育儿方面的经验。

3.产后恢复设备齐全。月子中心可以为产妇提供产后恢复的各种调养设备，有利于产妇身体恢复。

4.有的月子中心实行家庭化，母婴同住，家属陪伴，对于产妇康复、产妇护理和母乳喂养来说，是一个极好的场所。

◉ **弊端**

1.宝宝容易感染疾病。因为宝宝是放在一起照看，如果某个宝宝感染了传染病的话，会增加其他宝宝感染传染病的可能性。

2.开销大。月子中心比在家里雇佣保姆开销还大。

3.与亲人分开。产妇们白天可以相互交流，夜晚单独睡觉经常会失眠。再加上丈夫和亲人不能经常看望产妇，产妇的孤独感非常强烈。

4.与宝宝分开。因为产妇晚上不能与宝宝一起睡觉，母乳喂养的宝宝就要用奶瓶来哺乳了，这样不利于增进妈妈和宝宝之间的感情，不利于母乳喂养。

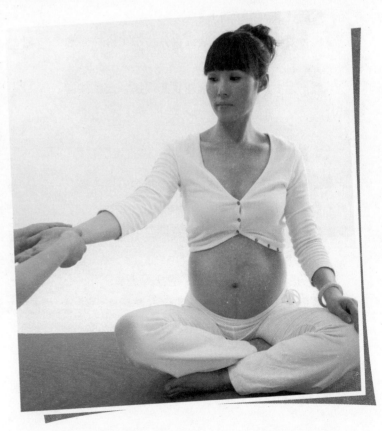

# 产后6周的调养日志
## 42天健康坐月子

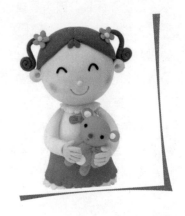

生完宝宝后，妈妈的身体会有如疲惫乏力、浑身疼痛、精神不振等产后虚弱的表现，也是正常的生理反应。在正常的生产过程中，胎宝宝以及胎盘娩出以后子宫就要有所恢复，胎盘剥离的创面完全愈合需要6～8周的时间，这段时间是生殖系统恢复的一个过程，因此产后必须坐月子才能恢复健康。

## 产后当日

### ● 自然分娩的产妇

◎极度疲惫，需要保证充足的睡眠。

◎吃比较容易消化的食物。

◎体力急剧下降，大量排汗，容易发冷，最好盖好被子，保持安定。

◎用热水弄湿毛巾，以2小时为间隔清洗外阴，然后让家人帮忙垫上护垫。

◎分娩3小时后排除暗红色分泌物（俗称"恶露"）。

◎产后1小时内可以给新生儿喂奶，鼓励按需哺乳。

### ● 剖宫产的产妇

◎随着麻药作用消退，手术部位会感到疼痛。

◎活动脚腕，试着做产褥体操。

◎排露后，每隔2~3小时更换卫生巾。

◎极度疲惫，保证充足睡眠。

◎药劲过后，可进免糖、免奶等流食。

◎回到产后休养室后，即使有产后痛，最好在24小时内用正确姿势走路，能帮助子宫收缩。

## 产后第2天

### ● 自然分娩的产妇

◎新妈妈的会阴部有剧烈疼痛感，每隔2~3小时更换卫生巾。

◎让宝宝多吃初乳，有利于促进子宫收缩。

◎开始分泌乳汁时乳房变大、变硬，伴有疼痛，可以用热毛巾进行按摩，减轻疼痛。

◎子宫收缩会引起强烈的腹痛，可以采用侧卧姿势休息，可以减轻疼痛。

◎可以漱口和洗脸。

◎定期排尿才能尽快清除体内垃圾。

### ● 剖宫产的产妇

◎在家人的搀扶下，可以下床走动。

◎为了预防乳房胀痛，鼓励宝宝多吃初乳。

◎腹部即使疼痛，也应开始练习走路，可以帮助恢复身体。

◎如果出现贫血情况，及时采取措施。

◎做产褥操来放松肌肉，促进血液循环，促进恶露排除。

◎排气之前，不能吃糖、奶及固体食物。

# 产后第3天

## ● 自然分娩的产妇

◎保证充足的休息。

◎恶露减少，但仍须经常更换卫生巾和清洗外阴。

◎食欲提高，但是可能出现便秘的情况，所以尽量多吃青菜和水果。

◎为防止寒气侵入，应该勤换内衣。

◎坚持按需哺乳，要下奶了。

## ● 剖宫产的产妇

◎排完气之后，可以正常进食了。

◎腹部疼痛感有一定的缓解。

◎多走动，以帮助产后恢复。

◎可以进行漱口和洗脸。

◎坚持按需哺乳，乳汁要下来了。

# 产后第4~7天

## ● 自然分娩的产妇

◎疲劳感基本消失，但仍需要注意休息。

◎子宫到脐下4指以下。

◎为了保证乳汁的旺盛，新妈妈应该摄取足够的营养。

◎按需哺乳，乳汁应满足宝宝的需求了。

◎褐色恶露分泌明显减少。

◎会阴部缝合部位基本愈合，但排便时仍不能过分用力。

◎最好在家人的帮助下洗头。

◎可以进行换尿布等简单的护理，不要长时间抱孩子，不要过分劳累。

◎可以进行产褥期的体操了。

◎宫颈内口已闭合，7天后可以坐浴了。

◎产后可以继续服用怀孕期间吃剩下的补铁剂，预防缺铁性贫血。继续喝牛奶，补钙。

## ● 剖宫产的产妇

◎手术部位基本愈合，疼痛感大大减弱。

◎走路已经没有障碍了，可以一个人去厕所等地方。

◎保证充足的睡眠，因为睡眠不足容易延迟产后恢复。

◎产后可以继续服用怀孕期间吃剩下的补铁剂，预防缺铁性贫血。继续喝牛奶，补钙。

◎疲劳感基本消失，但仍需要注意休息。

◎子宫恢复到脐下4指以下。

◎为了保证乳汁的旺盛，新妈妈应该摄取足够的营养。

◎按需哺乳，乳汁应能满足宝宝的需求了。

◎褐色恶露分泌明显减少。

# 产后第2周

◎洗澡后在妊娠纹处和乳头处抹乳液或保湿水，可以防止干燥。

◎可以正式做产褥期体操了。产褥期体操能帮助产后恢复，预防产后肥胖。

◎新妈妈房间最好一直铺着被褥，随时可以休息。

◎如无法很好地分泌乳汁，就先确认是否睡眠不足，睡眠不足容易导致乳汁减少。或者是宝宝吸吮姿势有问题，或吸吮的时间和次数不足，可向生产医院母子喂养电话咨询。

◎会阴愈合，恶露分泌量减少，可用护垫代替卫生棉。

◎慢慢增加坐着的时间，开始在家附近散步。

◎不要长时间站着，感到疲劳就躺下休息。

◎通过毛孔的分泌物排出增多，只抹基础护肤品。

◎了解新生儿的睡眠规律，按照新生儿的规律生活，与新生儿一起同步睡觉才能得到充分的休息。

◎母乳喂养容易缺乏营养，所以要吃高营养餐。

## 产后第3周

◎恶露减少了，身体也舒服了很多，可以进行适当的活动。

◎剖宫产容易得子宫内膜炎，要非常注意会阴部清洁。

◎虽身体有所恢复，还是要禁止长时间弯曲身体。

◎可以在不加重负担的范围内照看宝宝或换尿布了，也可以做简单的家务活动，如果感到疲惫，应立即休息。

◎如果产后忧郁症不见好转，应接受专门的治疗。

## 产后第4周

◎恶露一般应干净了，若仍未净则应就医。

◎会阴部伤口，或者剖宫产手术的伤口都已愈合。

◎如果身体恢复顺利，产褥期可以淋浴，但因为有感染的危险，尽量避免大众浴池。

◎可以在不加重负担的范围内照看宝宝和做家务活动。

◎保证摄取营养均衡，不仅可以为下奶提供营养，又可调节体重。

◎新妈妈需要进行子宫的恢复状态、血压、贫血等方面的检查。

## 产后第5周

◎就算没有到接受检查的日期，只要身体感到异常就要去医院。

◎用按摩和面膜来改善皮肤干燥、无弹性的情况。

◎开始饮食调节和产后体操。

◎身体基本恢复到产前状态，可以恢复正常的生活。

◎产后6周内为产褥期，应禁止性生活。

## 产后第6周

◎这周，子宫已恢复到孕前状态。

◎产后42天经检查已恢复正常后，能够过正常的性生活了，但是要做好避孕措施。

◎可以通过短途旅行，如骑自行车去郊外等解除压力，缓解心情。

◎天气合适，要每天带宝宝呼吸新鲜空气。

◎为了尽快恢复身材，必须积极地做产褥体操。

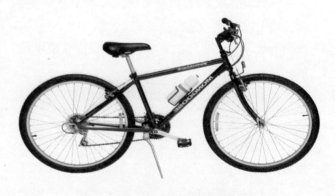

在晴朗的天气，新妈妈去郊外骑骑车，身心顿时会舒畅起来。

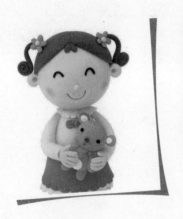

# 夏季产后调养
# 与冬季产后调养
## 夏季和冬季轻松坐月子

一些必须在夏季或者冬季进行产后调养的新妈妈，最先想到的热得烦躁和冷得打战。虽然这是没有选择的，但是如果我们掌握一些夏季和冬季产后调养的一些要点，仍然可以清爽、舒服地度过月子期的。

## 夏季产后调养要点

天气炎热的夏季坐月子，真是一件让人心烦的事情。不过，如果感到这个时候，那也没有办法，只能想方设法，过一个清爽健康的热月子！

### ● 穿衣

传统观念认为，坐月子应该"捂"。因为产后新妈妈身体比较虚弱，大量排汗，免疫低下，比较容易生病。但是如果天气炎热，还是应该适当穿衣，避免中暑。

1.新妈妈应该穿纯棉衣服，既保暖又吸汗。新妈妈产后出汗非常多，所以新妈妈一定要穿纯棉的、透气性好的衣服。

2.睡衣要选择宽松、薄薄的。为了方便夜间喂奶，避免穿睡裙。

3.穿袜子睡觉。有些新妈妈晚上喂奶后不注意保暖，很容易着凉，所以晚上休息最好的办法就是穿着睡衣和袜子入睡。

4.衣服要勤洗勤换。产后多汗，不要怕麻烦，要经常更换内衣内裤等衣服，清洗后可以拿到太阳下进行暴晒消毒。

5.穿棉拖鞋。夏天为了避免脚部着凉，新妈妈可以穿上棉拖鞋，既方便脱穿，又方便保暖。

### ● 饮食

新妈妈应该保持均衡营养，尤其注意铁和钙的补充。

1.剖宫产后从半流食慢慢过渡到正常饮食。可以选择一些比较容易消化的食物，如粥或烂面等，排气后可以恢复正常的饮食。

2.坚持少食多餐，避免加重肠胃的负担。

3.避免辛辣和容易产生胀气的食物。产后容易出现便秘，所以多吃一些富含膳食纤维的食物。

4.多吃营养丰富的食物和汤类。这样可以促进乳汁分泌，提高乳汁质量，满足小宝宝身体发育的需要。

5.忌吃生冷食物。炎热的夏天，新妈妈严禁吃刚从冰箱内拿出来蔬果，如果非常想吃的话，最好在室温下消除凉气后再吃。

● **居家**

夏天坐月子最让人头疼的就是炎热，对新妈妈来说最好的状态就是"舒适"。

1. 室内温度适宜。炎热的夏天，家里经常会用到电风扇或空调，为了避免新妈妈着凉得产后风，使用电风扇或空调时最好不要对着新妈妈和宝宝身体吹就可以，并且新妈妈要穿长衣长裤和袜子。室内温度应保持在25℃左右，以新妈妈感觉舒适为宜。

2. 室内湿度适宜。要经常开窗通风，保持室内空气清新，但是要避免过堂风。室内湿度保持在55%左右最合适。

● **习惯**

为了尽快恢复身体和宝宝的健康，新妈妈应调整一些生活习惯。

1. 自然分娩的新妈妈，洗头后，不要使用吹风机，最好自然风干头发。餐后要漱口，睡前要刷牙。

2. 新妈妈要保证充足的睡眠。因为要给宝宝吃奶，无法睡好，可以在白天趁着宝宝睡觉的时候抓紧休息。

3. 产后擦洗会阴部每天至少两次，大便后加洗1次。因为如果会阴部不清洁，很容导致阴道感染。

● **活动**

坐月子并不意味着整天躺在床上，适当的运动有利于新妈妈身体的恢复。

1. 产后尽早下床活动。因为尽早活动，有利于身体的恢复，也可以做些简单的产褥操。

2. 新妈妈可以散散步，晒晒太阳。如果天气没风，阳光也不强烈，可以外出散散步、晒晒太阳。

## 冬季产后调养要点

夏季坐月子难受，其实冬季坐月子也难受，寒冷的冬季，新妈妈如何轻松舒适地度过呢，下面我们来了解一下。

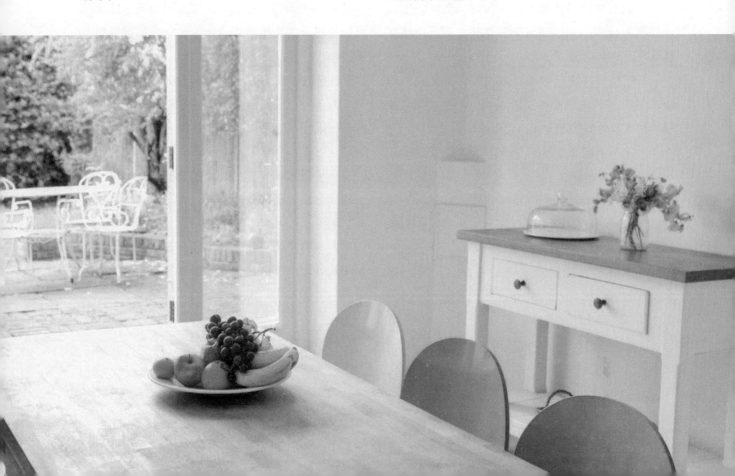

## ● 穿衣

1. 穿宽松、棉质睡衣套装。分娩后新妈妈都比较容易出汗，所以不管是什么季节，都应选择吸水性好的纯棉衣服。分体睡衣有利于给宝宝喂奶。

2. 一定要厚裤子、袜子和棉拖鞋。因为下身比上身更容易出汗，一般下身裤子要穿得厚一点。冬季即使在室内，为了防止脚跟着凉，新妈妈也应该穿棉拖鞋和棉袜子，避免引起腹泻或腹部不适等。

## ● 饮食

1. 冬季吃饭比夏季更有食欲，摄取食物应均衡。

2. 注意补充钙质。新妈妈体内钙流失较大，加上天气寒冷不可能开窗晒太阳，不利于钙的合成和吸收。如果新妈妈缺钙的话，很容易导致骨密度降低、出现骨质疏松的症状。所以新妈妈要多吃一些含钙高的食物，如奶类、蛋类、豆类、海带等。

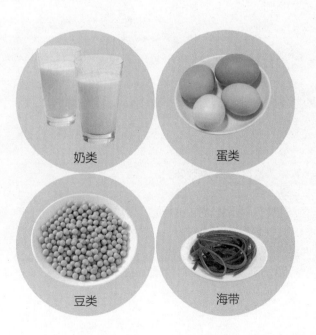

奶类　　　　　蛋类

豆类　　　　　海带

3. 应禁食生冷、寒凉之品。如果想吃水果的话，就不能直接吃，可以在吃水果之前，放在温水里暖一下，以不冰凉为宜。

## ● 居家

1. 温度适宜。为了保证新妈妈坐月子舒适，居室温度要合适，一般在20℃~25℃为宜。如果暖气还没有来之前或在没有暖气的地方，可以用空调或电暖器等提高室内温度。

2. 湿度适宜。如果室内比较干燥的话，可以用加湿器调节室内湿度，一般室内在55%左右较为合适。

3. 冬季也要开窗通风换气，每天至少保证换气两次，每次15分钟左右，以更换屋内空气。通风时，新妈妈和宝宝可以换到另外的房间，避免被风吹到。

## ● 习惯

1. 冬季产后洗澡，最好在一周以后，特别注意保暖防寒，温度应在20℃~25℃，水温37℃左右，最好选择淋浴。洗澡时间不宜太长，5~10分钟为宜，注意保护伤口。

2. 冬季是呼吸道疾病的流行季节，新妈妈和宝宝要避免接触太多探视人员，并且保证充足的休息。

3. 放松心情，赶走产后抑郁。因身体、心理和角色适应等方面的问题，再加上冬季天气寒冷、阳光不足，产后抑郁症较易发生。

## ● 活动

室内活动。早下床活动有利于子宫的恢复，也便于恶露排除，减少便秘等。另外还可以增加食欲。

# 产后减肥和体操
## 巧妙恢复窈窕身材

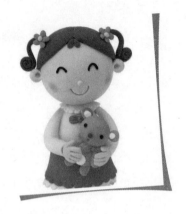

许多新妈妈刚生下宝宝就开始进行塑身计划。很多新妈妈往往采取节食的办法进行塑身，其实非常不科学的。为了您能恢复昔日的窈窕身材，不妨尝试一下本节的消肿、瘦腰和塑臀的方法，简单有效，对身体又没有副作用。

## 产后腰背部自助减肥法

| 产妇姿势 | 按摩位置 | 按摩方法 | 什么程度为宜 |
|---|---|---|---|
| 仰卧 | 后背正中线两侧 | 用手掌在后背正中线两侧缓慢用力，由内向外横推，自背至腰部反复推5~10分钟 | 局部发热肿胀为宜 |
| | 两侧肺腧 | 用两掌根放于两侧肺腧（第三胸椎棘突旁开1.5寸处），用力向下推摩至腰骶，反复5次 | 脊柱及两侧皮肤发热发红为宜 |
| | 大椎穴 | 按摩者将右手拇指放在大椎穴（第七颈椎棘突下凹陷处），由轻渐重用力点按1分钟后，改为按揉，顺时针揉100次，逆时针揉100次 | 以被按摩者感到有气向下行为佳 |
| | 腰背部 | 两手掌放于腰背部，有节奏的拍击腰部，上下反复3~5分钟 | 以被按摩者感觉腰背皮肤灼热为宜 |
| | 内踝尖上 | 按摩者两手掌分别置于其。由下往上推摩下肢内侧到大腿部，反复3~5分钟。同时沿经络点按三阴交穴（内踝尖上3寸，胫骨内侧缘后方凹陷处）、阴陵泉穴（小腿内侧胫骨内侧髁下凹陷处）、血海穴（股骨内上髁上缘，股内侧肌中间，髌骨内上缘 2寸处） | 以被按摩者下肢内侧有酸胀感、皮肤发热为宜 |

# 产后塑臀操

## ● 腿部运动

身体平躺，双手放平。双足配合呼吸轮流向上举起30°，吸气时脚上举，吐气时脚放下。

### 温馨提示

新妈妈在做该运动时，注意膝盖与脚尖均放平，不可弯曲，刚开始时速度宜放慢，再根据身体情况加速。

## ● 转臀运动

身体平躺，双脚合并，屈膝。肘平放在地上，双膝向左下压地板，再向右下压地板。

### 温馨提示

下压双膝时，脚尖应尽量定住不动，这样功效较佳。

## ● 爬行运动

双手撑起上半身，双腿屈膝，趴于地上，类似擦地状。

### 温馨提示

新妈妈做此运动时，可用护膝，以免膝部受伤。

## ● 臀部按摩

站立时，将手置于臀部，由上往下推臀部，或由下往上推。

### 温馨提示

由上往下推有助于活化局部细胞，可增进肌肉弹性；由下往上，能美化臀部曲线。适宜双向进行。

## ● 美臀运动

双手抱左膝，将左膝靠向腹部，再换右膝。再以手抱双膝，同时靠向腹部。

### 温馨提示

两腿可以交替做，也可以同时做，能美化臀部，并收缩小腹。

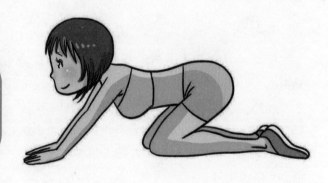

# 瑜伽帮你秀出小蛮腰

## ● 梨式

平直仰卧，腿并拢，手放在体侧，掌心向下（见图1）。

吸气，屈膝抬腿，与身体垂直（见图2）。

呼气，将双腿向后摆至双脚伸过头后，臀部、下背会自然离地，如身体柔软，脚趾会碰到地面。保持10~15分钟，缓慢规律地呼吸（见图3）。

恢复时，膝部弯曲，感觉脊椎一节一节地展开卷曲的身体，直到臀部再次贴回地面（见图4）。

## ● 三角式

站立，双腿分开，稍宽于肩。

右脚向右侧转90°，左脚向左侧转一点，脚跟成一条直线，双臂两侧平身，与地面平行。

呼气，向右侧弯腰，过程中保持双臂与身体成90°，侧弯时避免腰部以上身体同时向前倾；右手放在小腿前侧，双臂成直线，扭头向上看。保持20秒，舒适呼吸。

吸气，慢慢回到开始的姿势，左边做同样的步骤。

## ● 站式

双腿分开，稍宽于肩，右脚分开，双臂侧平举。

呼气，右脚向右转90°，左脚稍向右转15°~30°。屈右膝，直至大腿与地面平行，小腿垂直于地面，大腿、头部向右转，眼睛注视右手指尖，保持30秒。

吸气，伸直右腿，恢复起始姿势，向左侧重复以上动作。

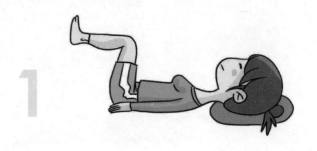

1

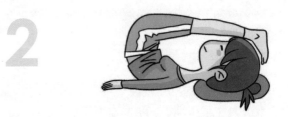

2

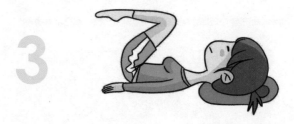

3

4

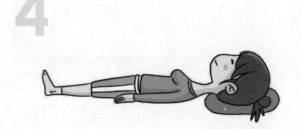

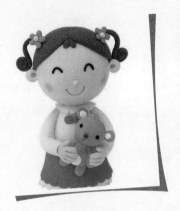

# 产后头一夜
# 与安全避孕法
### 产后 "性" 福生活

分娩后，新妈妈虽然没有来月经，但仍是排卵期，所以很容易再次怀孕。因此，为了避免哺乳期再次怀孕的发生，必须采取避孕。下面我们了解一下夫妻间的关系和几种常见的避孕方法。

## 产后第一夜

### ● 分娩后6周左右比较合适

正常分娩的话，可以在2~3周后发生性生活。在之前尽量避免，因为可能会引起细菌感染，或者因子宫非正常收缩导致出血。考虑到会阴部疼痛等情况，一般认为分娩后6周左右，经检查，生殖器已恢复正常后，最为合适，因为这是产妇的身体已经基本恢复到妊娠前的状态。

### ● 没有月经也需要避孕

分娩后的产妇即使没有月经也可能怀孕，因为怀孕与否取决于有无排卵。排卵的恢复与喂养直接相关。可能早于月经恢复，也可能晚于月经恢复。一般来说，新妈妈还没有月经，宝宝不足6个月，且采用纯母乳喂养，怀孕的可能性不足2%；新妈妈的月经恢复，或宝宝超过6个月大，或开始给宝宝添加辅食了，如果发生性关系，非常有可能怀孕。所以这时应当采取避孕措施。由于避孕药中的雌激素可能影响乳汁分泌，所以，哺乳期的新妈妈最好使用避孕套进行避孕。

## 分娩后的避孕法

### ● 男用避孕套

**有效率：** 最好状态可达97%，实际状态达86%。

**方法：** 直接套在男性阴茎上的薄胶皮套状物，可以有效阻止精子进入阴道。

**优点：** 可以在药店或者超市直接购买，方法简单。使用时还可以防止细菌进入阴道，有预防性病的作用。

**缺点：** 避孕套可能出现破裂或者滑落。

---

温馨提示

使用之前，先将避孕套内空气排除，防止避孕套破裂，如有破裂要及时采取其他应急避孕措施。

## ● 女用避孕套

**有效率：** 最好状态可达95%，实际状态达97%。

**方法：** 直接放入女性阴道内，完全覆盖女性的外阴，以阻断阴茎和阴道的接触。

**优点：** 可不必依赖男性的意愿来用避孕套，并且可以有效预防性病和艾滋病。

**缺点：** 如果放置不当，容易滑落。

**温馨提示**

射精后，尽量不要使精液流下来。

## ● 宫内节育器

**有效率：** 最好状态可达99%，实际状态达97%。

**方法：** 该节育器一般被称为环，在子宫内起到阻止受精卵着床的作用。

**优点：** 一次放置于宫内，避孕效果数年。

**缺点：** 偶尔会产生腹痛和月经量过多，也可能伴有痛经；有一定的脱落率和带器妊娠率；避孕失败可能发生宫外孕。

**温馨提示**

一般月经干净3~7天，就可以放置，过程时间短快速，阴道分娩可于产后三个月，剖官产于产后半年。但是一定要复查环位置是否合适等，到了有效期应当取出。

## ● 女性输卵管结扎术

**有效率：** 可达99.9%。

**方法：** 指不想再要宝宝而采取的女性输卵管手术，以阻止受精。

**优点：** 安全、有效，可以实现永久性避孕。

**温馨提示**

因为该手术复原困难，所以做手术前一定要慎重。

**缺点：** 如果想再次妊娠，输卵管复原非常困难。

## ● 男性输精管结扎术

**有效率：** 可达99.9%。

**方法：** 把睾丸到阴茎的一段输精管切除。

**优点：** 创伤小，得并发症危险小，可在门诊手术。

**缺点：** 恢复男性输精生殖能力困难。

**温馨提示**

因为该手术复原困难，所以做手术前一定要慎重。

## ● 外用杀精剂

**有效率：** 最好状态可达94%，实际状态达74%。

**方法：** 外用杀精剂有栓剂、片剂、药膜、凝胶及阴道海绵等多种形式。它主要通过化学作用，杀死女性生殖道内精子或阻止精子游动，从而达到避孕的目的。

**优点：** 使用方法简单，如果正确使用外用杀精剂，避孕效果可达95%。

**缺点：** 少数女性会有阴道灼热感，所以一般很少应用。

**温馨提示**

性生活前使用即可。

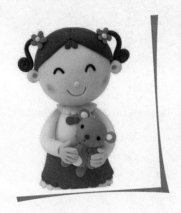

# 改善乳房下垂的 6大秘诀

## 让胸部"挺"起来

产后，很多新妈妈出现了乳房下垂的情况，严重影响了新妈妈身体的塑形。下面我们就了解一下如何改善乳房下垂，恢复昔日的美丽。

## 用胸罩矫正胸部形态

要选择尺码合适的胸罩，胸罩带宽为2厘米左右，带和罩竖直连接。旁边竖直的有金属丝的产品能有效地固定胸部。

## 不要洗桑拿浴

蒸桑拿浴长时间出汗，皮肤会失去弹性，下垂的胸部会更下垂。因此，新妈妈要避开桑拿浴和蒸汽房，冲洗时要用温水，最后用冷水按摩胸部。

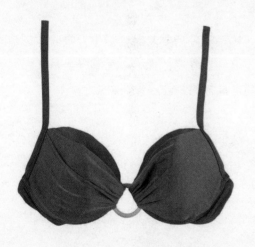

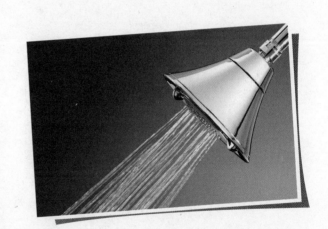

### 温馨提示

即使在产褥期，就算闷也要坚持戴胸罩，这样才能有效预防胸部下垂。此外，吃太多药会导致胸部扁平，所以最好是在医生的指导下用药。

### 温馨提示

用淋浴洗澡时，可以打开淋浴器，从胸部下部往上喷水，这样能促进血液循环，提高胸部的弹性。

## 多吃高蛋白食品

蛋白质可促进女性激素分泌，制造有弹性的胸部；维生素B$_1$、维生素B$_2$能防止肌肉拉长；维生素E 能有效地调节女性激素。常吃富含这三种物质的食品可有效防治胸部下垂。

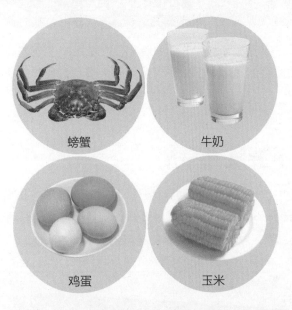

螃蟹　　　　　牛奶

鸡蛋　　　　　玉米

温馨提示

能帮助提高胸部弹性的食物有：金枪鱼、螃蟹、鸡胸脯肉、鸡蛋、豆奶、豆腐、低脂牛奶、酸奶、芦荟、玉米、豌豆、大豆、橄榄油、大马哈鱼、鲤鱼、牡蛎等。

## 正确的姿势能形成漂亮的胸线

驼背姿势会放松支撑乳房的胸大肌，导致胸部越来越下垂。因此，在坐时，后背和臀部成直角、挺胸、走路时上体稍微往后倾，稍微挺出臀部。上体往前倾斜着走路，胸部的重心会往下。

温馨提示

在抱宝宝时，不要让宝宝的屁股靠在胸部，要从下往上推着抱，让宝宝和胸部之间有点距离。

## 一天做一次胸部体操

通过体操锻炼胸大肌，下垂的胸部会上挺，不过须坚持6 个月以上才会有效。

动作：跪坐，两手贴在地上，间距比肩膀宽度大一点，手掌向里，先弯曲再伸直胳膊。伸直胳膊时，膝盖靠拢后背要平 一次反复10 遍 。两手交叉，胳膊往上伸直等抬高两臂的运动也比较有效。

## 新妈妈保护乳房措施

新妈妈分娩后要及时给新生儿喂乳，在哺乳期一定要注意乳房的保护，尤其是坐月子期间，要避免乳头损伤和乳腺炎的发生。

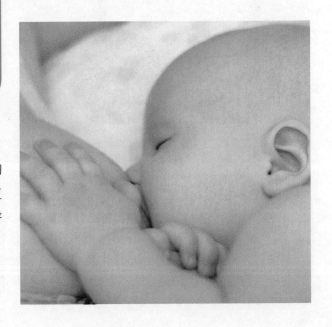

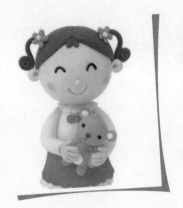

# 轻松告别产后抑郁症
## 增加当好妈妈的自信心

产后抑郁是很多新妈妈在产后出现的情况，对自己是否能够当好妈妈感到不安，表现烦躁、失眠、想哭等。下面让我们了解一下出现产后抑郁和克服产后抑郁的方法。

## 为什么会得产后抑郁症

受激素和环境变化的影响。产妇在胎盘娩出后48小时内，激素急剧减少90%~95%，激素变化扰乱了大脑神经传达系统，导致抑郁症出现。

亲朋好友们将注意力分给宝宝和新妈妈。在所有人高兴、祝福的同时，新妈妈也不好意思表现出抑郁的情绪。

压力大导致睡眠不足。育儿产生的压力和睡眠不足容易导致抑郁，刚经历生产的产妇身体尚未恢复，加上宝宝频繁要吃奶，使新妈妈睡眠不足，会觉得一切都不耐烦。如新妈妈不能很好地分泌乳汁而受到压力或家务不称心，都会使新妈妈感到抑郁。对自己是否能够当好妈妈而感到不安。

## 克服产后抑郁的方法

### 1. 冷静地观察自己

新妈妈回想一天中郁闷的时间是多久，从什么时候开始郁闷。如果几乎整天都郁闷，而且这种日子持续一周以上，就属于很难独自克服的状况。要将自己的状况告诉丈夫，寻求解决方法。

### 2. 坦诚告诉亲近的人实情

将自己的心情坦诚地告诉亲人是克服抑郁症的首要阶段。

### 3. 每天吃一点巧克力或糖果

吃点甜食，心情会变好。多准备点零食，心情低落时就吃一点。

### 4. 到户外转换心情

将孩子托付给亲友，自己一个人外出，或是跟朋友见面，看电影，让心情愉快。

### 5. 为了自己和宝宝最好接受治疗

如果症状得不到缓解，并有加重的趋势时，应及时咨询精神心理科专家，必要时应接受治疗。可能会感到不好意思或觉得没那么严重，但抑郁症治疗不仅是为了自己，也是为了宝宝以后的健康成长。

在中国，坐月子是一件大事，老一辈对于坐月子有各种各样的禁忌，这些禁忌，有的有一定的科学道理，而有的，则没有多少科学依据，那么，哪些是需要摒弃的呢？

## 不能洗头、洗澡

这是现代新妈妈最不能忍受的禁忌之一了。但老一辈的习俗认为月子里不能洗头、洗澡，因为会受风寒侵袭，将来会头痛，身体痛。这种说法欠妥当。在以前，由于家居环境和条件的影响，洗头或洗澡可能会受凉，但现在一般没有这样的影响了。

不管是哪个季节，如果伤口愈合了，家里有洗浴的条件，都可以洗头或洗澡。只要注意水温合适，洗后赶快擦干身体，及时穿好衣服，以免受凉感冒。如果头发未干不要扎起来，也不要马上睡觉，要不然湿邪侵入，可能会让你头痛、脖子痛。

## 不能刷牙、梳头发

这也是现代新妈妈不能忍受的禁忌之一。老一辈认为月子里刷牙和梳头会让牙齿过早松动和头皮疼痛。其实产后完全可以和平时一样每天刷牙和梳头。用温水刷牙可以清洁你的牙齿，预防各种口腔疾病。梳头能刺激头皮的血液循环，帮助头发生长。

不过要注意，最好选择软毛的牙刷，用温水；梳子的齿不要过于尖锐，梳长头发不要使劲拉拽。

## 捂月子

老人们认为，坐月子是要捂的，比如，不能外出，要把头包住，不能开窗，大夏天也要穿厚些，裹得严实些。对于这些，新妈妈可以不必全都遵守。因为不管哪个季节，你和宝宝都需要新鲜的空气，否则，容易得感冒、患肺炎。而通风是一种简便、有效的空气消毒方法，可以减少居室内的病菌。因此，主张把门窗关得紧紧的来"捂月子"是不科学的。

不过要注意的是，在通风的时候新妈妈和宝宝换到另一个房间去，或只开一扇窗户，避免对流风直接吹到新妈妈和宝宝。

## 不能见风

这可能是老人们说得最多的一种禁忌了，即使在室内也要把身体遮挡得严严实实的，就怕被风吹到。不过现在，只要不吹过堂风，空调、电风扇不对着自己吹，就没有必要将自己裹得严严实实的，特别是夏天，不然容易中暑。

## 产后不能吃蔬菜水果

很多老人们认为，产后适合吃温性食物，而蔬菜大多为凉性的，月子里吃蔬菜、水果会伤到脾胃和牙齿。这是不科学的，因为现代医学认为，在坐月子期间，最好还是吃些蔬菜水果，大多数蔬菜只要经过适当地烹调，就可以改变性味。还有，蔬菜水果含有大量的维生素，对身体的恢复及乳汁的分泌很有好处，尤其是维生素C具有止血和促进伤口愈合的作用。而且蔬菜和水果中还含有大量的膳食纤维，可以促进胃肠蠕动，有利于产后通便。在天气火热的夏天，适量地吃水果，能预防中暑。

吃蔬菜水果的时候，要注意食物的新鲜和卫生，还有，对体质虚弱的人来说，不要吃苦瓜、枸杞菜、萝卜缨、芹菜等过凉的蔬菜。

## 月子里应该多吃鸡蛋

这种说法有一定的道理，要知道分娩时产妇的体力消耗很大，产后需要补充营养，而鸡蛋就是很好的滋补食品，其蛋白质含量高，脂肪含量低，适于月子里进食。但是，任何食物都有一定的量，过犹不及。要知道产后胃肠道蠕动能力较差，胆汁排出也受影响，鸡蛋如果过量食用，身体不但吸收不了，还会影响肠道对其他食物的摄取。如果蛋白质在胃肠道内停留的时间较长，还容易引起腹胀、便秘，所以要适量，每天两个即可。

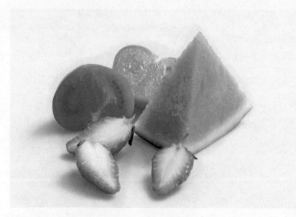

产后吃水果可有效预防产后便秘的发生，还可以补充维生素和矿物质。

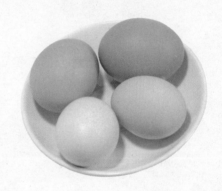

鸡蛋是很好的营养品，但是食用过量对身体也不好。

## 只喝小米粥

有些地方坐月子有一种习惯，那就是产后只能以小米粥为主食，而且一喝就是好几周。没错，小米粥是很有营养，特别是在月子里对新妈妈具有很好的补益功效，但是也不能只以小米粥为主食，而忽视了其他营养成分的摄入。刚分娩后的几天，可以小米粥等流质食物为主，但当新妈妈的肠胃功能恢复之后，就需要及时均衡地补充多种营养成分了，否则可能会营养不良。

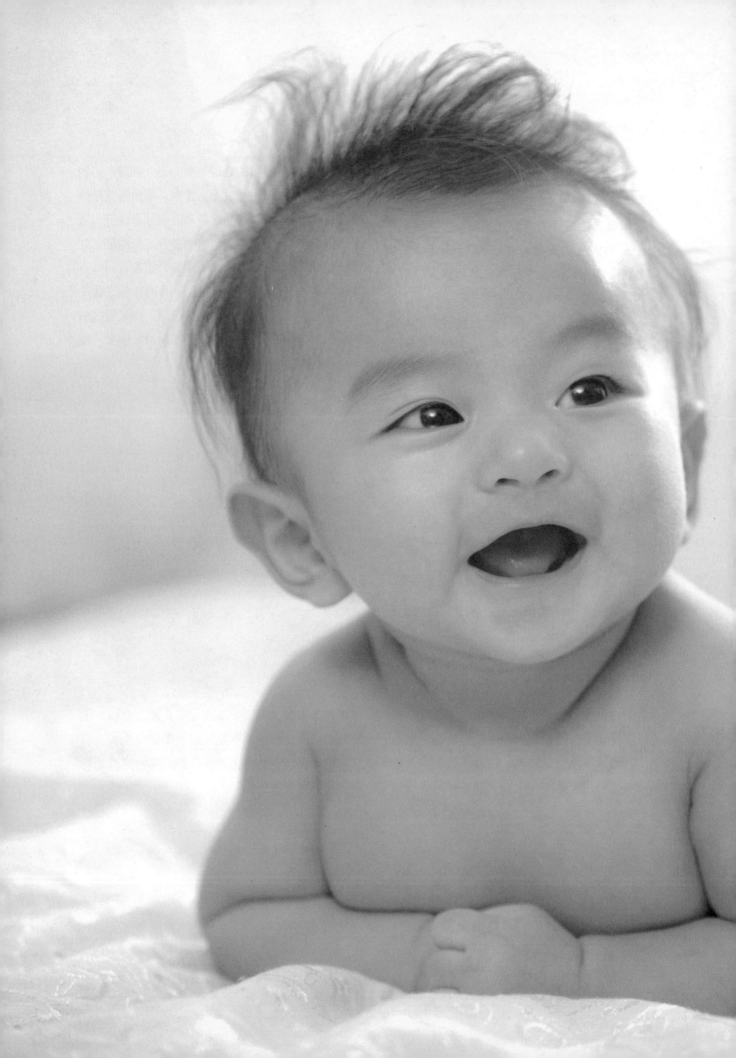

# PART 8

## 产后不适的

## 应对措施

　　当新妈妈还沉浸在宝宝带来的喜悦中时，一些产后不适也悄然而至。如果我们不给予重视的话，很可能会成为我们终生的顽疾。因此，我们必须注意产后的调养，避免给我们的身体留下后遗症。下面让我们了解一下，产后都有哪些不适症状以及应对的措施。

# 产后恶露不尽
## 子宫是否恢复的信号

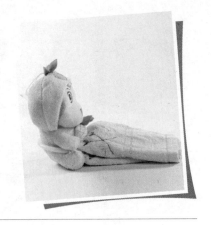

恶露是指分娩后由阴道排出的分泌物，它含有胎盘剥离后的血液、黏液、坏死的蜕膜组织和细胞等物质。恶露在早晨排出的量一般比晚上多。剖宫产比阴道分娩的产妇排出的恶露少些。

## 产后恶露不尽的表现

正常情况下，产后1～3天出现血性恶露，色鲜红，量比较多，有血腥味。产后4～10天颜色转淡，量逐渐减少。第10天后，颜色慢慢转为淡黄色或白色，量更少。产后4～6周，恶露基本消除。但有时少量的褐色恶露会持续到产后第1次月经来潮。产后恶露不尽是指产后满月仍有恶露，且颜色和气味有异常，如呈脓性，并有臭味。

## 子宫排恶露的过程

| 产后1~3天 | 红恶露 | 恶露呈鲜红色、量较多，有血腥 |
|---|---|---|
| 产后4~10天 | 浆液性恶露 | 恶露为淡红色血液、黏液和较多的阴道分泌物 |
| 产后2周后 | 白恶露 | 其中含有白细胞、胎膜细胞、表皮细胞等，分泌物呈淡褐色或白色，量稍多一些 |

## 产后恶露不尽的影响

如果恶露量多或慢慢减少后又突然增多，血性恶露持续2周以上，且为脓性，有臭味，那么可能出现了细菌感染，应及时到医院就诊。如果伴有大量出血，子宫大而软，则显示子宫可能恢复不良。

如果血性恶露颜色灰暗且不新鲜，并伴有子宫压痛，这说明子宫感染，应及时请医生检查，用抗菌药物控制感染。

### 温馨提示

需要注意的是，恶露量也会因为用力或喂哺宝宝而增加，或是服用大量的生化汤，造成出血。万一恶露量太多（半小时浸湿2片卫生护垫）、血块太大或血流不止等状况，就必须咨询医生，以免发生危险。

## 缓解产后恶露的方法

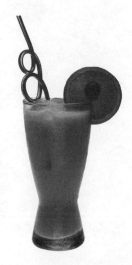

1. 大小便后用温水冲洗会阴部，擦拭时一定要从前往后擦拭或直接按压拭干。选用柔软消毒卫生纸，经常换卫生护垫和内裤以减少细菌感染的机会，刚开始约1小时更换一次，之后2～3小

时更换一次即可。

2. 血热、血瘀、肝郁化热的新妈妈，可以喝一些清热化瘀的果蔬汁，如藕汁、梨汁、橘子汁、西瓜汁等。

3. 气虚的患者可以喝鸡汤、桂圆汤、大枣汤等。

4. 小米、鸡蛋和红糖一起煮粥食用，可以活血补虚，适合恶露不尽的新妈妈食用。

## 缓解产后恶露不尽的食物

| 种类 | 食物 | 种类 | 食物 |
|------|------|------|------|
| 蔬菜类 | 白菜 | 水果类 | 橘子 |
| | 菜花 | | 苹果 |
| | 莴笋 | | 柚子 |
| | 番茄 | | 葡萄 |
| | 丝瓜 | | 山楂 |
| | 莲藕 | 其他 | 小米 |
| | 冬瓜 | | 桂圆 |
| | 胡萝卜 | | 猪肝 |

## 缓解产后恶露不尽的食谱

### 莲藕瘦肉汤

材料：莲藕200克，瘦猪肉200克，生姜1小块。

调料：盐适量。

做法：

1. 将瘦猪肉洗净，切小块；莲藕洗净，去皮，切小段；生姜去皮，切片。

2. 锅内加适量水烧沸，用中火煮去瘦猪肉上的血渍，捞出过凉，待用。

3. 将所有材料放入锅内，加入清水，大火烧开。转小火煲2个小时后，调入盐即可。

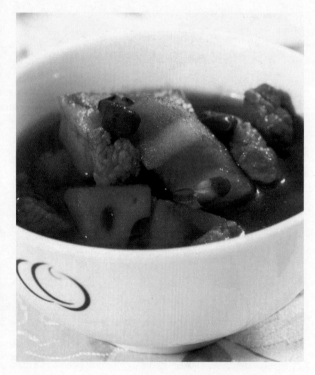

# 产后腹痛
## 短暂的宫缩痛不用紧张

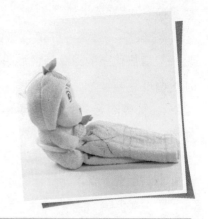

怀孕后子宫会增大，而产后子宫也要恢复到产前状态，这个过程会产生腹痛。这是产后的正常现象，但是如果伴有发烧、恶露不尽等症状应及时就医。

## 产后腹痛的表现

分娩后下腹疼痛，称为产后腹痛，也称为"宫缩痛"，多为阵发性疼痛，与细菌感染等原因导致的腹痛是不同的。产后腹痛的主要是子宫收缩，子宫正常下降到骨盆内所引起的。

但是有的产妇是瘀血阻滞于子宫引起的。

## 产后腹痛的影响

产后宫缩痛是正常现象，一般发生于产后1～2天，3～4天后自然消失。如果疼痛时间超过一周，为连续性腹痛，或伴有恶露量多、色暗红、多血块、有秽臭气味，多属于盆腔有炎症，应请医生检查治疗。

有的产妇出现腹部剧烈疼痛，而且伴有明显压痛，按之有硬块，恶露不尽或恶露不下，或疼痛伴有冷感，热敷后痛感减轻，恶露量少，呈紫色，有块状物，同时伴有头晕耳鸣，大便干燥，面色青白等不正常现象，也需要警惕。

### 温馨提示

1. 如果腹痛较重并伴见高热（39℃以上），恶露秽臭色暗的，不宜自疗，应速送医院诊治。

2. 饮食宜清淡，少吃生冷食物。山芋、黄豆、蚕豆、豌豆、零食、牛奶、白糖等容易引起胀气的食物，也以少食为宜。

3. 保持大便畅通，便质以偏烂为宜。

4. 产妇不要卧床不动，应及早起床活动，并按照体力渐渐增加活动量。

5. 禁止房事。

## 缓解产后腹痛的方法

1. 少吃生冷食物，红薯、黄豆、蚕豆、豌豆等容易引起胀气的食物也要少吃。

2. 新妈妈产后排恶露期间不宜服用人参，否则会导致恶露难以排出，淤滞在宫腔内的血块很容易引起产后腹痛。

3. 保持心情愉快，适当下床活动。注意下腹部保暖，还要注意不要久坐、久站、下蹲或用一种姿势睡卧时间过长，以免造成盆腔瘀血，引发腹痛。

4. 保持大便通畅，如果出现便秘，可以早晚各服蜂蜜一匙，并多吃新鲜蔬菜和水果。

5. 确诊为盆腔瘀血的患者，可以用手掌在下腹部做正反方向圆形按摩，并同时在尾骶部上下来回按摩，每日2次，每次10～15分钟。

6. 可以用川芎、乳香、广木香、小茴香、路路通、红花各15克，炒热盛入布袋中，熨下腹部、腰脊和尾骶周围。

## 缓解产后腹痛的食物

| 种类 | 食物 | 种类 | 食物 |
|---|---|---|---|
| 蔬菜类 | 菠菜 | 其他 | 肉桂 |
| | 南瓜 | | 红花 |
| | 扁豆 | | 当归 |
| | 胡萝卜 | | 黄酒 |
| | 山药 | | 鸡蛋 |
| 水果类 | 苹果 | | 山楂 |
| | 木瓜 | | 动物肝脏 |

## 缓解产后腹痛的食谱

### 核桃花生豆浆

材料：黄豆、大米各30克，花生仁、核桃仁各10克。

做法：

1. 黄豆洗净，用清水浸泡6小时。

2. 大米和花生仁洗净，分别用清水浸泡2小时；核桃仁切碎。

3. 所有材料放入豆浆机中，加入适量清水。

4. 启动机器，加热煮熟后倒出即可。

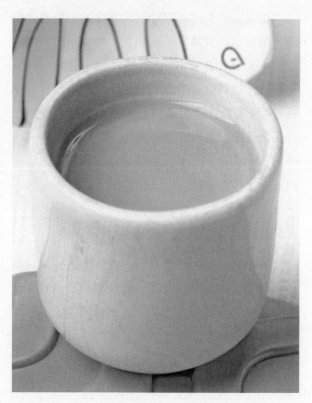

# 产后出血
## 警惕产后出血

分娩后24小时内阴道出血量超过500毫升称为早期产后出血。常见原因为胎盘胎膜残留、胎盘附着部位复原不全、宫缩乏力、软产道损伤及凝血功能障碍。

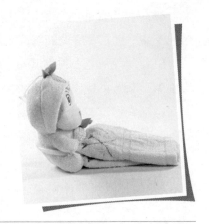

## 产后出血的表现

胎盘娩出至产后24小时内发生的出血称为早期产后出血；分娩24小时以后到产褥期内发生的子宫大量出血称为晚期产后出血。

胎盘胎膜残留、子宫复位不全的出血多发生在产后2周内；子宫或阴道损伤的出血多发生在产后2~3周，并同时伴有发热、下腹部疼痛。出血量多的人会有头晕、血压下降、面色苍白、脉搏细微等失血表现。

## 产后出血的影响

产妇如果发生严重产后出血，会迅速出现休克，较重且时间较长的人，即使获救，仍有可能发生严重的继发性垂体前叶功能减退后遗症，所以应该特别重视，做好防护工作。

产后2小时内阴道流血一般比较多，2小时后出血量会逐渐减少。如果产后24小时内出血量较多的话，需要及时向医护人员反映。

如果出血发生在产后10天左右，要考虑是不是胎盘残留；如果大出血发生在产后1个月，就要排除绒毛膜癌的可能。

剖宫产的妈妈如果在产后2~3周发生出血，要考虑子宫切口裂开的可能。

## 缓解产后出血的食物

| 出血类型 | 食物 | |
|---|---|---|
| 胎盘滞留或有瘀血者 | 红糖 | 百合 |
| | 蘑菇 | 鲤鱼 |
| | 兔肉 | 鸡蛋 |
| | 羊血 | 大豆油 |

| 出血类型 | 食物 | | | |
|---|---|---|---|---|
| 产道损伤或有血热表现 | 泥鳅 |  | 内脏动物 |  |
| | 黑豆 |  | 虾皮 |  |
| | 芹菜 |  | 芝麻 |  |
| | 西红柿 |  | | |

**温馨提示**

产后出血的原因：

1.精神过于紧张。有些产妇在分娩时精神过于紧张，导致子宫收缩力不好，是造成产后出血的主要原因。

2. 胎盘滞留。这也是造成大出血的原因之一，包括胎盘剥落不全、胎盘粘连等，都可造成大出血。多次刮宫，常可引发胎盘因素的产后出血。

3. 凝血功能障碍。产妇患有血液病，重症肝炎，其后果也很严重，必须高度注意。分娩时应到有条件的医院，以免发生意外。

4. 产道损伤。胎儿过大，生产过快，均可引起软产道损伤，增加产后出血风险。

# 缓解产后出血的食谱

## 莲子百合猪肉汤

材料：瘦猪肉250克，莲子、百合各50克。

调料：姜片、葱段、料酒、盐、鸡精各适量。

做法：

1.瘦肉洗净，切片；莲子、百合泡发，洗净。

2.将瘦猪肉片、莲子、百合一起放入砂锅，大火烧沸后，加葱段、姜片、盐、料酒，改小火炖1小时，加鸡精调味即可。

## 鸡块人参汤

材料：鸡块500克，人参3克。

调料：葱段、姜块、盐、料酒各适量。

做法：

1.鸡块洗净，入沸水中焯透，捞出；人参洗净。

2.砂锅倒入适量温水后置火上，放入鸡块、人参、葱段、姜块、料酒，大火烧开后转小火炖至鸡块肉烂，用盐调味即可。

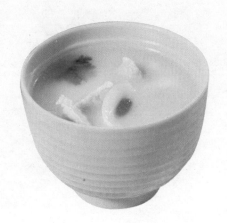

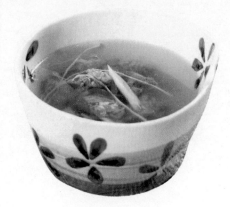

# 产后水肿

## 产后水肿可能是静脉血栓的先兆

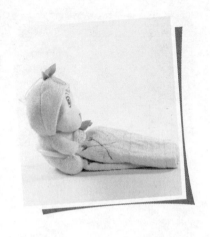

新妈妈在产褥期内出现下肢甚至全身水肿的现象，称为产后水肿。中医认为，产生这种状况的原因多为脾胃虚弱或肾气虚弱，体内的水分滞留过多。脾胃虚弱造成的水肿常伴有食欲缺乏、头晕心悸、神疲肢倦、汗多等状况，或有便溏、胸脘痞闷、口淡黏腻、舌质淡、苔薄白或腻、脉细弱无力等症状。肾气虚弱造成的水肿，常伴有腰酸腿软、头晕耳鸣、下肢逆冷、心悸气短、舌淡苔白润、脉沉细等状况。

## 产后水肿的影响

当出现下肢甚至全身水肿，同时伴有心悸、气短、四肢无力、尿少等不适症状时，要及时去医院检查。

剖宫产术后，如果出现了小腿水肿、疼痛，千万不要忽视，这种症状很可能是静脉血栓的先兆，是一种严重的并发症。应及时就医。

## 缓解产后水肿的方法

1. 水肿时要吃清淡的食物，不要吃过咸的食物，尤其是咸菜，以防止水肿加重。

2. 虽然不必控制新妈妈饮水量，但睡觉前尽量不要喝，少吃或不吃难消化和易导致胀气的食物，如油炸的糯米糕、白薯、洋葱、土豆等，这些食物会引起腹胀，使血液回流不畅，加重水肿。

3. 不要吃过多补品，以免加重肾脏负担。

4. 可以多吃脂肪较少的肉类或鱼类。

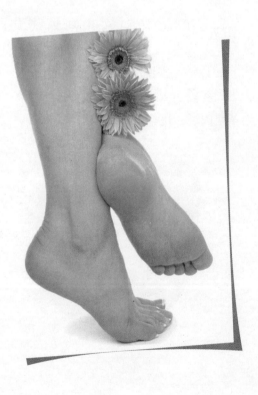

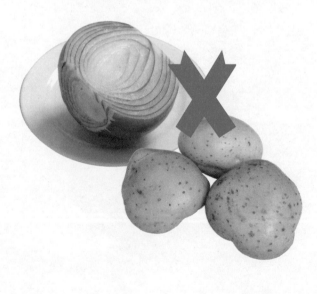

## 缓解产后水肿的食物

| 种类 | 食物 | 种类 | 食物 |
|---|---|---|---|
| 肉类 | 牛肉 | 蔬菜类 | 西蓝花 |
| | 羊肉 | | 油菜 |
| | 鸡肉 | | 黄瓜 |
| | 鸭肉 | | 芹菜 |
| 水果类 | 草莓 | 其他 | 牛奶 |
| | 柠檬 | | 大豆 |
| | 香蕉 | | 薏米 |

## 缓解产后水肿的食谱

### 红豆薏米粥

材料：红豆50克，薏米50克，大米50克。

调料：冰糖适量。

做法：

1. 将红豆、大米、薏米分别淘洗干净；红豆用水浸泡3小时；薏米和大米用水浸泡1小时。

2. 锅置火上，放入红豆，加入1200毫升清水，大火烧开后改小火。

3. 煮至红豆裂开后，将薏米、大米放入锅中，大火煮开后，改小火煮1小时，加入冰糖调味即可。

### 桂圆莲子羹

材料：桂圆肉100克，莲子（鲜）200克。

调料：冰糖、水淀粉各适量。

做法：

1. 桂圆肉撕成两半，洗净，沥干水分；莲子洗净，放在热水中浸泡1小时。

2. 锅内倒入冷水，加冰糖烧开，撇去浮沫，放入桂圆肉和莲子，用水淀粉勾稀芡，烧沸后盛出即可。

### 冬瓜鸭肉煲

材料：冬瓜400克，老鸭半只。

调料：高汤、盐、姜片、葱段、鸡精、香菜段、枸杞适量。

做法：

1. 鸭肉洗净，切块，焯烫捞出，放油锅中炒至鸭油渗出，捞出；冬瓜去皮洗净切片；枸杞洗净。

2. 汤锅倒高汤，放鸭块、冬瓜片、姜片、葱段烧开，小火煲1小时，放枸杞、加盐、鸡精、撒香菜段即可。

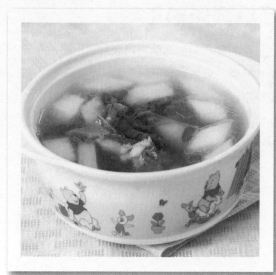

# 产后痛风
## 不容忽视的产后痛风

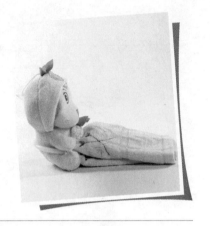

产后肢体酸痛、麻木，局部红肿、灼热，称为产后痛风。中医认为是因分娩时用力，出血过多，气血不足，筋脉失养，肾气虚弱，或因产后体虚，再感受风寒，风寒乘虚而入，侵及关节、经络，使气血运行不畅所致。

## 产后痛风的表现

产后痛风分为以下三种类型：

**血虚型：**主要表现为全身关节疼痛，肢体酸楚、麻木，头晕心悸，舌淡红、少苔，脉细无力。

**风寒型：**主要表现为周身关节疼痛；屈伸不利，或痛无定处，或疼痛剧烈，宛如锥刺，或体肿、麻木，步履艰难，得热则舒，舌淡、苔薄白，脉细缓。

**肾虚型：**主要表现为产后腰脊酸痛，腿脚乏力，或足跟痛，舌淡红、苔薄，脉沉细。

## 产后痛风的影响

产后痛风会引起新妈妈腰膝、足跟、关节甚至全身酸痛、麻木，或肌肉发紧、酸胀不适、四肢僵硬等不适症状，尤其在遇到阴雨天的时候，症状更加显著。对于关节疼痛剧烈，且有高热者，应及时到医院就诊，以防患风湿热而延误病情。

## 缓解产后痛风的方法

1. 产妇产后痛风除按中医辨证服用相应食疗方外，在日常饮食、起居等方面还要注意保暖，使身体经常处于微微出汗状态。

2. 产妇所住居室内既要通风，又不能直接吹风，夏天尤其更要注意。产妇还要注意足和头的保暖，不能赤足，最好穿上袜子；注意室内保持干燥、卫生，避免潮湿；保持心情舒畅、精神愉快，避免生气、着急、抑郁情绪等。

3. 不要食用太多油腻的食物，要多吃一些素食和高蛋白的食物，保持大便通畅。

4. 不要吃寒凉和辛辣的食物。

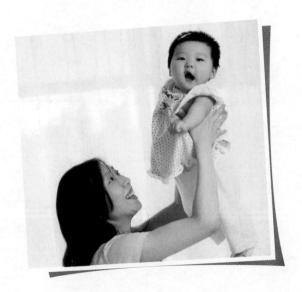

## 缓解产后痛风的食物

| 痛风类型 | 食物 | 痛风类型 | 食物 |
|---|---|---|---|
| 血虚型 | 红糖 | 风寒型 | 枸杞 |
| | 鲫鱼 | | 羊肉 |
| | 当归 | | 牛肉 |
| | 猪肝 | | 菠萝 |
| | 猪蹄 | 肾虚型 | 山药 |
| | 莲子 | | 木耳 |
| | 干枣 | | 黑豆 |

## 温馨提示

产后痛风原因：

1. 产后大汗淋漓，而未保暖，感受了风寒之邪。

2. 产妇所住房屋潮湿阴冷。

3. 产妇感受门窗过道之过堂风的侵袭。

4. 产妇过早劳累或使用冷水。

5. 产妇过早行房事。

6. 产妇淋雨受湿。

## 缓解产后痛风的食谱

### 山药羊肉汤

材料：山药200克，羊肉150克。

调料：葱末、姜末、蒜末、干辣椒、水淀粉、盐、鸡精、植物油、清汤各适量。

做法：

1. 将山药洗净、去皮，切片；羊肉洗净，切块，用植物油煸炒至变色，捞出；干辣椒洗净，切段，待用。

2. 锅置火上，倒植物油烧热至八成热，放入葱末、姜末、蒜末、干辣椒段爆出香味，放入山药翻炒，倒入适量清汤，加入羊肉块，加入盐、鸡精调味，用水淀粉勾芡即可。

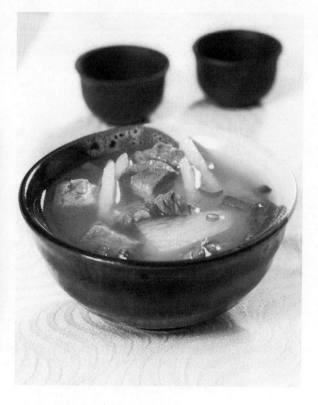

# 产后便秘
## 远离烦人的产后便秘

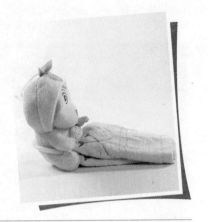

产后便秘是指新妈妈产后正常饮食，但接连好几天都不排大便或排便时干燥疼痛，难以排出，是最常见的产后疾病之一。

## 产后便秘的原因

产后便秘的发生，有以下几方面原因：第一，产褥期胃肠功能减弱，肠蠕动慢，肠内容物在肠内停留时间长，使水分吸收造成大便干结。第二，与分娩有关。妊娠使得腹部过度膨胀，导致腹部肌肉疲劳，盆底组织松弛，故而排便力量减弱。第三，产后体质虚弱或手术后伤口，使产妇排便力量减弱。第四，卧床时间多，活动量减少，影响直肠的蠕动，导致便秘。第五，饮食结构不合理，蔬菜，水果吃得少。

## 产后便秘的影响

如果产前灌肠的产妇，产后2~3天才解大便；若产前没有灌肠者，产妇可能1~2天首次排便。一旦在产后超过3天还没有解大便，就应注意是否发生了便秘，如果便秘持续3天以上，一定要就医，请医生给予适当的处理。

## 缓解产后便秘的方法

1. 要注意调整好膳食。每日进餐应适当配有一定比例的杂粮，要粗细粮搭配做到主食多样化。在吃肉、蛋等食物的同时，注意摄入富含膳食纤维的绿叶蔬菜和水果。

2. 要进行适当的活动，不要久卧不动。产后新妈妈不要长时间卧床，而应适当增加活动量。这样可促进肠管运动增强，缩短食物滞留肠道的时间，并能增加排便量。

3. 要多喝水。可在清晨起床后空腹喝一杯放有蜂蜜的温开水（水温不宜超过60℃）或凉开水，这样可以刺激肠管的蠕动，能促进排便。

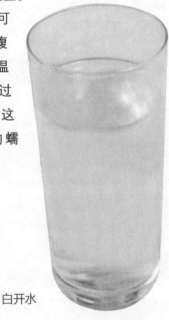

白开水

## 缓解产后便秘的食物

| 种类 | 食物 | 种类 | 食物 |
|------|------|------|------|
| 水果类 | 香蕉 | 粗粮 | 玉米 |
| | 苹果 | | 小米 |
| | 梨 | | 紫米 |
| | 菠萝 | | 高粱 |
| | 桃 | | 燕麦 |
| | 鲜枣 | | 荞麦 |
| 蔬菜类 | 芹菜 | 蔬菜类 | 菠菜 |
| | 圆白菜 | | 韭菜 |

### 温馨提示

产后便秘预防：

1.通过身体运动，促进肠蠕动，帮助恢复肌肉紧张度。健康、顺产的产妇，产后第二天即可开始下床活动，逐日增加起床时间和活动范围。也可以在床上做产后体操，做缩肛运动，锻炼骨盆底部肌肉，促使肛门部血液回流。方法是做忍大便的动作，将肛门向上提，然后放松。早晚各一次，每次10~30回。

2.产妇的饮食要合理搭配，荤素结合，适当吃一些新鲜蔬菜瓜果。少吃辣椒、胡椒、芥末等刺激性食物，尤其是不可饮酒。麻油和蜂蜜有润肠通便作用，产后宜适当多食用。注意保持每日定时排便的习惯。

## 缓解产后便秘的食谱

### 玉米糁粥

材料：玉米糁100克，小米50克，冰糖（或盐）适量。

做法：

1.玉米糁洗净；小米淘洗干净。

2.锅置火上，加水烧开，放入洗净的玉米糁煮10分钟，再放入小米。

3.煮至烂熟成粥时，按个人口味加入冰糖（或盐）调味即可。

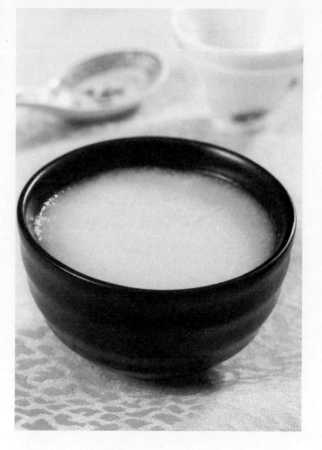

# 产后脱发
## 远离产后脱发的困扰

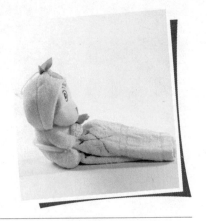

产后脱发与新妈妈的精神因素以及营养状况有很大关联。所以，产后脱发是一种正常的生理现象，只是暂时性的，新妈妈不用过于担心，一头乌黑浓密的头发新妈妈还是会重新拥有的。

## 产后脱发的表现

产后脱发是指新妈妈在生产之后头发异常脱落，这是体内激素重新调整所引起的，一般多见于产后3~4个月。

## 产后脱发的影响

产后脱发是一个内分泌发生变化的过程，新妈妈切忌盲目进补，否则容易造成体内热量过剩，反而有害健康。可以多吃一些碱性无机盐含量高的绿色蔬菜，以中和体内不利于头发生长的酸性物质，并使之成为无毒性物质排出体外。

不要服用雌激素来防止产后脱发。这是因为机体内的激素分泌有着自己的规律，服用雌激素容易打乱体内激素的平衡状态，影响其生理功能。其次，雌激素可随乳汁分泌，新妈妈过多服用雌激素，会减少乳汁的分泌。

## 缓解产后脱发的方法

1. 多补充蛋白质。头发的主要来源是蛋白质，所以，新妈妈在饮食方面除应均衡摄取营养外，还应该多补充富含蛋白质的食物，如牛奶、鸡蛋、鱼类等。

2. 放松心情，不过度劳累，落发就会慢慢停止，新的头发也容易长出。这是一种很重要的心理疗法。

3. 用指腹按摩头皮。洗头时，避免用力抓扯头发，应用手指腹轻轻地按摩头皮，可促进头发生长。

4. 梳头应由发尾先梳。先将发尾纠结的头发梳开，再由发根向发尾梳理，以防止头发因外伤而分叉、断裂。

### 温馨提示

洗发后，用两个鸡蛋、两汤匙蜂蜜、一汤匙橄榄油混匀涂在头发上，再用毛巾包住头发，过半小时后洗净，可防止脱发。

## 缓解产后脱发的食物

| 种类 | 食物 | 种类 | 食物 |
|---|---|---|---|
| 蔬菜类 | 冬瓜 | 水果类 | 樱桃 |
| | 胡萝卜 | | 苹果 |
| | 大白菜 | | 大枣 |
| | 菠菜 | 其他 | 豆腐 |
| | 莲藕 | | 香菇 |
| 动物性蛋白质 | 鱼 | | 黑木耳 |
| | 瘦猪肉 | | 猴头菇 |

## 缓解产后脱发的食谱

### 炙首乌煲鸡蛋

材料：炙首乌50克，山萸肉、大枣各15克，鸡蛋2个。

调料：红糖适量。

做法：

1. 将炙首乌、山萸肉、大枣、鸡蛋洗干净。

2. 将洗干净的炙首乌、山萸肉、大枣、鸡蛋放入锅内，加适量清水煎煮，待鸡蛋煮熟透后去壳，放入药汁中再煮20分钟，调入红糖搅匀即可。

**温馨提示**

吃蛋、枣、喝汤，每天一次。补肾益精、养血生发，适宜于产后气血亏虚而引起脱发的产妇食用。

### 淮山药核桃炖猪脑

材料：淮山药30克，核桃20克，猪脑1个。

调料：盐少许。

做法：

1. 将猪脑去筋膜，冲洗干净后放入碗中，备用。

2. 将淮山药、核桃仁捣成细末，撒于猪脑上，加适量清水及盐，放锅内隔水炖至猪脑熟透即可食用。

**温馨提示**

每天一剂。益气补肾、健脑生发，适宜于产后肾气亏虚而引起脱发的产妇食用。

### 芪归芝麻炖乳鸽

材料：黄芪30克，当归20克，黑芝麻20克，乳鸽1只。

调料：葱、姜、胡椒、盐各适量。

做法：

1. 将乳鸽宰杀去毛及内脏，洗净后切块备用。

2. 将黄芪、当归、黑芝麻用水冲洗干净，与鸽肉一起放入炖锅中，加入适量葱、姜、胡椒、盐，以小火隔水炖至鸽肉烂熟，拣去药渣后吃肉喝汤。

# 产后重点事宜盘点

## 盗汗

在分娩后，孕妈妈会出现盗汗，这是身体自行排出妊娠期所积存水分的一种方式，出汗的不适情形会持续数周，这是产后激素的调整导致的，因此不易受寒。新妈妈不要担心，但要注意补充水分。若盗汗时间集中在夜晚，可以在枕头上铺上一条吸水的毛巾，让新妈妈感到舒爽。

## 产后的身体状况

分娩时的强力收缩和用力，使得新妈妈特别虚弱，身体也会出现各种状况，常见症状包括：

1. 骨盆疼痛。

2. 侧切伤口处或会阴裂伤的修补处疼痛，这种疼痛通常在7~10天便会消失，有的要持续一个月甚至更久。

3. 眼睛发黑或眼睛布满血丝，这是在第二产程过度屏气用力所致。

4. 瘀伤，从脸颊上的小瘀点，到脸部或胸部的较大面积瘀伤不等，这往往也是因拼命用力屏气导致的皮下出血点。

5. 胸部疼痛甚至深呼吸困难。

6. 尾骨部位出现疼痛和触痛。

7. 全身酸痛。

上述都是正常的产后现象，如果出现其他不寻常或不舒服的症状时，要及时告诉医护人员，不要拖延。

## 产后月经恢复时间

纯母乳喂养6个月的妈妈，可以不来月经。6个月开始添加辅食后，排卵和月经恢复得比较晚，推迟的时间会因人而异。多数人为半年，也有的一年以后才来月经。多数人的首次月经量会比产前月经量多，不用治疗，第二次月经就正常了。混合喂养或人工喂养的妈妈，月经一般在产后6~8周恢复。

## 第一次排便

不少新妈妈会出现便秘现象。第一次排便就成了孕妈妈的尴尬时刻。

### ● 阻碍正常排便的因素

协助排便的腹部肌肉在分娩期间伸展开来，导致腹肌松弛而失去收缩力。

肠道在分娩后可能蠕动减慢，导致运作迟缓。

在产前或产中肠道早已呈排空状态，加上在阵痛期间没吃多少固体食物，所以无物可排。

孕妈妈担心缝合处会裂开；唯恐使痔疮恶化；或在医院里没有隐私，新妈妈感到羞怯。

### ● 解决排便不易的方法

不要过分担心排便问题，扫除恐惧的心理。

多食用粗粮、新鲜果蔬等。

多补充水分，帮助粪便软化。

多起来走动，能帮助会阴部的弹性恢复，对肠道功能的恢复大有帮助。

不要使劲用力，过度用力会使便秘恶化，可以服用软便剂。

### ● 排尿障碍

产后容易发生膀胱功能障碍，出现没有尿意或虽有尿意却不能畅快排出的情况。

## 阻碍正常排尿的因素

腹壁松弛，膀胱突然具有更大空间可以扩展，致使膀胱容量增大，这样一来，需要排尿的次数就相应减少了。

分娩时由于宝宝的压力导致膀胱可能受到损伤或瘀伤，无法发出正常的排尿的信号。

药物或麻醉剂降低膀胱敏感度和肌体对排尿信号的警觉性。

会阴的肿胀也可能对排尿造成干扰；会阴切口或裂伤缝合处比较敏感，导致排尿有灼热感或引起疼痛。

因缺乏私密性而感到难为情。

### ● 解决排尿不易的方法

饮用充足的水分，产后4~6小时尽早排尿。

排尿时，如果旁边有人觉得不自在的话，可以请家人或护士在外等候。

用热水温热会阴部位。

尝试解尿时，可以把水龙头打开，让水往水槽内流，以条件反射促进排尿。

去厕所排尿。

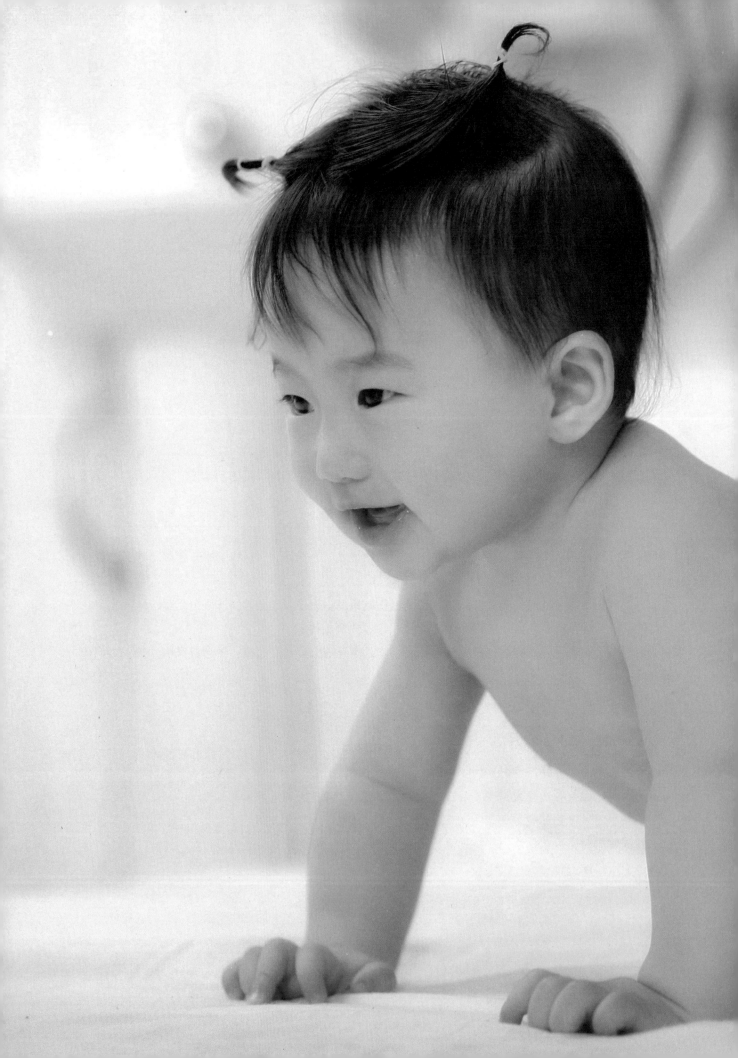

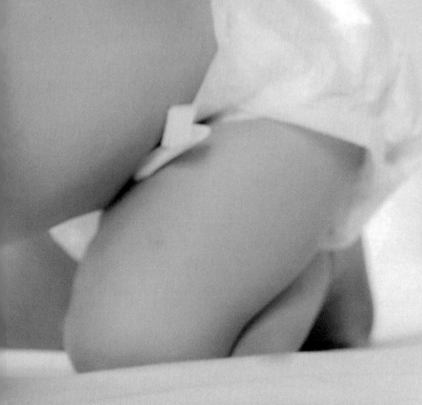

# PART 9

# 小心翼翼照料新生儿

　　宝宝诞生了，这对于新妈妈来说是一件非常幸福的事情。虽然度过了10个月的漫长岁月，经历了分娩的阵痛，但是看到可爱的宝宝，仍然会觉得自己是世界上最幸福的女人。那么新妈妈该如何照料出生后的宝宝呢？下面请大家跟着我们一起了解一下出生后宝宝的方方面面及如何照料宝宝吧！

# 新生儿的身体
## 世界上最漂亮的宝宝

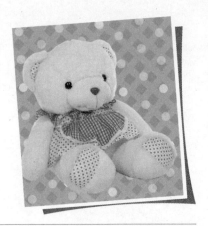

在医学上，将宝宝出生后的头4周称为新生儿期。此时，新生儿非常娇嫩，需要我们悉心呵护。下面让我们了解一下新生儿的身体特征、心理特征、新生儿一出生需要做什么、新生儿出生应接受的检查以及新生儿的反射反应等问题。

## 身体特征

### ● 头

在新生儿的身体中，头部约占身体的四分之一，头围比胸围还大1厘米左右。一般来说，男宝宝的头围是34.6厘米，女宝宝的头围是34.1厘米。

### ● 囟门

额头和头顶之间的菱形柔软部位即为"前囟"。新生儿的头骨块没有完全闭合，所以头顶柔软的部位没有骨头，可见呼吸似的活动，孩子哭或紧张时会稍微凸出。另一方面，也为日后大脑发育留点空间。宝宝在12~18个月时前囟会完全关闭。在头部后方的间隙，称为后囟门，一般在出生后不久（6~8周时）就会自行闭合。

> **温馨提示**
>
> 在囟门完全关闭之前，不要过度压到这个部位，头部最好保持凉快。

### ● 头发

有的新生儿头发多，有的少，头发的颜色也不尽相同。宝宝在接近100天时开始掉胎发，到周岁时长正式的头发。偶尔会看到像头皮屑的东西，但这只不过是胎脂，很快就会消失。

> **温馨提示**
>
> 新爸爸和妈妈可以把新生儿出生后第一次理下的头发做成毛笔，也就是胎毛笔，这是小宝宝离娘胎出生后唯一可留作纪念的，弥足珍贵。

### ● 脸

由于通过产道的挤压，顺产宝宝的脸一般会有水肿，并且脸上油光光的，还有米粒般的红点，这是因为受到妈妈激素的影响，不必担心。

### ● 眼睛

新生儿对光比较敏感，大部分时间都在睡觉，难以完全看到眼珠。也有的宝宝会眯缝着眼睛眨巴眨巴，大概过几天就没事，有时候会持续2周左右。眼珠子呈黑色或褐色，有时候还会充血。宝宝这时不能看到蓝色系的东西，只能看到红色。宝宝最能看清事物的距离是25厘米左右，是妈妈抱着宝宝的距离。出生后2~4周有焦点，到6个月才能好好看到事物。

## ● 鼻子

由于受到妈妈激素的影响，宝宝的鼻翼上会有黄白色小斑点。因为刚出生，鼻孔狭窄，分泌物较多，呼吸时常伴有杂音。

## ● 耳朵

有的宝宝的耳朵会出现形状奇怪或左右不对称，是因为在狭窄的子宫里耳朵会被压着，但这种情况会很快恢复。如在宝宝耳朵中看到耳垢的东西，不能随便使用棉棒。洗完澡后，记得用纱布擦干耳朵里留着的水。1周的宝宝对细小的声音会有反应，被吓到会眨巴眼睛。

## ● 嘴

嘴唇周围和舌头的感觉很发达。手指贴在嘴周围，嘴就会转到手指方向，想要舔。出生后2周味觉就会急速发育，新生儿能感觉到全部的酸甜苦辣味。偶尔嘴唇会有水泡，会自行消失。

## ● 胸

手贴在新生儿的胸部会感觉到心脏的跳动，一般是120~160次/分钟。男宝宝和女宝宝的胸部都有点膨胀，是妈妈的激素通过胎盘而影响到宝宝的乳房。有时会感到有硬块，偶尔还有母乳似的分泌物，但不用担心。

## ● 皮肤

新生儿皮肤上附着一层像白色膜的光滑胎脂。足月出生的宝宝皮肤光滑且胖，但皮肤皱纹比较多，弹性少，偶尔可以看到血管。血液循环机能没有完全成熟。宝宝在哭时，皮肤会突然变红，红斑点凸出，但很快又恢复到原来的肤色。

## ● 乳房

不管是男宝宝还是女宝宝，刚出生时乳房会稍微凸起，这是因为受到妈妈催乳激素影响。有时还会分泌乳汁，但不能挤压乳头，否则容易感染。保持原状，几周内就会恢复正常。

## ● 肚脐

刚出生时脐带是湿湿的了，出生后7~10天就会干燥变黑，自行脱落。这时注意避免接触水。每日可用75%酒精擦拭脐部。脐带脱落后，有脓水流出，此时需要立即就医。

## ● 生殖器

无论男宝宝还是女宝宝，刚出生时，生殖器一般都处于水肿状态，过了2~3天左右就会恢复正常。女宝宝可能会出现白带或阴道出血的情况，这是受妈妈激素的影响，不必担心。男宝宝无论是睾丸、阴茎大小、颜色等都不一样。

## ● 腿

腹股沟（连接腹部和大腿的重要部位）关节张开，膝盖弯曲。随着宝宝的长大，腿逐渐伸直。在给宝宝换尿布的时候，可以做伸展体操。虽然此时脚还是平足，开始走路后，脚底就会改变形状。

## ● 指甲

在妈妈肚子中的时候宝宝也在长指甲，所以有的宝宝的指甲挺长的。宝宝的指甲就像纸一样又薄又软但非常尖锐，容易划伤脸，最好及时剪掉。

# 生理特征

## ● 体重减轻

出生后的前5天，新生儿的体重会减轻10%。这是由于新生儿刚开始无法充分地摄取奶水，又因呼吸、排尿、排便等行为减少了体内的水分，所以才会产生这种现象。但这只是暂时性的，等到新生儿学会吸奶、妈妈乳汁大量分泌时，体重便会以每天30~40克的速度增加。

为了更好地检测新生儿的发育状况，最好购买一个体重秤，经常对新生儿进行测量。

## ● 出现黄疸

刚出生后的2~3日，新生儿的皮肤可能会呈现黄色，这是生理性黄疸，约有五分之四的新生儿会发生这种现象。黄疸现象在出生后1周内表现得最明显，但在10~14天之后会自然消失。

但是，出现黄疸现象也有可能是因为Rh或A、B、O血型不合等因素，所以请务必注意。如果是新生儿严重黄疸，可引起脑性麻痹。同时，若黄疸现象持续2周以上而且颜色越来越浓，吃奶精神不好，就表示已呈病态，应立刻去看医生。

## ● 脐带脱落

新生儿的脐带具有黏性，但几天之后就会干燥，且在4~10天内脱落。脱落之后要经常消毒并保持干燥清洁。

## ● 饥饿热

在新生儿体重减轻期间，有时会出现38℃以上的高温，称之为"脱水热"。这是由于乳汁摄取不足，再加上新生儿体温功能尚不完善，保暖过度所致。这种现象会在下奶之后消失。

## ● 皮肤的变化

新生儿的皮肤呈现红色，这是由于皮肤薄、皮下毛细血管显露所致。而到产后3~4日皮肤会开始发白，并且一碰触就会产生脱皮现象。这是所谓的生理性落屑，可视为掉落的体垢。

## ● 排便、排尿

这是宝宝消化、排泄系统健康的表现。新生儿在吸奶以后会排泄出大量呈绿色的软便即为胎便，随着奶量摄入的增多，排便转为黄色。尿液在出生后不久可能会呈现茶褐色，那是因为含尿酸盐的缘故，不必担心。

## ● 呼吸、脉搏

宝宝的呼吸方式以腹式呼吸为主，因一次吸入的空气量太少，故呼吸次数多于成年人，每分钟40次。脉搏也和呼吸一样，次数比成年人多，每分钟跳动120~160次。

## ● 低体温

新生儿的体温调节能力尚未成熟，故体温容易下降到35℃以下，这会对宝宝造成严重的不良影响。此外，新生儿皮下脂肪少，血管较多，易于散热，所以较容易受室温所影响。建议保持室温在20℃~25℃，以使宝宝维持在正常体温范围内（36.5℃~37.2℃）。

## ● 眼屎

早上醒来，新生儿眼睛部位会积存眼屎。如果是白色的，就不用担心，用消毒棉花擦拭掉就可以。若是眼睑水肿，眼睛充血并脓样、黄绿色的分泌物，就很有可能是新生儿结膜炎，应立即就医治疗。

### ● 鼻塞

新生儿的鼻道狭窄，容易引起鼻塞。由于宝宝不能用口呼吸，故会发生"哽哽"的痛苦声音。此时应尽量保持室内空气的温度和湿度。

### ● 髋关节脱臼

指新生儿大腿髋关节已经脱臼或者即将脱臼的状态。髋关节脱臼多见于女宝宝，其发生率为男宝宝的5~6倍。这种情况最好能早点发现，若过迟发现和治疗，可能会残留下步行障碍的症状。在出生后医生常规要做检查，回家后社区访诊也会做此项检查。

初期症状，可以利用束带来治疗。另外，包尿布的方式或背抱新生儿时，采取特殊体位（双腿呈蛙式）矫正。

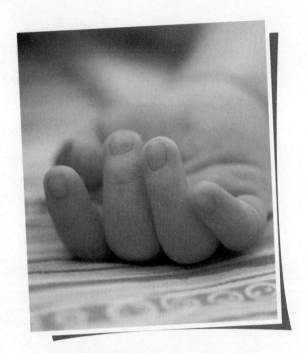

新生儿的生活就是吃了睡，睡了吃，睡觉的时候手掌自然摊开，手指稍弯曲。

## 新生儿一出生需要做什么

**清除异物**　宝宝一出生，首先要清除鼻子和口腔内的黏液，这样能防止窒息。在医学上，清除黏液的过程叫做吸痰。

**清理肺部异物**　新生儿经过产道时，肺部受到挤压，淤积在里面的黏液与羊水会被挤压到鼻子和口腔，通过插入软管就可以清除干净。

**剪脐带**　宝宝娩出时结扎脐带，只留下1~2厘米即可，包扎或暴露。

**给眼睛消毒**　新生儿眼睑常被胎脂黏着，很难睁开，可以用生理盐水棉球擦拭眼睑。

**给新生儿洗澡**　基本的处理完以后，要给新生儿洗澡，把新生儿身上的胎脂和粘到的血迹等擦洗干净。

**量身高和体重**　量体重、测身高、头围、胸围等，并且按下小脚印。

**挂上铭牌**　护士会把写有爸爸妈妈名字及出生时间的卡片挂在宝宝的手腕或脚腕上，以便和别的宝宝做出区分。

**接受检查**　宝宝出生后医生都会对他进行Apgar（阿普卡）评分来确定新生儿的健康状况。通常这些都是对他的反应和生命特征而进行的测试，包括以下五个方面：心率、呼吸、肤色、肌肉和反应。每个项目的分值范围都是0~2分，最后将五个分值加起来，总分就是Apgar评分。这些测试会在五分钟后再进行一次。通常8~10分都是正常的，如果你的宝宝得到这个范围的分数的话，就说明不需要特别护理了。

## 新生儿出生后的三早

三早，即早接触、早吸吮、早开奶，将宝宝裸体放在新妈妈身上，进行早期的皮肤接触，帮助宝宝在1小时内早吸吮、早开奶。宝宝可以尽快学习和熟悉含接乳房，吸吮到含有丰富的免疫球蛋白的初乳（5小时内含量最高），有利于胎便尽快排出，减轻黄胆；有利于母乳喂养的成功。世界卫生组织提倡，在三早之前对宝宝不做任何医疗处理（洗澡、称体重、测身长等）。

# 新生儿检查

新生儿出生的最初几天，医院会对新生儿进行一次全面详细的检查。通过检查可以得知新生儿是否正常。

## ● 身体检查

检查身形、脊柱是否出现异常、肌肉的紧张程度，神经系统的成熟状态等。通过触摸全身，了解主要脏器是否异常，胯部和大腿的动脉是否异常。颈部是否有肿块。观察仰卧时，颈部是否向一侧倾斜。

## ● 听诊器检查

检查心、肺、肠是否异常。宝宝的心脏听诊有无杂音。通过检查呼吸的次数和呼吸的方法等可以确定呼吸是否正常。如心脏先天畸形，可以听到杂音；肠子堵塞，听不到肠鸣等。

## ● 肤色检查

红色为正常，过白或过青可能有异常。

## ● 生殖器检查

男宝宝就要检查阴囊是否左右对称，如果一侧比另一侧大2～3倍，可能是阴囊水肿等。女宝宝就要检查大阴唇和小阴唇是否粘连等。这个检查在宝宝出院前还要再检查一次。

## ● 耳朵检查

用手触摸耳朵，观察有无异常。

## ● 肛门检查

将消毒过的温度计插入肛门内，检查是否通畅。如有异常及时采取措施。

## ● 口腔检查

观察齿龈、舌头、上颚等形态是否正常，是否有异物；舌根和下颚连接情况。

## ● 股关节脱位检查

把两腿拉直，检查是否有髋关节脱位现象，确认两腿长度是否一致，分开时是否有异常等。如果髋关节脱位，两腿长度会异样，分腿屈曲姿势不能贴床。

## ● 黄疸检查

出生后2~3天会出现新生儿黄疸，一般会自行消失。一旦出现黄疸还是要通过采取确认血清胆红素的数值。若在出生后24小时就出现黄疸，需要立即采取措施。要是黄疸比较严重，可能要转入新生儿科采取综合治疗等措施。

## ● 头型检查

用手检查头部有无通过产道的挤伤，囟门是否正常。头瘤有无血肿。

## ● 先天性代谢异常疾病检查

出生吃奶后72小时采取脚后跟血，进行先天性代谢异常疾病检查。宝宝出生时会携带一种促进代谢的酶。如果没有这种酶，摄入母乳或牛奶后代谢产物就会导致神经系统发育异常或生长障碍。一旦发现异常，需要特殊奶粉喂养或药物治疗。

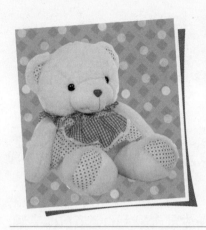

# 新生儿喂养
## 最科学的宝宝饮食

宝宝出生了，新妈妈到底该如何喂养宝宝呢，下面就让我们了解一下关于新生儿喂养的相关知识吧。

## 哺乳量和时间

每个孩子吃奶的量是不同的，所以很难完全确定喂养的量。

如果是母乳喂养的话，按需喂养，一般来说，每日喂奶达8~12次以上，也就是按需哺乳。随着宝宝进食量增加，睡眠时间逐渐延长和母乳分泌量增多，两次喂奶时间会逐渐延长。

如果是奶粉喂养的话，每次按100毫升来说，一天喂8次即可，避免过量喂奶，否则会拉肚子。并且剩下的奶粉要及时清理掉。一般每隔3~4个小时喂1次奶粉。

### 温馨提示
### 妈妈要知道的奶具消毒步骤

宝宝的抵抗力较弱，容易受到细菌的感染而引起疾病，所以，在每一次人工喂养后都要认真地对奶具进行消毒。比较常见和容易操作的消毒方法是用开水蒸煮。消毒步骤为：喂奶后，将奶瓶和奶嘴洗净，放入盛有适量水的消毒锅中蒸煮，奶瓶需要10分钟，奶嘴需要3分钟。蒸煮后，用专用器具夹将奶瓶、奶嘴等放在专用的干燥架上，再次使用时拿取即可。

## 喂养的方法

母乳喂养的话，两侧乳房轮流来，先从一侧乳房排空后，再喂另一侧。每次喂乳时应尽量让宝宝吸奶吸到满足，自己放开乳头为止。

奶粉喂养的话，首先要让宝宝含住整个奶嘴，这样有利于宝宝颌骨的发育。其次为防止空气进入宝宝的胃内，必须保证奶粉的水平面高于奶嘴的边缘。

## 母乳喂养的新生儿不用喂水了

不少妈妈认为，新生儿都是需要喂水的。但联合国儿童基金会提出的"母乳喂养新观点"认为，一般情况下，母乳喂养的宝宝在6个月以内不必添加任何食物、饮料和水。母乳中含有宝宝从出生到6个月所需要的蛋白质、脂肪、乳糖、维生素、水分、铁、钙、磷等全部营养物质和微量元素。母乳的主要成分就是水，能满足宝宝新陈代谢的全部需要，因此不需要额外喂水。相反，额外喂水可能会稀释母乳，对新生儿的生长发育不利。

母乳即是粮食，又是饮料和药物，每次喂奶吸吮之前奶中含大量水分，在腹泻高热时，更要鼓励宝宝多饮用母乳。

## 妈妈喂奶后不要倒头就睡

不少新妈妈经过分娩、产后护理新生儿的劳累，常常疲惫不堪，喂完奶后，倒头就睡。但是，这对新生儿却是非常危险的。新生儿的胃的入口贲门发育还不完善，很松弛，而胃的出口幽门很容易发生痉挛，加上食道短，喝下去的奶很容易反流出来，出现溢奶。当新生儿仰卧时，反流物可能会呛入气管容易造成窒息甚至猝死。

因此 新妈妈在喂奶后一定要抱起宝宝轻拍背部，让宝宝打嗝后再缓缓放下，取右侧卧位，观察几分钟。如果宝宝睡得很安稳，妈妈再躺下睡觉。此外，睡觉时，可以开一盏光线较暗的小夜灯，一旦宝宝溢奶，能及时发现，及时处理。

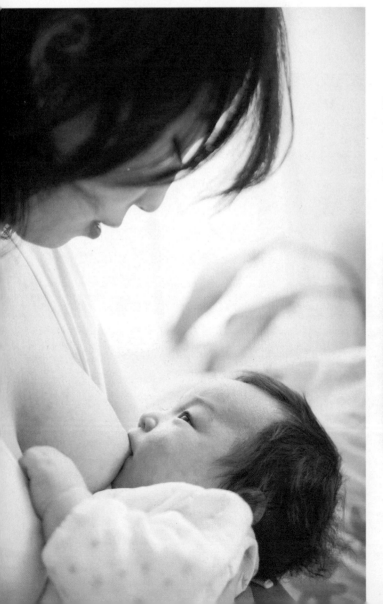

## 母乳喂养的好处

### ● 营养丰富，是宝宝理想的天然食品

母乳中含有较多的脂肪酸和乳糖，钙、磷的比例适宜，适合新宝宝消化和吸收，不易引起过敏反应、腹泻和便秘；母乳中含有利于宝宝脑细胞发育的牛磺酸，有利于促进新生宝宝智力发育。

### ● 母乳是新生宝宝最大的免疫抗体来源

母乳中含有多种可增加新生宝宝免疫抗病能力的物质，可使新生宝宝减少患病，预防各类感染。特别是初乳含有多种预防、抗病的抗体和免疫细胞，这是任何代乳品所没有的。

### ● 母乳喂养可促进亲子间的感情建立与发展

在母乳喂养中，新妈妈对新生宝宝的照顾、抚摸、拥抱等身体的接触，都是对新生宝宝的良好刺激，不仅能够促进母子感情日益加深，而且能够使新生宝宝获得满足感和安全感，促进其心理和大脑的发育。

温馨提示

**拍嗝要领**

头枕肩上。将宝宝竖抱起来，让他的头自然地趴在你的肩膀上，一只手搂着他的臀部，另一只手轻拍他的后背，直到听到他的打嗝声。

如果宝宝吐奶比较频繁，妈妈可以试着在宝宝吃到一半时，让他停下来，先拍拍嗝，等宝宝打出嗝后再继续喂。

## 母乳喂养的姿势

### ● 摇篮式

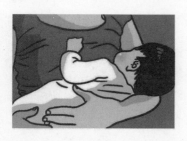

大部分妈妈都容易做的，也是最舒服的姿势。

1.妈妈的后背垫个垫子，手肘上放宝宝的颈部，让宝宝的嘴对着乳头下方。

2.用手托着宝宝的臀部，用另一只手从乳房根部托起乳房，让宝宝含接。

3.让宝宝的枕部与背部在一条直线上，宝宝才会舒服。这时宝宝要紧贴在妈妈的胸前。

### ● 交叉摇篮式

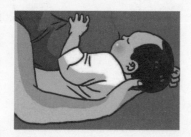

宝宝无法抬起脖子或妈妈还不能熟练地托住宝宝的头部时，可以用这种姿势。

1.在妈妈的后背垫上垫子，用右胳膊抱住宝宝坐正，膝盖上放枕头，让宝宝的脸对着左边乳房。

2.宝宝贴在妈妈的胸部，确认宝宝的身体是否舒服地形成一字形。

3.拇指和四指分开，托住后脑勺下方的颈部，肘部夹住宝宝臀部，前臂可支撑在膝盖上的枕头上，用另一只手托住乳房。

### ● 怀抱式（抱球式）喂奶姿势

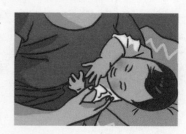

长时间授乳抱着宝宝会花费很多力气，采用这种姿势会减轻疲劳感。

1.让宝宝躺在沙发上或床边上，妈妈一侧紧贴沙发或床边，对着宝宝头部坐下。宝宝位于腋下方。

2.用一只手托住颈部，肘部夹住臀部，可支撑在沙发或床上，使枕部与背部呈一直线。

3.用拇指和四指托住宝宝头部下方的颈部，帮宝宝更舒服地吸奶。

### ● 侧躺姿势

产后还没有恢复好、在喂奶时想休息或夜间需要喂奶的新妈妈可以用这个姿势。

1.妈妈侧躺，这时候妈妈的头底下、肩膀后面、大腿之间垫个枕头会更舒服。

2.授乳乳房侧的胳膊放在枕头下，让宝宝对着乳头躺下。妈妈上方胳膊紧紧搂住宝宝后部，并紧贴自己身体。剖宫产的新妈妈为了不让宝宝踢着手术的部位，最好在腹部围上毛巾。

3.用毛巾或小枕巾垫在宝宝后背上，宝宝对着妈妈会更舒服。

# 尿布与纸尿裤
## 科学使用尿布和纸尿裤

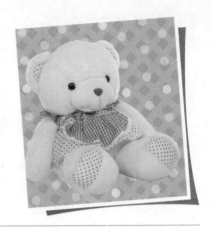

尿布和纸尿裤各有所长，尿布透气性能好，吸水能力强，经济实惠；而纸尿裤使用方便，不用洗涤。合理选用尿布和纸尿裤，既干净卫生，又能保证宝宝的舒适度，还能够为家里节省不少的开支。

## 换尿布的方法

宝宝从出生后即开始排尿，乳汁充足时每天小便在6次以上。因此，新妈妈要给宝宝勤换尿布。下面我们就来一起学习换尿布的方法吧。

1. 从宝宝屁股下面伸进手，用手掌托住宝宝的腰部稍微抬起屁股，在屁股下铺上新尿布。屁股放在尿布中央的前面。

2. 调节尿布的高度，不要盖住肚脐，留下一点空间左右对称地贴。男宝宝的阴囊下面容易潮湿，要往上推阴囊，再带上尿布。

3. 肚子要留点空间，后背要刚好戴上尿布，这样宝宝会感觉舒服。

4. 大腿的尿布没有褶或集中在一侧的话，大小便很容易漏出。最后需要检查一下尿布是否太松或太紧。

须注意的是，在换尿布时，不要过分拉宝宝的腿，否则会导致脱臼，最好是抬起宝宝的屁股来换尿布。

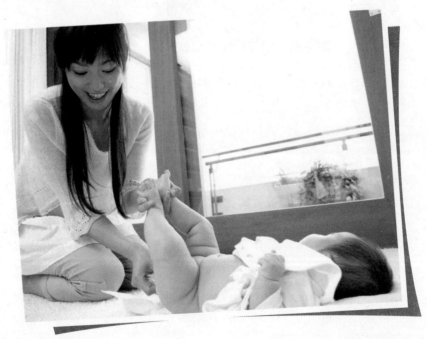

新生儿和小婴儿的大小便次数比较多，而且也不憋"大脬"的尿，所以尿布应及时更换。

# 尿布折叠方法

## ● 长方形

1.将尿布对折。

2.若是新生宝宝，按八分之一左右的宽度折叠起来；随着宝宝的成长，把折叠的宽度逐渐放宽。

3.将普通布店里购买的正方形尿布，按步骤1的大小折叠3次。

4.折叠方法与出售的正方形尿布一样，按相同的宽度折叠几次。

## ● 三角形

1.像长方形尿布那样对折后，再按八分之一左右的宽度折叠2次。

2.将一侧的布角与另一侧的布角按直线折叠。

3.将没被折叠的尿布面水平折叠成三角形即可。

# 怎样为宝宝选择纸尿裤

## ● 纸尿裤的类型

常见的纸尿裤有黏合式三角衬裤型和穿着式三角衬裤型等。

黏合式三角衬裤型纸尿裤使用方便，价格适中，是当前最为广泛使用的纸尿裤，最适合小便量和活动量都在不断增长的1岁以内的宝宝。

穿着式三角衬裤型纸尿裤能像三角内裤那样穿着，虽然使用方便，具有极为出色的活动性，但价格比较昂贵，适合会走会跑的宝宝使用。

# 选择纸尿裤的3大要领

## 1. 有超强的吸水力

宝宝的新陈代谢，尤其是水代谢非常活跃，而且膀胱又小，每天都要排好多次尿。如果护理不及时，屁屁容易经常处于潮湿的状态，长期如此容易形成尿布疹。

所以，在选择纸尿裤时，应挑选那些含有高分子吸收体、具有超强集中吸收能力的。这样的纸尿裤被浸湿后，形成的凝胶能承受相当于自重80倍液体，可以把尿液锁在中间不回渗，因此能使宝宝的小屁屁保持干爽，从而预防发生尿布疹。

## 2. 柔软且无刺激性

宝宝的皮肤厚度只有成人皮肤的十分之一，角质层很薄，因此与宝宝皮肤接触的纸尿裤的表面应柔软舒适，就像棉内衣一样，包括伸缩腰围、粘贴胶布也应如此。而且，不应含有刺激性的成分，以免引起过敏。

## 3. 透气性要好

宝宝皮肤上的汗腺排汗孔仅有成人的二分之一大，甚至更小。在环境温度增高时，如果湿气和热气不能及时散出，宝宝的屁屁就会潮湿，促发热痱和尿布疹。

因此 选择纸尿裤在考虑超强吸水力的同时，也要注意是否透气。如果虽然尿液被吸收了，但热气和湿气，仍聚集在尿裤里，那也会使细菌生长，诱发尿布疹。

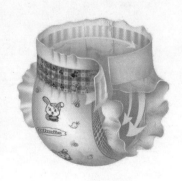

# 新生儿衣服和被褥选择
## 给宝宝使用最舒服的衣物

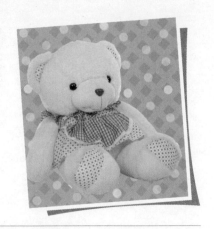

由于新生儿期的皮肤生理结构及功能的特点，故衣料要选择易吸水、质地软柔、保暖性能好的和色彩浅淡及洗涤方便的布料。

## 新生儿穿衣

给宝宝穿衣服和脱衣服要有速度，避免使宝宝受凉。在给宝宝穿衣服时，要托住屁股和脖子，让宝宝觉得舒服。

穿衣服前应注意以下几个问题。

### 1. 剪下新衣服的商标

新生儿的新衣服需要将商标剪下来，如果是贴在里面的更要彻底剪下来。商标接触皮肤会使皮肤红肿。

### 2. 新衣服用清水漂洗

新生儿的衣服特别是内衣，最好用干净的水漂洗后再穿，去掉可能附着在上面的灰尘或异物等。不要用洗涤剂，就用清水漂洗，接触的感觉会更清爽，也容易吸汗。

### 3. 室温升高后再脱衣服

在确定温度升高后，再迅速脱掉或换下宝宝多余的衣物。有的宝宝在脱衣服时会吓一跳，但这是0~4个月宝宝的反射反应，可以抓住宝宝的手或胳膊让宝宝安心。

## 穿衣服的要领

### 1. 最好是领子宽的衣服

宝宝的头比身体大，不能从前面打开的T恤形上衣不便穿脱。最好选择领子宽的，或可从前面或肩膀方向打开的或有扣子的。

### 2. 开胸衣服翻过来穿

给宝宝穿开胸衣服时要提前把衣服翻过来。将孩子的手通过翻过来的袖子，从妈妈的胳膊移动到宝宝的胳膊上，即翻成正面了，把衣服反过来就能容易地穿上了。

### 3. 将内衣和外衣套在一起一次性穿上

内衣和外衣分着穿会比较辛苦，内衣和外衣套在一起一次性穿上更简单。外衣和内衣的袖子套在一起，这样宝宝的胳膊能更容易地通过后一次性穿上。

### 4. 妈妈的手最好放在扣子下面扣扣子

穿着衣服扣扣子容易压迫到宝宝娇嫩的皮肤，所以，妈妈的手指要伸到宝宝的衣服下面或往前拉衣服再扣扣子。

## 不同月份的穿衣法则

### 1. 0~3个月

宝宝在温暖的被窝里度过，只穿产衣或是用围巾围住就可以了。

### 2. 4~6个月

宝宝不停地动，睡觉时也动，所以要穿怎么动也不会露肚子的衣服，如连体服等。

### 3. 7~12个月

宝宝爬或走的动作明显增多，所以宝宝会出很多汗。妈妈要注意经常给宝宝换衣服。可分着穿上衣和下衣服。

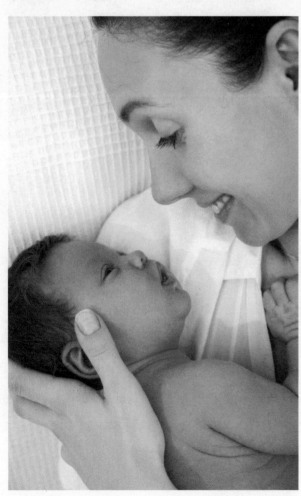

## 新生儿被褥的选择

在给新生儿选择被褥时，不仅要注意美观，更重要的是要实用和安全，这样才不会对新生儿娇嫩的身体造成伤害。

新生儿的被褥应单独准备，要选用质地柔软、保暖性好、颜色浅淡的棉布或软布制成，不宜用合成纤维或尼龙织品，因为其吸水性、透气性较差，易导致新生儿汗疱疹或皮炎。棉被不宜过厚过大，最好选用方形被，用棉花和软布制成。早产儿的被子，应选用羽毛或羊毛等保暖性好的材料缝制。被子须备两条，也可用小被套代替，最好都是用全棉布制作的，以便换洗。此外，最好再准备一条小毛毯，因为毛毯比较透气、轻薄、保暖性强，很适合包裹新生儿。

新生儿的床单最好也用全棉制品，尺寸应比小床略大，以便四周可以压在床垫下面，这样可以防止宝宝活动时将床单弄成一团。床单可以多备几条，方便换洗。

新生儿的垫被也是很重要的，因为新生儿的骨骼较柔软，正处于生长发育阶段，所以垫被不能太软。若用过软的弹簧床垫或海绵垫，会使他们的脊柱经常处于弯曲状态，可能引起脊柱变形，甚至发生驼背。因此，最好用旧棉胎折叠起来做成床垫，上面再铺一层薄的棉胎就行了。而且，可以再套上一层厚的塑料套，使垫被有防水的作用。

# 新生儿洗澡
## 安全、轻松地给宝宝洗澡

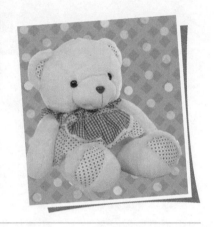

　　新生儿出生后，怎样科学地给宝宝洗澡，以及洗澡时需要注意哪些，如果我们能全面了解，可以减少对宝宝的伤害。

## 注意事项

　　※每周2~3次最好，洗澡的时间以10分钟为好，最好在上午10点至下午2点之间。新生儿出生后1周还有肚脐感染的风险，所以要做部分洗澡，脐带全部掉后再洗全身。

　　※宝宝洗澡时，室温宜为24℃~26℃。洗澡水温度控制在38℃~40℃，以妈妈的肘部浸在水里感到暖和为宜。

　　※准备好洗澡水和洗浴用品，不要让新生儿的体温降低。

　　※消毒肚脐的准备，纱布毛巾等要放在够得到的地方。洗完澡后换的衣服以上衣、尿布兜、尿布的顺序叠放。

　　※不要用香皂洗脸，最好用清水。

　　※洗完澡穿好衣服，要开始做肚脐护理了。消毒结束后，要露出肚脐待其变干。

　　※洗完澡后喂热的奶或水。

## 全身洗澡的方法

### ● 洗澡准备

　　1. **测洗澡水的温度。**在浴盆中准备洗澡水，洗脸盆里准备最后冲洗的水，用手肘测水温。

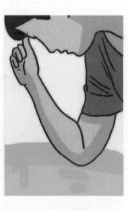

　　2. **抱起宝宝。**给宝宝脱完衣服就放在水中会吓到宝宝，所以要围着毛巾，一手托着脖子，肘部夹屁股，另一只手洗。

　　3. **堵住耳朵。**耳朵里进水会导致中耳炎等炎症。用托着脖子的手的拇指和中指分别在两耳后方将耳郭压向前方，盖住外耳道，避免耳朵里进水。

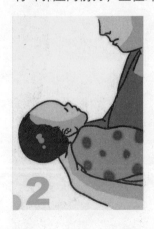
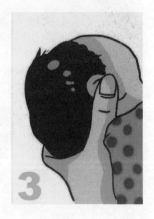

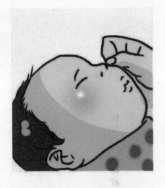
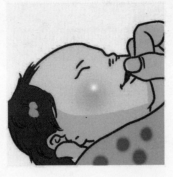
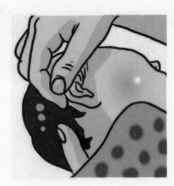
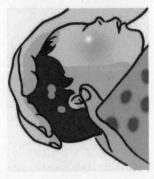

### ● 擦脸、洗头发

1. **擦脸。**以眼睛、鼻子、嘴巴、耳朵的顺序擦脸。在闭眼的状态从里往外地擦眼屎。

2. **洗头发。**弄湿头发，用手弄出泡泡后，从前往后地抚摸着洗头发。用手指温柔地按摩头皮。耳朵只擦外耳道部分。

### ● 全身洗澡

1. **放入浴池。**拿下围着孩子的毛巾后从脚慢慢地放入水中，让宝宝坐在一边。

2. **洗澡。**若是右撇子就用左胳膊，若是左撇子就用右胳膊托着孩子的后背和脖子。按脖子、腋下、肚子、胳膊、手、腿、后背的顺序来洗。

### ● 冲洗、擦干

1. **冲洗。**洗完澡后，小心地把冲洗水倒在宝宝的肚子上冲洗。最后全身浸在干净的水里10秒钟左右再拿出来。

2. **擦干。**把宝宝放在毛巾上，用毛巾围住全身，轻拍擦干。胳膊和腿要按摩着擦洗，手指一个个张开着擦。

# 新生儿睡觉
## 睡个香香的觉

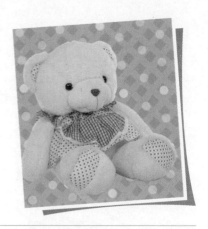

对于刚出生的宝宝来说，睡觉是他的主要任务。我们可以通过掌握宝宝睡觉的规律，尽量为宝宝创造良好的睡眠环境。

## 掌握新生宝宝的睡眠与觉醒的规律

科学家经过系统的观察研究，按新生儿觉醒和睡眠的不同程度分为6种意识状态：深睡、浅睡、瞌睡、安静觉醒、活动觉醒和哭。新生儿在这6种状态中均有特殊的行为表现：

| 状态 | 行为表现 |
| --- | --- |
| 深睡 | 新生儿眼闭合，面部放松呼吸均匀，全身除偶然的惊跳和极轻微的嘴动外，没有任何活动 |
| 浅睡 | 新生儿通常闭着眼，偶尔眼球动，呼吸不规则，面部时有微笑或怪相，有时或出现吸吮或咀嚼动作，一般这是新生儿觉醒前的睡眠状态 |
| 瞌睡 | 特征是眼半睁半闭，眼睑出现闪动，通常发生在刚醒后或入睡之前，持续时间较短 |
| 安静觉醒 | 新生儿眼睛睁得很大，机敏，安静，能专心听妈妈讲话，喜欢看东西，喜欢注视人脸，并且目光能随东西或人脸慢慢移动。在这个阶段，新生儿很少活动 |
| 活动觉醒 | 新生儿的眼睛、面部及全身的活动都增加，环视周围，发出声音，手臂、腿和全身出现有节律的活动。但很快会趋于烦躁 |
| 哭 | 除了尿湿了或身体不适，新生儿一般在睡前要哭一阵，哭时眼紧闭或张开，四肢有力地活动，哭一会儿后便进入睡眠状态 |

新生儿这6种意识状态按顺序交替进行，每天可有十几个周期。父母可按上面的描述，密切地观察您的小宝宝，很快就懂得了这6种意识状态，掌握您新生宝宝睡眠与觉醒的规律，更加科学地进行养育。

## 怎样使宝宝安睡

睡眠是新生儿生活的主要内容，对于新生儿的生长发育十分重要。新生儿的脑细胞发育尚未成熟；功能也不健全，脑组织很容易疲劳。睡眠时，对氧和能量的消耗最少，有利于疲劳的脑细胞重新得到恢复。有正常睡眠规律的宝宝往往精神饱满，生长发育良好；而睡眠不好的宝宝常常爱哭爱闹，烦躁不安，食欲缺乏，体重增长缓慢，抵抗力降低。

那么，怎样使宝宝睡好呢？

首先要有一个良好的睡眠条件。卧室要比较安静，光线不要太强，空气新鲜，温度不宜过高或过于干燥，宝宝用的被褥要松软，经常在阳光下曝晒。最好让宝宝单独睡一张床，或者睡在妈妈身边的被窝里。不要与妈妈同睡一个被窝，更不要含着妈妈奶头睡觉，以免将宝宝压坏，甚至捂住口鼻引起窒息。

同时，要做些睡眠准备工作。晚餐要适宜，喂得过饱腹部不适，宝宝难以入睡；吃得过少常常因饥饿醒来啼哭。睡觉前做一些安静的游戏，不要让宝宝过于兴奋。临睡前最好洗个澡，把把尿，换一件宽松保暖的睡衣，使宝宝感到舒适与松弛。

一旦把宝宝放在床上，就应尽量让他早些入睡。可调暗灯光，拿走玩具，轻轻地拍着宝宝并哼一些催眠曲，形成单调的刺激。每天应定时让宝宝上床，以建立条件反射，形成良好的睡眠习惯。夜间如宝宝不醒，可以不换尿布，尽量不要惊动他。

如果宝宝醒了，换尿布后可喝少许水，不要和他说话，让他尽快转入睡眠。顺便说一下，要注意宝宝睡觉的姿势，经常变换头位，以防把头睡偏。否则不仅影响外观，而且会影响大脑的发育。

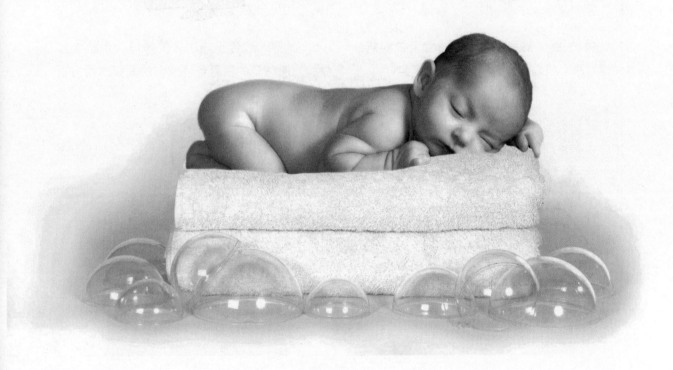

# 如何抱宝宝
## 正确抱宝宝

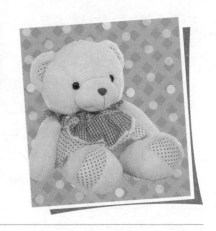

刚出生的宝宝非常娇嫩，如果我们抱不好的话，很容易给宝宝造成伤害，那么在日常生活中，我们该如何正确地抱宝宝呢，下面让我们了解一下。

## 从床上抱起时

1. 托住脖子和屁股。一只手伸进脖子下方，用全部手掌托住脖子，另一只手伸进屁股下面。

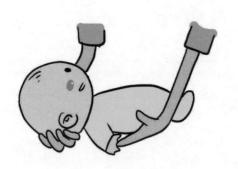

2. 妈妈的腰部要稍微弯曲，将宝宝拉向妈妈方向抱起来。妈妈要维持弯曲腰部的姿势。

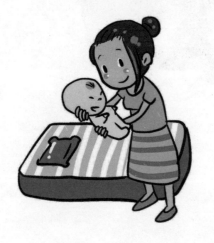

## 喂母乳时

1. 摇篮抱法。这是授乳的基本姿势，将宝宝放在大腿上，用手肘的内侧托住头部，让宝宝侧躺抱在怀里。

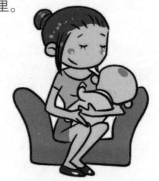

2. 胁抱。适合于奶水多的妈妈。用给宝宝含住的乳房一侧的胳膊垫住宝宝的屁股，用另一只胳膊托住头部。

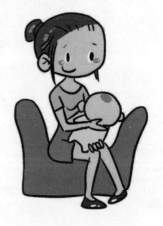

## 放下睡着的宝宝时

1. 抱着孩子坐。为了不让宝宝醒来，抱着宝宝弯曲两膝盖，坐在地上。
2. 让宝宝躺下。身体前倾，屁股放在床上。
3. 将宝宝的头放在枕头上。
4. 整理。放下宝宝后为了不让宝宝的后背硌着，抚摸着后背整理衣服。

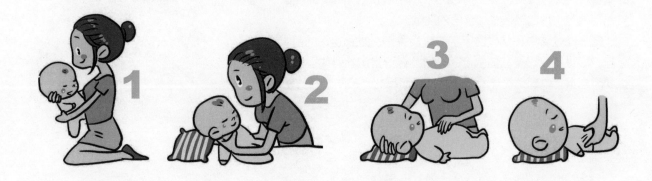

## 将宝宝递给对方时

一只手放在宝宝两腿间托住屁股，另一只手托住宝宝的脖子和肩膀。从宝宝的头开始慢慢放在对方手上。

## 哄宝宝或让宝宝睡觉时

一只手托住脖子，另一只手托住屁股，竖着抱宝宝。跟宝宝对视着轻轻拍屁股，轻轻向两侧晃动。

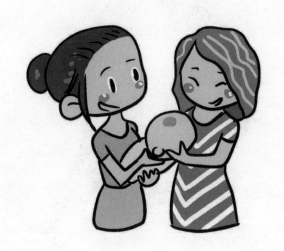

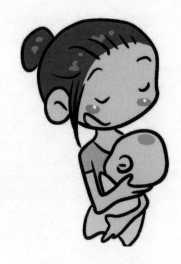

# 新生儿这样做抚触
## 妈妈爱的展现

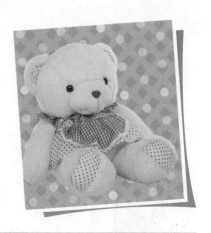

广义地说，与宝宝的肌肤接触都可以称之为亲子抚触，随时随地都可以进行，如给宝宝洗澡的时候，换尿布的时候，都可以抚摸宝宝的肌肤，与他进行目光上的亲切交流。而现在我们要说的亲子抚触法，则是指一种比较正式、全面的抚触方法。

亲子抚触体现了父母对宝宝的热切关怀，是新生儿的基本需要。它可以促进宝宝感觉智能的全面发展，促进宝宝的身体健康，更能增进父母与宝宝的感情交流，是一种简便而行之有效的亲子方法。

## 准备工作

若宝宝情绪很好，也不饿不渴，此时就是最佳的亲子抚触时机了。刚开始宝宝可能还不怎么适应，可以少做一会儿，每个动作做2~3次就可以了。等到宝宝慢慢适应并喜欢上之后，就可以多做几次，适当延长点时间。

接下来，还需要做些必要的准备：

1. 选择一个温暖、舒适、安静的环境，室温为25℃~28℃，光照柔和。

2. 放些轻柔的音乐，可以选择怀孕时听过的胎教音乐，宝宝可能会熟悉，也比较喜欢。

3. 准备好干净的衣服、尿布、袜子等，待抚触结束后就给宝宝换上。

### 温馨提示

如手部有润肤油，千万不要揉到宝宝的眼睛里。

## 抚触顺序

● **前额**

宝宝仰卧，妈妈（或爸爸）的拇指指腹从宝宝的眉心处向外侧滑动，止于两侧发际，从眉心处开始抚触全部的前额皮肤。

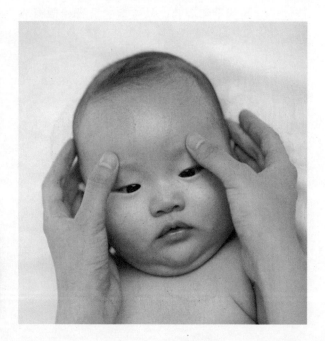

● **下颏**

妈妈（或爸爸）的双手拇指指腹从宝宝的下颌中央向外，向上滑动，止于耳前。

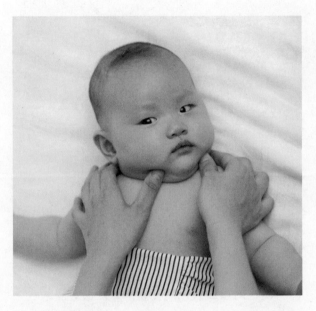

● **胸部**

妈妈的双手放在宝宝的两侧肋缘，先用右手向上滑向宝宝右肩，复原。换左手上滑到宝宝左肩，复原。这样重复3~4次。

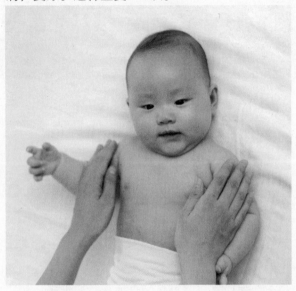

● **手臂**

从宝宝的上臂到手腕，妈妈轻轻地捏捏宝宝的手臂，如此反复3~4次。

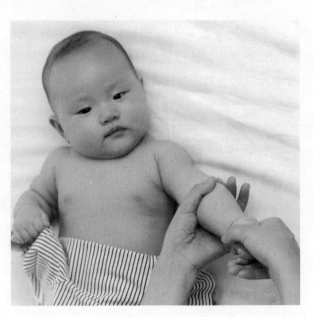

● **腹部**

妈妈（或爸爸）的手掌自宝宝的左上腹滑向左下腹，然后自右上腹滑向左上腹，再滑向左下腹。最后自右下腹经右上腹、左上腹滑向左下腹。

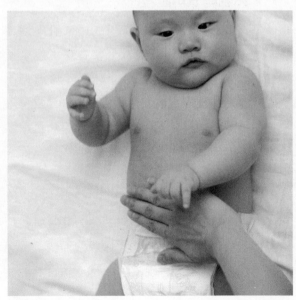

# 早产儿、低体重儿、过熟儿

## 细心照顾，仍可以像正常儿那样健康成长

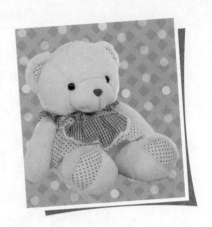

早产儿、低体重儿、过熟儿与正常儿相比，容易出现异常症状和并发症，所以需要特殊照看。但是只要细心照顾，也能够正常健康成长的。

## 早产儿

胎龄满28周到未满37周出生者，不论其出生时体重多少，均称为早产儿。早产儿的头相对较大，囟门宽大，常伴颅骨软化；头发稀、短、软、乱如绒线头，皮肤松弛，面额部皱纹多，似"小老头"，毳毛多，皮下脂肪少。其生理特点主要表现在：

### ● 体温调节功能差

早产儿因体温中枢发育不成熟，肌肉活动差，故产热能力低，且代谢低，在环境温度低时如保暖不当，很容易出现低体温（体温低于35℃）而导致硬肿症的发生。又由于汗腺发育不良，出汗不畅，在周围环境温度高时，热量散发不出而发生高热。

### ● 呼吸功能不健全

早产儿呼吸中枢发育不够成熟，呼吸肌和肺泡组织发育不全，吸气无力，呼吸浅而快，常有呼吸不规则和呼吸暂停现象。

### ● 消化功能弱

早产儿吸吮能力差，吞咽反射弱，特别容易发生呛奶。其胃容量小，胃肠功能弱，消化吸收能力差，对蛋白质的需要量高，胆酸分泌较少，不能将脂肪乳化，故对脂肪的吸收能力较差，若喂养不当很容易发生腹泻、腹胀、消化不良及营养不良。

### ● 神经系统不成熟

早产儿神经系统成熟与否跟胎龄有密切关系。胎龄越小，各种反射越差，如觅食、吸吮、吞咽及对光、眨眼反射均不敏感，觉醒程度低，拥抱反射不完全，肌张力低下。

### ● 肝肾功能低下

早产儿肝脏发育不成熟，对胆红素代谢不完全，故生理性黄疸重且持续时间长，常引起高胆红素血症、核黄疸。因肝脏功能不全，肝贮存维生素K较少，易发生出血症。肝内糖原贮备少，易发生低血糖，肾脏对尿的浓缩功能差，尿量多。

## ● 心血管功能差

早产儿心率快，可达140次/分钟；心肌收缩弱，血管脆性增强，易发生出血。

## ● 抵抗力低

早产儿全身脏器发育不够成熟，免疫球蛋白IgG可通过胎盘，但与胎龄增长有关，故从母体来的IgG量较少，由于IgA、IgM不能通过胎盘，免疫力低，对各种感染的抵抗力极弱，即使较轻微感染，也可导致败血症而危及生命，尤其须精心护理。

## ● 产后护理

1. 一台呼吸机。早产儿的肺还没有发育成熟，需要借助呼吸机进行呼吸。

2. 注射抗生素和静脉补液。早产往往是因为感染引起的，所以出生后要及时注射抗生素和静脉补液。

3. 带有辐射加温仪玻璃罩小床，这样可以尽量避免水分和热量的蒸发。

4. 心肺监测仪，时刻检测血氧浓度。

5. 此时宝宝多数不能顺利吸吮乳头或奶瓶，需要将胃管通过鼻或口插入喂养。

## ● 常见的并发症

### ◎贫血

早产儿出生前没有储存足够的铁，导致出生后很容易换上贫血。所以要及时补铁，否则出生后6个月内会因为缺铁而患上贫血。是否贫血可以通过血液检查来确定。因为早产儿在产后第一周很少能生成红细胞，所以要通过输血的方法进行治疗，也可以通过使用"叶红素"来生成红细胞。

### ◎视网膜病变

早产往往会阻碍视网膜新生血管的正常发育，进而造成早产儿眼部发育不良，比较容易得近视等眼部疾病。需接受眼科专门的检查和治疗。

### ◎周脑室及脑室内出血

因为早产儿脑的特定部位脑室和血管构造都不成熟，引起脑压升高，进而血管破裂，从而造成脑出血。若是轻微出血，没有造成脑室扩大，多半可以由脑自行吸收。但如果大量出血，造成脑室扩大，就可能影响神经功能，造成动作发展迟缓或行为障碍等。出生后，利用超声波检查脑室内出血情况，轻微出血，可以不必治疗。若出血量比较大，就应该根据医生的建议进行及时治疗。

### ◎呼吸系统疾病

因为肺部发育不全，出生后会出现呼吸困难，甚至呼吸衰竭的情况。部分体重极低的宝宝还可能出现呼吸窘迫综合征等，可以用呼吸机作为辅助手段维持呼吸。

### ◎肠胃系统疾病

早产儿容易有营养吸收不良的情况，因此最好母乳喂养。如果需要配方奶粉替代的话，最好采用少量渐进式的喂食方法。如果早产儿出现坏死性肠炎，需要就医治疗。

### ◎感染问题

因为早产儿没有从母体那里获得免疫力，并且自身免疫系统还没有发育完善，对抗病毒的能力非常弱，比较容易受到感染。而且一旦感染容易造成败血症，甚至脑膜炎，所以出生后要尽早吸吮初乳，或添加适合早产儿的益生菌配方奶。

## ● 早产儿日常保健护理

当早产儿能自己吮奶并保证每天吸入量；室温下能保持正常体温；体重每天增加10~30克，达到2300克以上；无并发症，即可出院回家。但宝宝出院后，身体仍然非常虚弱，需要父母更加小心的护理。

### ※保暖

早产儿由于体温调节困难，所以日常护理中对温度和湿度的要求显得很重要。室温应保持在26℃~28℃，湿度维持在55%~65%。如果室内温度达不到，可以采取用空调等方法提高温度，但是千万注意安全。如果体温过低可以通过给宝宝穿适当的衣服进行保暖，尽量保持宝宝体温的稳定。

### ※居室卫生

由于室内温度较高，湿度较大，导致细菌繁殖迅速，所以要保持室内卫生干净，空气新鲜。但要注意，室内通风时，禁止宝宝和新妈妈吹过堂风。

### ※预防感染

早产儿免疫力低下，对各种感染的抵抗力较差，应尽量较少探视。给宝宝喂奶、换尿布前应认真洗手；奶瓶等用具要天天消毒；注意室内通风；宝宝衣服要勤洗勤晒等。

### ※精心喂养

尽量母乳喂养，如发现宝宝有呛奶，气促，面色难看或唇周发青甚至拒奶的情况，妈妈就要提高警惕，是不是宝宝生病了。早产儿吸吮能力比较差，应少量多餐。

## ● 神经系统异常

早产儿因为中枢神经异常，听力可能不太好。如果宝宝对较大声音没有反应，可能要怀疑宝宝是不是有听力问题了。平时多观察宝宝的听力反应，及时进行听力检查。

# 低体重儿

妊娠超过37周，但由于胎宝宝成长的速度缓慢，出生时体重低于2500克的胎宝宝，称为低体重儿。先天性的原因或胎宝宝未能通过胎盘吸收营养都容易导致胎宝宝体重低的现象。相对于胎龄来说长的太小的胎宝宝，可以通过产前检查及早发现并治疗。如果妊娠继续，但是胎宝宝的体重仍不增加，或者妈妈因为怀孕引起的疾病不能正常治疗，可以实施引产分娩。

低体重儿发生先天畸形的可能性比较大，血糖或钙含量通常会降低。必要的话，可以接受葡萄糖静脉注射。低体重儿适应外界环境的能力强于早产儿，因此护理也不像早产儿那样困难。低体重儿的成长速度快于早产儿，低于正常儿；大概1年以后，生长速度可以和正常儿差不多。

# 过熟儿

妊娠超过42周出生的胎宝宝。过了预产期以后，胎盘开始老化，通过的血液就会有所减少，可能造成胎宝宝生长发育迟缓，进而导致过熟儿的体重可能比正常儿重或者轻。因为超过了预产期，胎宝宝在子宫内可能出现缺氧的情况，给自然分娩造成危险，采取剖宫产分娩的比例会增高。

过熟儿一般头比较大，身高比较高，但是身体非常瘦弱。因为是过熟儿，所以出生后可以睁开眼四周张望，一点也不像新生儿。部分过熟儿因为宫内缺氧而排泄胎便，导致羊水变绿，致使过熟儿的皮肤、指甲和脐带都变成黄绿色。出生后5~6天开始，就会恢复正常。

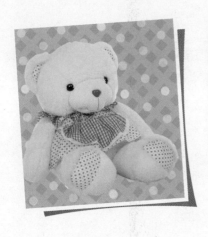

# 新生儿的不良症状与疾病

## 照顾不细心，可能产生不良的症状

面对宝宝的到来，不少新妈妈在如何照看好宝宝的问题上经常感到迷茫。一旦发生宝宝吐奶、长眼屎等症状，该怎么办呢？下面让我们了解一下新生儿经常会产生的身体不良症状、疾病及解决办法，解除新妈妈在育儿方面的担心。

## 新生儿身体的不良症状

### ● 经常吐奶

宝宝吃奶后吐奶是常见症状。1周岁以前的宝宝贲门（连接胃和食道的地方）比较松弛，容易打开，胃内食物容易通过打开着的贲门出来，所以每天会吐2~3次。

**解决办法：** 每次喂完奶后，把宝宝竖起来放在肩上轻轻拍背，直到宝宝打嗝后才让其躺下，可以减少吐奶。但是如果宝宝不喝奶，持续呕吐还伴有腹泻就需要立即就医。

### ● 暗绿色胎便

宝宝出生后1~3天会拉黏黏的暗绿色的便便不用担心，这是胎便。

**解决办法：** 宝宝出生后1~3天拉的胎便是黑绿色的，这是在妈妈肚子内积在肠里的羊水、细胞、胎脂和汗毛等，随着母乳分泌量的增加，大便逐渐转为淡黄色。

### ● 体重减轻

出生后2~4天体重稍微减轻。

**解决办法：** 这不用担心，吃的量少，排出了胎便和水分，皮肤和肺的水分也蒸发，所以体重才减少，低体重儿的体重减少得更严重。一般在宝宝正常吃奶后体重开始增加，过1周就可以恢复出生时的体重，以后会每天增加30克以上，满月时增加600克，以后每月增加750克即为正常。

### ● 女宝宝阴道出血

女宝宝在出生后3~4天时阴道会有白带甚至会出血。

**解决办法：** 这是因为受胎盘分泌的激素的影响，会有少量出血或白色阴道分泌物。所以爸爸妈妈不用担心。不过如果出血量增多或者时间长就需要及时就医了。

## ● 腹泻

宝宝经常拉稀便。

**解决办法：**稀便不等于腹泻，纯母乳喂养的宝宝大便次数可能多，上午吃，下午拉，精神好，体重增加好，可以观察。但人工喂养或混合喂养时，要确认便的浓度是否混有黏液，同时注意每天的次数。腹泻且高热，宝宝没力气，大便混杂着黏液或血等，有这种症状需要及时就医。便有点稀或每天排便2~3次，只要宝宝状态好、食欲好就不用担心。

## ● 便秘

排什么样的便比排便次数更重要。喝母乳的宝宝有的是只要吃了就排便，有的好几天都不排便，这都可以看做是正常的。但宝宝在排便时表情很不舒服且便非常硬就可以说是便秘，一般吃母乳的宝宝排的便不会太硬。

**解决办法：**没有好好吃奶或因呕吐等原因严重影响食物摄取时或人工喂养的宝宝会出现便秘。坚持给宝宝用纯母乳喂养6个月。人工喂养时要适当注意补充水分。

## ● 喉咙里发出呼噜呼噜的声音

新生儿没有感冒，但是出生后喉咙里老是有呼噜的声音，刚出生时不明显，数周后变得很明显。

**解决办法：**这是新生儿喉软骨发育不完善的表现。主要是因为孕妈妈在妊娠期营养不良，导致胎宝宝体内的钙和其他电解质减少或不平衡导致的。乳母每日保证钙摄入1200毫克，人工喂养配方奶中钙可以满足，只要给宝宝补充足量的维生素D，促进钙的吸收即可。一般在6个月到1岁之间会自行消失，没有必要担心。

## ● 蒙古斑

随着新生宝宝的皮肤逐渐变白，有的宝宝臀部、背部和肩膀等处会出现青色的斑片，称为蒙古斑，经常出现在蒙古族人身上。

**解决办法：**妈妈不必着急，随着时间的推移，蒙古斑会自行消失。几乎全亚洲的宝宝和黑人宝宝，都会出现这样的斑点。

## ● 新生儿眼屎

新生儿出生后1~2周泪腺没有充分发达，眼屎多且经常流泪，所以很多孩子在出生后几天睁不开眼睛。

**解决办法：**虽然经常出现，但过了2周眼屎还多或白眼珠充血则会发展成结膜炎，需要接受检查。此外，在摸宝宝的脸时，要先洗手，眼屎多时要用生理盐水擦眼睛。可在医生指导下应用抗生素眼水。

### 温馨提示

在给宝宝擦眼屎时，要先弄湿纱布毛巾，绕在食指上，从眼尾向前擦。或用消毒棉棒蘸清水擦拭。

## ● 皮肤角质

宝宝出生后2~3天皮肤上会有白色角质出现。

**解决办法：**待宝宝变胖就会慢慢消失，所以不要因为角质看起来不干净就故意扒下，否则会刺激皮肤。最好等自然脱落。

# 新生儿容易出现的疾病及解决办法

## ● 新生儿黄疸

新生儿的肝无法充分发挥其功能，所以无法去除胆红素，胆红素就积蓄在皮肤，这就会引起黄疸。

**解决办法：** 75%左右的新生儿是出生后几天出现黄疸症状，如没有异常，1周后肝功能就会变好，黄疸症状也会消失。症状严重的需要接受治疗。进行蓝光治疗，可以降低胆红素，通过肾脏随着小便排出。

## ● 肚脐炎症

分娩时切断过的脐带过段时间会变硬、变黑，一般出生7~10天会自己掉落，但10天以上没有掉，脐带下面会出现炎症。肚脐下出现肉芽，变得黏黏的，还会流脓，严重时会流血或二次细菌感染导致炎症。

**解决办法：** 一般是在给宝宝洗完澡后，用75%酒精棉棒给肚脐消毒，保持清洁就能治愈。脐带流脓性分泌物时用75%酒精消毒后，可涂擦消炎软膏，若周围皮肤发红，应及时就医。

## ● 新生儿痤疮

新生儿有黄色油光的皮脂痤疮。

**解决办法：** 这是因为妈妈体内生成的性激素传达到胎宝宝身上，出生后还在宝宝的体内，所以才会出现痤疮。这是一时出现的，所以不能挤疙瘩。需要时最好在医生的指导下用温水清洗干净再涂药膏。

## ● 尿布疹

有的小宝宝的臀部常会出现红色的小疹子或皮肤变得比较粗糙，称作"尿布疹"或"红屁股"。

**解决办法：** 因为一直戴着尿布，所以新生儿的屁股一直沾着小便或其他排泄物。小便的主要成分是氨，容易引起氨性皮肤炎。洗尿布时，若没有用水洗涤干净，会使皮肤受到刺激。出现疹子时，要偶尔拿下尿布，在空气中干燥皮肤，也可以抹尿布疹乳霜。为了预防尿布疹，要经常换洗尿布。

## ● 胎热

有的新生儿会出现皮肤干燥、粗糙、红肿或出现疹子，非常痒，严重时还会出现水泡，一挠会结痂。

**解决办法：** 每天温水冲洗一次。室内环境要保持清洁，不要养狗等宠物。需要注意，这种情况在干燥的冬季或潮湿的夏季更为严重，宝宝情绪不安或压力大也会加重其症状。

## ● 头血肿

宝宝的头部通过产道的过程中受到挤压，头盖骨和围住头盖骨的骨膜之间有出血，因此出现包。

**解决办法：** 大部分是在出生后3个月以内消失，出生后1个月包周围或整个包变硬，不会导致头部形状变形，也不会有副作用。若血肿表面的皮肤上有伤口，可抹抗生素软膏后轻轻盖上消毒的纱布，以防引起炎症。

# 专题 新生儿洗护用品的选择

婴幼儿洗护用品的配方基本原理虽然与成人类用品相似，但在基本原料、防腐剂、香料、着色剂上有特殊要求，具有极其严格的超过成人产品的卫生及安全性。主要功能是清洁皮肤和保护皮肤，种类远不及成人用品繁多，主要类别有：新生儿洗发水、新生儿润肤油、新生儿沐浴精、新生儿沐浴乳、酶、新生儿皂、湿纸巾、尿布清洗剂等，主要的功能是清洁；新生儿油、新生儿膏、霜、露、乳液、新生儿爽身粉等，主要的功能是滋润和保护皮肤。

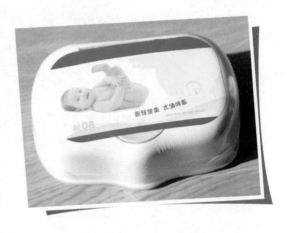

## 如何购买宝宝洗护用品呢？

1.要与宝宝的皮肤状况相宜。虽然新生儿洗护用品都很温和、自然，但不同的新生儿洗护用品所强调的配方不同，妈妈不能依自己的喜好选择，如刚出生的宝宝由于活动量少，稍稍清洗即可，无须购买清洁力很强的沐浴品。

2.不可用功能相同的成人用品替代。虽然功能相同，但成人用品的配方和标准不是专为宝宝皮肤设计的，有可能不适合宝宝皮肤的生理特点而造成刺激，选购时，一定要认准"专为新生儿设计"的字样，因为这类产品已针对新生儿皮肤作过测试。

3.要注重洗护用品的内在品质。衡量内在品质优秀的标准即是否正规厂家生产及来源于正规渠道，是否经卫生管理部门批准和检测，外包装上应有批准文号、生产厂家、成分、有效期等正规标志。一般而言，选择知名品牌、口碑佳的产品较有安全保证。

4.包装要完整安全。包装材质要无毒，且要造型易于抓握防止宝宝误食，包装要无破损，容器密封完好，其中的成分未和空气结合而发生变质。

5.如果宝宝是过敏性皮肤，妈妈要请教医生推荐选用专门设计的沐浴用品以确保安全。

在宝宝出生后的三四个月，洗澡时无须另备洗发水，只需用沐浴精或沐浴乳液就可以达到清洁的目的。待宝宝逐渐长大，妈妈感到用沐浴精或乳液给宝宝洗头洗得不干净或是脏得很快时，再为宝宝选购婴儿专用洗发用品。

# 婴幼儿常用的护肤和洗涤用品的类别

| 类别 | 主要用品 | 性质特点 |
|---|---|---|
| 护肤类 | 如新生儿油、儿童霜、儿童蜜等 | 婴幼儿由于肌肤还没有充分发育，因此抵抗表皮失水的保护作用不大。再加上宝宝皮肤的机械强度低、角质层薄、pH值高和皮脂少，皮肤不仅干燥，而且易受外界环境影响。儿童霜中大多添加适量的杀菌剂、维生素及珍珠粉、蛋白质等营养保健添加剂，产品多为中性或微酸性，与婴幼儿的pH值一致。经常使用可以保护皮肤，防止水分过度损耗或浸渍，避免皮肤干燥破裂或淹湿，以及粪、尿、酸、碱或微生物生长引起的刺激 |
| 洗涤类 | 如儿童洗发水、儿童沐浴液、儿童浴液、新生儿香皂等 | 婴幼儿皮肤和头发普遍属于干性，不宜使用脱脂力强的洗涤品，需要富脂型、润肤型、杀菌型的无刺激的专用洗涤品。新生儿用沐浴品性能要温和，对皮肤和眼睛无刺激性，以不洗去皮肤上固有皮脂为宜。品性优良的儿童洗发水，多选用较温和的活性剂配制，洗发水黏度较高，洗发时不易流入眼睛。新生儿香皂一般为"中性"或"富脂"皂，含有护肤作用羊毛脂，选用的活性剂水溶性相当低，刺激性也很低，适合新生儿使用 |
| 防护类 | 婴儿爽身粉、花露水 | 爽身粉的基本作用是保持皮肤干燥、清洁，防止和减少内衣或尿布对皮肤的摩擦。洗浴或局部皮肤清洗后，擦用一些新生儿爽身粉，对保护皮肤健康有益。夏季用的花露水，最好用不添加乙醇的，同时能消毒、杀菌、避蚊虫的润肤水类 |

# 选择婴幼儿用护肤和洗涤用品要注意

1. 要买名牌、买专业生产儿童产品厂家的正规产品。非专业、正规生产儿童化妆品的厂家的产品，绝对不可相信，产品问题会有一大堆。只要不是专业生产儿童护肤品的厂家产品绝不用。

2. 要买成熟产品、老产品。幼儿抵抗力弱，要慎用慎选，即使是专门生产宝宝化妆品的厂家，生产的新产品也不要买，等到产品成熟后，再买、再用。

3. 选择儿童的护肤用品时要慎之又慎，一定要买好的，不要贪图便宜。选用时应当注意，选用婴幼儿不容易开或弄破包装的化妆品。由于婴幼儿护理品每次用量较少，一件产品往往要用相当长的时间才能用完，因此产品稳定性要好。购买时除注意保质期外，还应尽量购买小包装产品；还要避免购买和使用着色剂、珠光剂的产品。同时，婴幼儿用品应尽量少加或不加香精，因为配制香精用的原料，往往会对皮肤有刺激作用。如果在使用过程中发现宝宝眼睛充血、流泪，一定要停止使用。

儿童的角质层很薄，成年人的护肤品绝对不能给宝宝用，否则会伤害皮肤。例如，激素类使用到宝宝身上，会引起性发育异常，会让宝宝小小年纪乳房就提早发育，造成不良后果。

成年人用的美容品更不应随便用，宝宝处于发育阶段，如果不适合会刺激皮肤，产生不利因素。如果给女宝宝涂用成年人化妆品睫毛膏，会弄得睫毛掉落，抱憾终身，因为睫毛属于不可再生的人体组织。

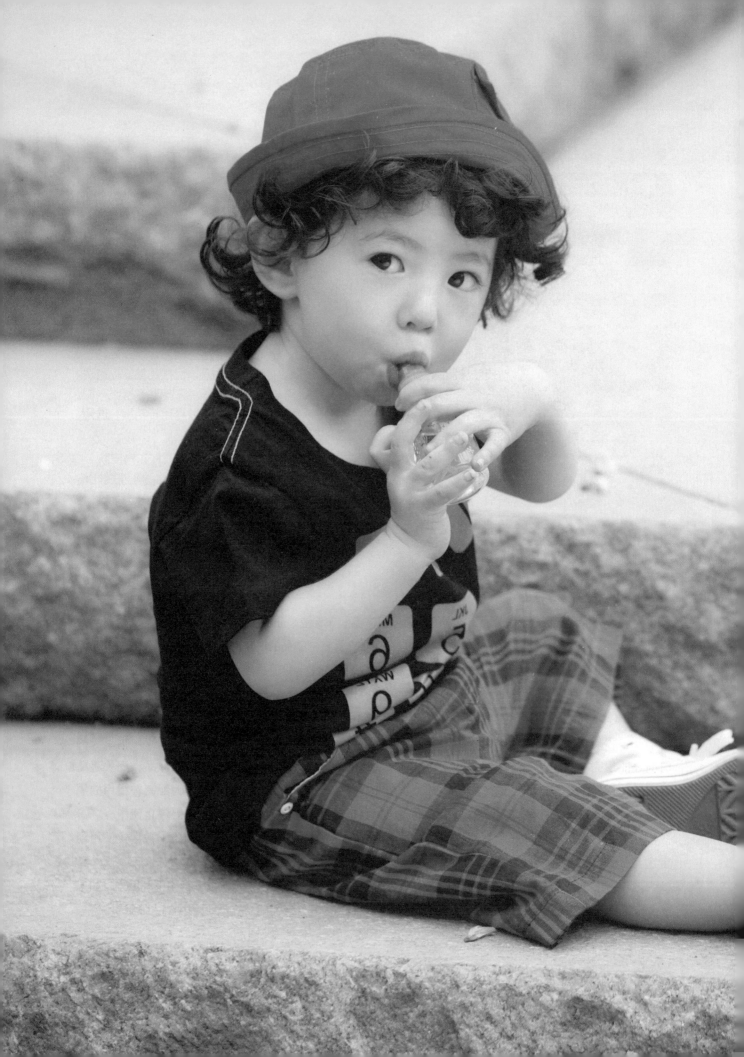

# PART 10

# 职场女性成功的妊娠育儿百科

怀着宝宝上下班是一件非常不容易的事情。职场妈妈会比全职妈妈付出更多的努力和艰辛，但是职场妈妈也可以得到更多的收获。下面让我们了解一下，职场妈妈如何谨慎地度过妊娠期，如何科学地喂养宝宝，重返职场妈妈需要做哪些准备工作以及如何做到工作与育儿两不耽误。

# 职场妈妈的怀孕经
## 妊娠和工作两不误

职场孕妈妈虽然每天忙于工作，但是也可以在工作时通过巧妙的方法，保护自己和胎宝宝，使妊娠和工作两不耽误。

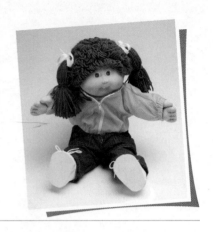

## 工作间歇做做"小动作"来缓解不适

怀孕期间，孕妈妈背部下方以及骨盆的肌肉会拉紧，长时间挺着腹部的负荷，坐着工作，颈、肩、背和手腕、手肘酸痛的可能性要比平时大得多。所以，孕妈妈工作时，除了将座椅调整得尽可能舒适之外，还可以在工作间隙尝试采取如深呼吸、舒展肢体、做短距离的散步等方法来缓解压力。如果上面的方法不易实施，孕妈妈不妨做做下面的一些"小动作"来缓解不适吧。

### ● 改善颈痛

颈部先挺直前望，然后弯向左边并将左耳尽量贴近肩膀；再把头慢慢挺直，向右边再做相同动作，重复做2~3次。

### ● 改善肩痛

先挺腰，再把两肩往上耸以贴近耳，停留10秒钟，放松肩部，重复做2~3次。

### ● 改善"腹荷"

将肩胛骨往背后方向下移，然后挺胸停留10秒，重复动作做2~3次。

### ● 改善手腕痛及手肘痛

手部合十，下沉手腕至感觉到前臂有伸展感，停留10秒，重复做2~3次，接着再把手指转而向下，把手腕提升到有伸展感为止，重复2~3次。

## 准备舒适的小道具

孕妈妈不妨在办公室里准备一些简单舒适的小道具，就可以让工作变得更加轻松、舒适，还可以避免一些尴尬事情的发生。

### ● 塑料袋 —— 避免孕吐尴尬

怀孕前3个月，妊娠反应比较强烈，可以在办公桌上准备几个深色的塑料袋，万一突然觉得不舒服，又来不及往卫生间跑，就可以迅速抓起手边的塑料袋吐在里面，但要记得处理掉用过的塑料袋。

### ● 小毯子 —— 随时注意保暖

夏天，如果办公室的空调温度太低，要记得用小毯子搭在身上，以避免受凉；冬天将小毯子盖在腿上或披在身上，更能防寒保暖。

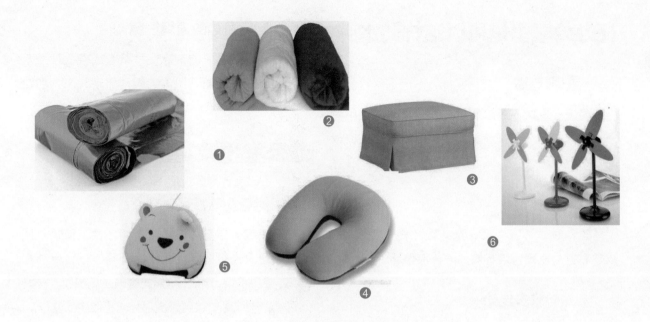

这些小物件是职场孕妈妈必备的道具哦。

● **搁脚凳——预防腿部水肿**

在办公桌前放一个小凳子或鞋盒，坐下来工作的时候就把脚放在上面，能有效缓解小腿水肿。

● **小木槌、靠垫——减轻腰酸背痛**

将一个柔软的靠垫放在椅背上，这样靠在上面工作就会很舒服。坐久了腰部容易酸痛，可以用小木槌敲敲打打，能减轻肌肉疲劳。

● **暖手鼠标垫——冬天让手部更暖和**

将暖手鼠标垫上面的USB接口插在电脑主机上，再用鼠标时，就不会冷冰冰的了，手放在上面一点都不冷了。

● **小风扇——度夏必需装备**

买个小风扇摆在办公桌上，怕热的你就可以安然度过整个夏天了。

## 保持良好的工作状态

孕妈妈在工作的时候，要像非孕期时那样，全身心地投入到工作当中去，尽量不要做与工作无关的事情，例如浏览育儿网站、看育儿心得等。要做到准时上下班，开会时尽量避免去卫生间，不要无休无止地向同事抱怨怀孕的辛苦和劳累，因为别人不会一直对怀孕的话题感兴趣的。

# 在办公室里也可以这样防水肿

## ● 把脚垫高

每天上班时，将双脚放在事先准备好的小凳子或小木箱上面垫高，能帮助腿部血液回流，以降低小腿水肿发生的概率。

## ● 抖抖腿

工作时，可以将双脚脚尖踮起来，然后上下或左右抖动双腿，这样能加速体液循环。

## ● 站起来多走动

可以多去几趟卫生间或多打几次水，趁这个机会活动一下双脚。如果环境限制的话，可以在座位旁边做一会儿原地踏步的动作，也是不错的放松机会。

## ● 按摩双腿

第一步：按捏小腿肚。用两只手捏住小腿肚上的肌肉，一边捏一边从中间向上下按摩，不断改变按捏的位置，重复做5次。

第二步：拧小腿肚。两手一上一下握住小腿，像拧抹布一样左右拧小腿肚上的肌肉，从脚踝开始往膝盖处拧，重复做5次。

第三步：按摩小腿。两手握住小腿，大拇指按住小腿前面的腿骨，从上往下按摩，重复5次。

第四步：按压大腿。两手捂住大腿，拇指放在膝盖上面，边按压边按摩，重复5次。

## ● 利用身边的道具捶腿

可以用卷起来的杂志、手纸卷或拳头来捶双腿。让腿部血液随着肌肉的颤动流动起来，加快循环，减少体液淤积，这样也能有效减轻水肿。

# 办公室里吹空调

## ● 避免直吹冷风

孕妈妈一定要注意不可贪图凉快，而让冷风直吹自己。空调的温度也不宜开得过低，保持在26℃，否则室温过低，孕妈妈容易受风感冒，孕妈妈可拿毯子或毛巾被盖好腹部，防止胎宝宝受凉。

## ● 不要在空调环境里待太久

因为写字楼里大多安装的是中央空调，使用时间一长，会导致空气质量下降，容易滋生细菌、病毒，孕妈妈在这样的环境中，更容易会感到头昏脑涨、疲倦、心烦气躁等，所以，孕妈妈还是应避免长时间待在这样的环境中，可以经常开窗通风换气，确保室内外空气的对流交换。

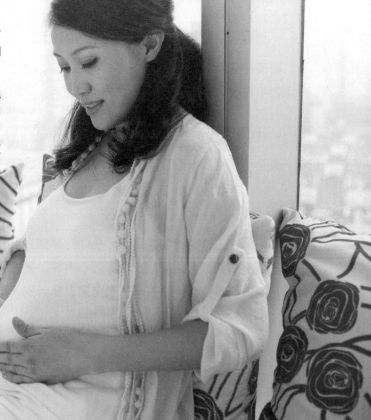

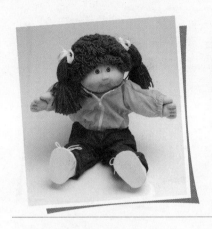

# 了解自己的"特权"
## "霸道"的职场妈妈

职场孕妈妈受到法律的保护，拥有一些特殊权利，《妇女权益保护法》和《女职工劳动保护规定》都有规定，孕妈妈了解一下，必要时，可以用法律保护自己的权益。

## 职场孕妈妈享有的特权

### ● 不被辞退

工作单位没有权利因怀孕、休产假、哺乳等情形，降低工资标准或辞退孕妈妈。

### ● 产检时间也算劳动时间

孕妈妈按照医务部门要求在工作时间内进行产前检查，算作劳动时间，按出勤对待。

### ● 规定劳动时间和劳动安全

孕妈妈的劳动强度和劳动时间有规定：不能安排孕妈妈从事第三级劳动强度的劳动以及孕期禁忌从事的劳动；不能延长劳动时间；不能胜任原劳动的，根据医务部门的证明，减轻劳动强度或改为其他劳动；在劳动时间内安排一定的休息时间；怀孕7个月以上，不得安排其延长工作时间和夜班劳动。

### ● 产假

孕妈妈可以享受98天的产假，其中产前休假15天。多胞胎生育的，每多生1个胎宝宝，增加产假15天。晚婚晚育夫妻双方中有一方可申请加30天产假。

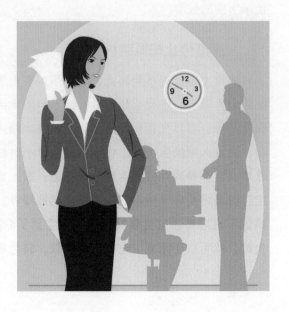

### ● 医疗报销

现在实行社会统筹保险后，关于女职工生育待遇问题也有新的规定。根据女职工生育保险条例规定，已经参加生育保险的女职工，分娩前的检查费、接生费、手术费、住院费和药费，由社会保险机构按照一定的标准进行支付。

# 职场妈妈重返职场
## 重新工作的"前规则"

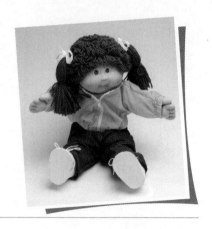

随着产假的结束，职场妈妈面临着如何能兼顾工作和育儿两方面的问题。下面就让我们了解一下，妈妈重新回单位上班需要做哪些准备。

## 重新回单位上班的准备

### ● 确定上班时间

根据单位的产假期限、工作的种类、工作的性质、自己的身体、宝宝的身体及照看等情况，综合考虑上班的时间。如果自己身体恢复的不是很好或者宝宝的健康不太好的话，匆忙上班，很可能遗留更大问题。

### ● 需求育儿的帮手

如果妈妈要上班，首先要解决的就是谁来照顾宝宝的问题。如果双方父母都不能照顾宝宝的话，至少提前2周找好保姆人选。而且最好找有照顾宝宝的经验的人。

### ● 逐渐停止母乳喂养

如果上班时间不能哺乳，建议妈妈在产假期间纯母乳喂养，在母婴能够共处时尽可能地继续母乳喂养；可以先把乳汁挤出来，放在冰箱内保存，由家人喂给宝宝；工作期间每3个小时挤奶1次，以保持乳汁分泌并使母亲舒适；家人照顾宝宝时最好用杯子喂养，而不要用奶瓶喂养，等妈妈下班后再让宝宝吸吮母乳。宝宝到了4个月大时，就可以逐渐减少吃母乳的次数，转为奶粉喂养，并添加流质辅食。宝宝1周岁大时，基本停止母乳喂养。

### ● 重新上班之前要适应单位的气氛

休产假期间要和单位的同事搞好关系。快要上班了，要先和公司的领导打好招呼，可以通过关系好的同事，了解一下现在公司的一些情况以及自己的上班后要做工作的相关事情。这样，上班后能很快适应工作，避免手忙脚乱。

### ● 做好重新积极工作的准备

1. 新妈妈离开工作岗位很长时间了，可能会出现信息、思想落伍的问题。建议职场妈妈经常和单位同事保持练习，多了解单位的最新信息。

2. 调整生活，改善孕期养成的懒散状态。职场妈妈要和丈夫沟通好上班后的家务烦扰，尽量得到丈夫的理解和支持，不仅可以让丈夫体会育儿的辛苦，还能稳固夫妻间的感情。

3. 要保持积极的心态。职场妈妈可能会遇到原工作被其他同事替代的问题，这是要保持积极的心态，也能战胜新工作遇到难题。

4. 尽快恢复身材，轻松工作。职场妈妈可以通过产后锻炼和形象的改变，增强自信心，对重返职场信心百倍，也有克服困难的勇气。

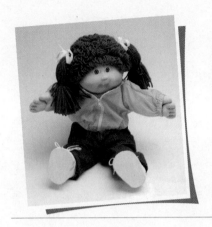

# 职场妈妈如何育儿
## 工作育儿两不误

有了宝宝的生活更需要白领妈妈的收入来支撑，白天工作，晚上回家才能见到小宝贝，这是所有职场妈妈难以改变的事实。职业女性当了妈妈后，因为要兼顾工作和家庭，自然比丈夫更加忙碌。

## 职场妈妈的育儿原则

### ● 要表现充分的爱意

如果宝宝得不到充分的爱抚的话，容易出现语言或行为障碍，缺乏注意力等现象。当宝宝感到不安和焦急而得不到爸爸妈妈的理会时，就会经常出现这样的现象。尤其是当爸爸妈妈因为单位工作太忙而无暇照看的时候，这些现象表现得更加突出。因此，即使只有短暂的时间，也要利用与宝宝在一起的机会，通过皮肤接触和愉快的游戏等，表现出浓浓的爱意。

### ● 夫妻共同承担育儿的责任

丈夫的帮助不但能使家务活变得更加容易，而且对妻子来说也是莫大的安慰。因此，丈夫应经常关心妻子，主动询问累不累，需要什么帮助等，表现出对家务活和育儿等问题的积极姿态。

### ● 对宝宝不必总是怀抱歉意

即使因为不能很好地照看宝宝而心疼，也要表现出对自己从事的工作充满自信和喜悦，使宝宝安定。妈妈总是对宝宝表示歉意，宝宝非但不能理解妈妈，反而会因为妈妈不在自己身边而更加哭闹。

### ● 不要寄希望于物质补偿

双薪家庭特别要注意的是不要寄希望于对宝宝的物质补偿，如给宝宝买玩具或衣服等，来弥补因为不能经常与宝宝在一起而产生的歉意感。其实，只要妈妈一有时间，就对宝宝表现出浓浓的母爱，一起做宝宝喜欢的事情等，就足够了。

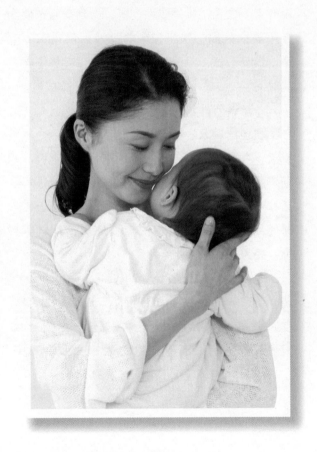

# 在工作与育儿间寻找平衡点

## ● 职场妈妈的育儿困扰

### ◎ 不能亲自照顾宝宝而心生无奈与歉疚

职场妈妈的一个困扰就是在于育儿的问题。每天早上出门上班，总要硬下心肠将哭着的宝宝推开，妈妈心里也很无奈。特别是在宝宝生病时，更会内疚地认为是由于自己照顾不周而让宝宝受苦。

### ◎ 奔波于公司与家庭间而感到精力疲惫

将注意力集中在公司的业务上，家中几乎一团糟；而将重心放在育儿上，公司的事情又办不好，没有哪个妈妈是超人，常常会感到精力不足。

### ◎ 没有属于自己的时间

养育宝宝、上班，真正属于自己的时间几乎没有了。白天忙忙碌碌地上班，回到家后还要给宝宝收拾残局、喂奶，全弄妥当后已夜深人静了。日复一日，似乎生完宝宝后就没有属于自己的时间了。

### ◎ 对做个贤妻良母感到无能为力

职场妈妈无法像全职主妇那样尽心尽力养育宝宝，有时会因为自己的无力感而生气上火。职场妈妈也想像全职主妇那样花时间对宝宝进行早期教育，也想给老公多做点好吃的饭菜，但由于时间所限，职场妈妈似乎对任何事情都做不到位，并为此感到无能为力。

### ◎ 终日忙忙碌碌也没攒下钱

虽然辛苦地上班，但却没攒下什么钱。养育宝宝的费用确实不菲，再加上两人都要上班，日常支出确实很大。心中有种忙来忙去都瞎忙活的感觉。

## ● 职业女性的育儿小窍门

### ◎ 把握细小的时间

当职场妈妈因为工作而与宝宝相处的时间不足时，职场妈妈要善于把握细小的时间。如可以利用网上购物等节省时间。网上购物能代替外出来采购物品，用网上银行或手机银行等办理业务代替去银行排队等待，充分利用这样的方法节省时间。另外，要尽量减少日常事务占用的时间，如选择不必熨烫的服装等。

### ◎ 训练宝宝接受妈妈白天上班

很多妈妈为避免宝宝纠缠而偷偷离开，这是绝对禁止的。宝宝会认为妈妈抛弃自己了，整天找妈妈，心神不宁、注意力不集中，再见到妈妈更是一刻也离不开了。妈妈应让宝宝学会接受妈妈上班和自己分开是必须接受的事情。宝宝如果能懂得听话，就用简单的语言来解释与妈妈分开的状况，并通过亲吻拥抱表达妈妈的爱意。

---

**温馨提示**

很多爸爸和妈妈只是考虑自己的立场，但如果不站在宝宝的角度考虑问题，往往会造成不良的后果。父母必须正确地判断，托儿所或保姆等是否能给宝宝充分的关爱，是否能够真心、细致地照顾宝宝。宝宝在出生后的5年内，性格会逐渐定型，即使是刚出生的宝宝，也能通过各种方式表达自己的感情，所以当宝宝的心智逐渐成熟时，父母必须洞察宝宝的需求。

在宝宝养育的过程中，最重要的就是关爱。这些关爱会成为宝宝信赖别人的基础。只有得到关爱的宝宝才能健康成长。

# 附录 日常生活检测项目

　　怀孕期间，有能做的事情，也有不能做的事情，像购物或搬家等日常生活中经常发生的事情不可避免。假如是不得不做的事情，最好调整好时间，减轻身体负担。

| 日常行为 | 孕早期 | 孕中期 | 孕晚期 | 备注 |
|---|---|---|---|---|
| 上夜班或过度疲劳、熬夜 | 绝对不可 | 不可 | 绝对不可 | 不能因怀孕改变生活节奏，不要过度疲劳。初期有流产的危险，后期有早产的可能 |
| 抬举重物 | 谨慎 | 不可 | 绝对不可 | 腹部越是隆起，负担越重。一定要避免做腰部用力的事情 |
| 搬家 | 谨慎 | 不可 | 绝对不可 | 可能的话尽量避免。非做不可的话，最好在怀孕28周前 |
| 站着或坐着长时间干活 | 谨慎 | 不可 | 绝对不可 | 要尽量避免长时间干活。要保证休息的时间 |
| 喂养猫狗等宠物 | 不可 | 不可 | 不可 | 怀孕期间最好不要喂养任何宠物 |
| 吃力的家务活 | 不可 | 不可 | 绝对不可 | 避免洗涤窗帘、桌布等大型物件，或为红白事进行的大量准备和事后洗刷工作 |
| 蹲着干活 | 不可 | 不可 | 绝对不可 | 绝对不能采取蹲坐的姿势，应该平稳地坐着干活 |
| 蒸气室和桑拿浴 | 不可 | 不可 | 绝对不可 | 怀孕期间最好避免去蒸气室和桑拿浴等场所 |
| 化妆 | 可以 | 可以 | 可以 | 化妆可帮助调节情绪，但化妆品最好选纯植物的 |
| 购物 | 可以 | 可以 | 可以 | 购物要简单，时间不要超过1小时。购物过程中累的话，要注意休息，在眼疾、流感等肆虐的时期，绝对不要到人多的地方去 |
| 骑自行车或摩托车 | 谨慎 | 谨慎 | 绝对不可 | 容易刺激到子宫，如果不慎摔倒，还会伤及腹部 |
| 去大众浴池 | 不可 | 可以 | 绝对不可 | 怀孕期间，淋浴的水温应保持在38.5℃以下，淋浴时间控制在20分钟以内。禁盆浴 |
| 憋大小便 | 绝对不可 | 绝对不可 | 绝对不可 | 想去厕所的时候就及时去，不能硬憋，尤其是小便，硬憋是非常不好的 |
| 使用公共交通工具 | 可以 | 可以 | 谨慎 | 尽量避开车辆高峰时间。妊娠反应严重的孕妈妈在怀孕初期使用公共交通工具，会觉得更加难受 |

| 日常行为 | 孕早期 | 孕中期 | 孕晚期 | 备 注 |
|---|---|---|---|---|
| 长时间坐在电脑前 | 谨慎 | 不可 | 绝对不可 | 最好随时站起来做一些简单的运动，以保持血液循环畅通 |
| 夫妻吵架 | 不可 | 不可 | 绝对不可 | 避免夫妻吵架，保持良好的情绪 |
| 有氧运动 | 小心 | 可以 | 谨慎 | 不能做过于激烈的有氧运动，怀孕后期可以用体操之类的简单动作来代替有氧运动 |
| 游泳 | 谨慎 | 可以 | 不可 | 游泳池中的水一般都比较凉，怀孕初期和后期都应该避免。怀孕后期游泳不但会造成子宫收缩，还容易发生感染等危险 |
| 网球 | 不可 | 不可 | 绝对不可 | 孕妈妈身体笨重、行动迟缓，所以无法再奔跑，容易发生摔伤，导致流产及早产等 |
| 登山 | 谨慎 | 可以 | 不可 | 不要太激烈，在妊娠中期保持适量的运动（如登较平缓的山）会有一定的积极影响。不过在后期会带来不利影响 |
| 发笑 | 可以 | 可以 | 可以 | 笑的强度很重要。突然间的爆笑会带来不利，造成精神上的压力 |
| 穿牛仔裤 | 可以 | 可以 | 可以 | 如是比较宽松的牛仔裤没有关系。不过，要避免穿太紧身的 |
| 烫发或染发 | 绝对不可 | 不可 | 不可 | 怀孕期间尽量不要进行烫发，染发剂中一般含有致癌物质，更应绝对避免 |
| 摄取营养剂 | 可以 | 可以 | 可以 | 水溶性维生素服用后会排出体外，即使不定量或大量服用的话，也用不着担心。但是，过多地摄取了脂溶性维生素或钙、铁等无机物质的话，容易出现隐患，应定量服用 |
| 刺激性饮食 | 不可 | 不可 | 不可 | 辛辣或过咸的饮食容易刺激肠胃，最好避免 |
| 冰激凌、白糖等甜食 | 可以 | 谨慎 | 谨慎 | 甜食热量含量高，最好不吃。即使为了调节情绪，也不能吃得太多 |
| 照X光 | 绝对不可 | 不可 | 不可 | 怀孕初期绝对不能照X光。为了明确疾病诊断，必须要做时，可以遮住腹部进行 |